普通高等医学院校护理学类专业第二轮教材

U0196440

老年护理学

（第2版）

（供护理学类专业用）

主　编　邓科穗　钟清玲
副主编　周　静　刘梦婕　曹英娟　蔡小霞　关玉霞
编　者　（以姓氏笔画为序）
　　　　邓科穗（江西中医药大学）
　　　　吕　娟（四川大学华西医院）
　　　　朱亚芹（承德医学院附属医院）
　　　　刘梦婕（西南医科大学）
　　　　关玉霞（北京协和医院）
　　　　李　丹（滨州医学院）
　　　　李　辉（成都大学基础医学院）
　　　　佘桂娥（中南大学湘雅医院）
　　　　余昆容（北京协和医院）
　　　　张　锋（长治医学院）
　　　　陈　茹（上海市光华中西医结合医院）
　　　　陈　莉（江西中医药大学附属医院）
　　　　周　静（贵州中医药大学）
　　　　郑莉萍（北京中医药大学东直门医院）
　　　　钟清玲（南昌大学护理学院）
　　　　曹英娟（山东大学齐鲁医院）
　　　　蔡小霞（海南医学院）
　　　　颜　艳（山东大学齐鲁医院）

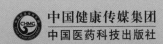
中国健康传媒集团
中国医药科技出版社

内容提要

本教材为"普通高等医学院校护理学类专业第二轮教材"之一。全书共十章，主要包括绪论、老化理论、老年人的健康评估、老年保健与养老照顾、老年人的心理健康与精神障碍护理、老年人的日常生活护理、老年人的用药安全和护理、老年人常见疾病的护理、老年人健康管理与中医治未病、老年临终关怀等。每章设有"学习目标""案例引导""知识链接""目标检测"等模块，增加教材的可续性与实用性。本教材配套有"医药大学堂"在线学习平台，提供电子教材、课件、题库、微课等学习资源，从而使教材内容立体化、生动化。

本教材供全国普通高等医学院校护理学类专业师生教学使用。

图书在版编目（CIP）数据

老年护理学/邓科穗，钟清玲主编．—2版．—北京：中国医药科技出版社，2022.8
普通高等医学院校护理学类专业第二轮教材
ISBN 978 - 7 - 5214 - 3227 - 5

Ⅰ.①老…　Ⅱ.①邓…　②钟…　Ⅲ.①老年医学 - 护理学 - 医学院校 - 教材　Ⅳ.①R473

中国版本图书馆 CIP 数据核字（2022）第 081543 号

美术编辑　陈君杞
版式设计　友全图文

出版　**中国健康传媒集团** | 中国医药科技出版社
地址　北京市海淀区文慧园北路甲 22 号
邮编　100082
电话　发行：010 - 62227427　邮购：010 - 62236938
网址　www. cmstp. com
规格　889mm×1194mm $\frac{1}{16}$
印张　13 $\frac{3}{4}$
字数　392 千字
初版　2016 年 8 月第 1 版
版次　2022 年 8 月第 2 版
印次　2022 年 8 月第 1 次印刷
印刷　三河市万龙印装有限公司
经销　全国各地新华书店
书号　ISBN 978 - 7 - 5214 - 3227 - 5
定价　**39.00 元**

获取新书信息、投稿、为图书纠错，请扫码联系我们。

出版说明

为了贯彻《中共中央、国务院中国教育现代化2035》"加强创新型、应用型、技能型人才培养规模"的战略任务要求，落实《国务院办公厅关于加快医学教育创新发展的指导意见》，紧密对接新医科建设对医学教育改革的新要求，满足新时代医疗卫生事业对人才培养的新需求，中国医药科技出版社在教育部、国家药品监督管理局的领导下，通过走访主要院校对2016年出版的全国普通高等医学院校护理学类专业"十三五"规划教材进行了广泛征求意见，有针对性地制定了第2版教材的出版方案，旨在赋予再版教材以下特点。

1.立德树人，融入课程思政

把立德树人贯穿、落实到教材建设全过程的各方面、各环节。课程思政建设应体现在知识技能传授中厚植爱国主义情怀，加强品德修养、增长知识见识、培养奋斗精神灌输，不断提高学生思想水平、政治觉悟、道德品质、文化素养等。医学教材着重体现加强救死扶伤的道术、心中有爱的仁术、知识扎实的学术、本领过硬的技术、方法科学的艺术的教育，培养医德高尚、医术精湛的人民健康守护者。

2.精准定位，培养应用人才

体现《国务院办公厅关于加快医学教育创新发展的指导意见》"立足基本国情，以服务需求为导向，以新医科建设为抓手，着力创新体制机制，分类培养研究型、复合型和应用型人才"的医学教育目标，结合医学教育发展"大国计、大民生、大学科、大专业"的新定位，注重人才培养应从疾病诊疗提升拓展为预防、诊疗和康养，以健康促进为中心，服务生命全周期、健康全过程的转变，精准定位教材内容和体系。教材编写应体现以医疗卫生事业需求为导向，以岗位胜任力为核心，以培养医工、医理、医文学科交叉融合的高素质、强能力、精专业、重实践的本科护理人才培养目标。

3.适应发展，优化教材内容

教材内容必须符合行业发展要求：体现医疗机构对护理人才在临床实践能力、沟通交流能力、服务意识和敬业精神等方面的要求；体现临床程序贯穿于教学的全过程，培养学生的整体临床意识；体现国家相关执业资格考试的有关新精神、新动向和新要求；注重吸收行业发展的新知识、新技术、新方法，体现学科发展前沿，并适当拓展知识面，为学生后续发展奠定必要的基础；满足以学生为中心而开展的各种教学方法的需要，充分发挥学生的主观能动性。

4.遵循规律，注重"三基""五性"

教材内容应注重"三基"（基本知识、基础理论、基本技能）、"五性"（思想性、科学性、先进性、启发性、适用性）；"内容成熟、术语规范、文字精炼、逻辑清晰、图文并茂、易教易学"；注意"适用性"，即以普通高等学校医学教育实际和学生接受能力为基准编写教材，满足多数院校的教学需要。

5.创新模式，提升学生能力

在不影响教材主体内容的基础上要保留"案例引导""学习目标""知识链接""目标检测"模块，去掉"知识拓展"模块。进一步优化各模块的内容，培养学生理论联系实践的实际操作能力、创新思维能力和综合分析能力；增强教材的可读性和实用性，培养学生学习的自觉性和主动性。

6.丰富资源，优化增值服务内容

搭建与教材配套的中国医药科技出版社在线学习平台"医药大学堂"（数字教材、教学课件、图片、视频、动画及练习题等），实现教学信息发布、师生答疑交流、学生在线测试、教学资源拓展等功能，促进学生自主学习。

本套教材凝聚了省属院校高等教育工作者的集体智慧，体现了凝心聚力、精益求精的工作作风，谨此向有关单位和个人致以衷心的感谢！

尽管所有参与者尽心竭力、字斟句酌，教材仍然有进一步提升的空间，敬请广大师生提出宝贵意见，以便不断修订完善！

普通高等医学院校护理学类专业第二轮教材

建设指导委员会

李惠萍（安徽医科大学）　　　　杨　渊（湖南医药学院）

肖洪玲（天津中医药大学）　　　宋维芳（山西医科大学汾阳学院）

张　瑛（长治医学院）　　　　　张凤英（承德医学院）

张春玲（贵州中医药大学）　　　张银华（湖南中医药大学）

陈　廷（济宁医学院）　　　　　武志兵（长治医学院）

罗　玲（重庆医科大学）　　　　金荣疆（成都中医药大学）

周谊霞（贵州中医药大学）　　　单伟颖（承德护理职业学院）

房民琴（三峡大学第一临床医学院）孟宪国（山东第一医科大学）

赵　娟（承德医学院）　　　　　赵秀芳（四川大学华西第二医院）

赵春玲（西南医科大学）　　　　柳韦华（山东第一医科大学）

钟志兵（江西中医药大学）　　　钟清玲（南昌大学）

洪静芳（安徽医科大学）　　　　徐　刚（江西中医药大学）

徐旭东（济宁医学院）　　　　　徐富翠（西南医科大学）

郭先菊（长治医学院）　　　　　黄文杰（湖南医药学院）

龚明玉（承德医学院）　　　　　章新琼（安徽医科大学）

梁　莉（承德医学院）　　　　　彭德忠（成都中医药大学）

董志恒（北华大学基础医学院）　蒋谷芬（湖南中医药大学）

雷芬芳（邵阳学院）　　　　　　潘晓彦（湖南中医药大学）

魏秀红（潍坊医学院）

数字化教材编委会

PREFACE 前 言

为了贯彻中共中央、国务院《中国教育现代化 2035》"加强创新型、应用型、技能型人才培养规模"的战略任务要求，落实《国务院办公厅关于加快医学教育创新发展的指导意见》，紧密对接新医科建设对护理学教育改革的新要求，满足新时代医疗卫生事业对人才培养的新需求，开展了《老年护理学》第二版教材的修订工作。

人口老龄化已经成为我国面临的重要卫生问题和社会问题，现阶段我国正处在养老产业空前发展、老年护理人才需求与培养相对滞后的过渡时期，老年护理专业建设机遇与挑战并存。教育部《关于教育支持社会服务产业发展提高紧缺人才培养培训质量的意见》指出，推动涉老有关专业教育体系建设，在养老服务、医养结合等重点领域培养高层次人才，对高层次老年护理人才培养提出新要求，将老年护理学科建设推向重要地位。因此，第二版教材的修订工作，以立足国家健康战略，紧跟新医改需要，围绕社会健康服务需求，以培养基础理论扎实、岗位胜任能力高、发展适应能力强、政治素养水平高的一专多能新一代护理人才的目标和要求为核心，进行了具有专业特色内容的设计，即"以老年人健康为中心，整体护理为主线，强化人文关怀，融入中医特色"，力求体现科学性、系统性、专业性和实用性。

第二版教材继续突出"三基五性"及"理论适度够用，技术应用能力突显"的原则，在每章开篇的学习目标中增加了素质要求，注重提高学生岗位核心素质、科研精神等；以具有临床实践情景的"案例引导"为切入点，注重培养学生的临床评判性思维及解决问题的能力；合理借鉴国外发达国家的老年护理学发展历程和老年护理经验，将国外的先进理念与我国老年护理实践相结合，编写的内容不仅重视对老年人疾病的护理及以日常生活为中心的疾病预防，增加了人文知识含量和深化人文精神；突出中医养生理念，由此拓展学生的知识面及专业技能。

同时，为了满足教师日常教学、在线教学和学生自学等多种需求，适应现代互联网＋时代信息技术的发展，实现纸质教材与数字教材融合，丰富了配套的数字化资源内容，包括：PPT、题库、微课等。

本版教材汇集了全国 12 个省市的 15 所高等院校长期从事老年护理教学或临床护理的专家学者参加编写，在编写过程中得到了各编者所在单位的大力支持，在此一并表示诚挚的谢意！

由于编者能力和水平所限，难免存在不足之处，希望专家、读者和护理界同仁多提宝贵意见。

编　者
2022 年 5 月

目 录 CONTENTS

第一章 绪 论

PPT

随着时代的进步和发展，人口老龄化已经成为全球普遍关注的社会问题。这不仅是现代社会发展的必然趋势，同时也对经济和社会的发展产生了深远的影响，对社会保障、医疗和护理工作提出了更高的要求。因此，促进老年人的身心健康，提高老年人的保健水平，实现健康老龄化的战略目标，俨然已经成为护理领域的重要课题。

第一节 老年人与人口老龄化

一、老年人的年龄划分标准

人的衰老是一个渐进的过程。影响衰老的因素有多种，并且因遗传、生理、心理、社会等因素而呈现出个体化差异。因此，"老年"只能是个概括性的含义，很难准确界定个体进入老年的时间。为了便于科学研究和医疗护理工作的开展，常以大多数人的变化时期为标准。

1. WHO 根据现代人生理、心理结构的变化制定了划分标准 45～59 岁为中年人；60～74 岁为年轻老年人；75～89 岁为老老年人；90 岁以上为长寿老年人。

2. 根据我国中华医学会老年医学学会的建议 我国以 60 岁以上为老年人，其中 45～59 岁为老年前期，60～89 岁为老年期，90 岁以上为长寿老人，分别称之为中老年人、老年人和长寿老年人。

二、人的寿命

寿命是一个时间概念，是指个体存在于自然界中生存的年限。个体之间的寿命存在着差异，其长短受两方面的制约。一方面，不同时期、不同地区、不同社会的经济发展水平和医疗卫生技术水平影响并制约着个体的寿命；另一方面，个体的寿命长短也受遗传、心理和生活水平等因素的影响。因此，很难预测具体的个体寿命的长短。所以在比较不同地区和国家的人类寿命时，通常有两个衡量指标：一是平均预期寿命，其代表一个国家和地区人口的平均存活年龄；二是最高寿命，即在没有外界因素干扰下，从遗传角度上来分析人类能存活的最大年龄。同时，在2001年，世界卫生组织提出了健康期望寿命的概念，在关注生命数量的同时，更加关注生命质量。

（一）平均期望寿命

平均期望寿命（average life expectancy）简称平均寿命或预期寿命，是指通过回顾性死因统计及其他统计学方法，计算出同一时期出生的人预期能继续生存的平均年数，可以概括反映该国家或地区人群寿命的长短。一般常用出生时的平均预期寿命，作为衡量人口老化程度的重要指标。总体来说，发达国家的平均预期寿命比发展中国家平均预期寿命要长。

20世纪末期，世界人口男女平均寿命分别为63.3岁和67.6岁。随着时代的发展和人民生活水平及生活质量的提高，全球人口的寿命继续延长，健康状况持续改善。根据《2021年世界卫生统计报告》，全球预期寿命从2000年的66.8岁增加到2019年的73.3岁，其中男性为70.9岁，女性为75.9岁，我国2019年平均预期寿命为77.4岁，其中男性为74.7岁，女性为80.5岁。

（二）最高寿命

最高寿命（maximum life-span of human）是指在没有外界因素的干扰下，人类从遗传学角度而言可能生存的最高年龄。科学家研究发现，人的自然寿命有三种计算方法：一是按性成熟期的8~10倍计算，人体的性成熟期是14~15岁，人类寿命应是112~150岁；二是按生长期的5~7倍计算，人的生长期一般是20~25年，寿命应是100~175岁；三是按细胞分裂乘50~55次来计算，细胞每2.4年分裂一次，寿命应是120~132岁。按照上述计算，人人都可以活过百岁，但是世界上活过百岁的老人并不多。随着科学技术的发展和医疗水平的提高，人类的平均寿命将逐渐接近或达到最高寿命。据资料记载，人类长寿冠军，有确切出生证明和死亡记载的法国妇女让娜·路易斯·卡曼一共活了122岁164天。在我国，近二十来年百岁老人约以每年2500人的速度增长，提示至少在一百岁范围内，延长寿命的可能性是较大的。

（三）健康期望寿命

健康期望寿命（active life expectancy）是指在健康条件下的期望寿命，即个人在良好状态下的平均生存年数，也就是老年人能够维持良好的日常生活活动功能的生存年限。健康期望寿命的终点是日常生活自理能力的丧失，即进入寿终前的依赖期。根据《2021年世界卫生统计报告》，全球人口健康预期寿命从2000年的58.3岁增加到2019年的63.7岁，中国人口健康预期寿命为68.5岁，其中男性为67.2岁，女性为70.0岁，比全球人口健康预期寿命高4.8岁。

三、人口老龄化

（一）人口老龄化的定义

人口老龄化简称人口老化，是指老年人口相对增多，在总人口中所占比例不断上升的动态过程。出生率和死亡率的下降、平均预期寿命的延长是世界人口趋向老龄化的直接原因。

（二）人口老龄化常用指数

1. 老年人口系数（old population coefficient） 又称老年人口比例（proportion of aged population），即在一个国家和地区的总人口构成中，老年人口数占总人口数的比例，是反映人口老龄化的主要指标。计算公式为：

$$老年人口系数（\%）=（60或65岁以上人口数/总人数）\times 100\%$$

2. 老龄化指数（index of aging） 即老年人口数与少年儿童人口数之比，又称老少比。计算公式为：

$$老龄化指数（\%）=（60 或 65 岁以上人口数/0\sim14 岁人口数）\times100\%$$

3. 长寿水平（longevity level） 又称高龄老年人比，即 80 岁以上人口数与 60 岁以上人口数之比。长寿水平的高低，直接反映一个国家或地区的医疗卫生保健水平，特别是反映了老年保健服务水平。长寿水平划分标准为：低水平（< 5%），中等水平（5%~9.9%），高水平（≥ 10%）。目前，发达国家的长寿水平已经达到了 20%~25%，属于高水平。计算公式为：

$$长寿水平（\%）=（80 岁以上人口数/60 岁以上人口数）\times100\%$$

4. 老年人口负担系数 又称老年人口指数（index of aged population）即老年人口数占劳动人口数的比例。计算公式为：

$$老年人口负担系数（\%）=（60 或 65 岁以上人口数/15\sim59 岁人口数）\times100\%$$

（三）WHO 对老龄化社会的划分标准

发达国家的标准：65 岁以上人口占总人口比例的 7% 以上，定义为老龄化社会。

发展中国家的标准：60 岁以上人口占总人口比例的 10% 以上，定义为老龄化社会。

当上述指标分别超过 14% 或 20% 时，进入深度老龄化社会；当 65 岁以上人口超过 20% 时为超老龄化社会。

（四）世界人口老龄化的趋势、现状和特点

1. 世界人口老龄化的趋势与现状 人口问题已成为全球亟待解决的社会问题之一。据联合国统计，世界人口到 2050 年将会增长到（90~100）亿，60 岁以上的人口将会达到 20 亿，65 岁以上的人口将达到 15 亿。随着科学技术的发展和医疗水平的提高，世界人口的寿命将进一步延长，在这种形势下，人口老龄化已经成为一种必然趋势。出生率和死亡率的下降、平均期望寿命的延长是世界人口趋向老化的直接原因。自 20 世纪 70 年代以来，人口老龄化结构形成两种趋势：一种是以欧洲、北美为代表的西方发达国家，这些国家人口的出生水平和死亡水平早在 70 年代就已经较低，而中老年人口的比重却达到了较高水平。此后的 50 年老年人口增长得更多，因而出现了人口老龄化。另一种是以中国、日本为代表的东亚地区，这些国家和地区的人口在 70 年代之后的 50 年出生率和死亡率均在下降，导致青年人口比重相对减少，而老龄人口比重相对增加，从而加剧了老龄化社会的进程。人口老龄化已经成为现代社会发展的必然趋势，然而一些地区却与此趋势呈相反的方向发展。在非洲的一些地区，由于受到当地社会经济条件和医疗水平的限制，人口出生率和死亡率均较高，人口结构不但没有老化，反倒呈现出年轻化的趋势。

2. 世界人口老龄化的特点

（1）老年人口数量庞大且增长速度加快。法国于 1866 年以老龄人口（65 岁以上）占总人口比例的 7.2% 成为世界上第一个进入老龄化社会的国家。根据联合国的数据统计，2021 年全球老年人数量已逾 10 亿，约占全球人口的 13.5%。全球的老年人以平均每年 9000 万的数量增长，预计到 2030 年，每 6 个人中就有 1 个人的年龄在 60 岁及以上。预计到本世纪中叶，老龄化社会的国家或地区将增至 158 个，占国家总数约 3/4。目前，日本是全球人口老龄化最严重的国家，65 岁以上人口比例达到了 27%，排名世界第一。

（2）老年人口地区分布不均衡。在全球人口老龄化的进程中，发展中国家人口老化的增长率不仅是发达国家的两倍，也是世界人口增长率的两倍。世界人口大国中国和印度的人口老龄化与该种现象有密切的关系。大多数老年人生活在发展中国家。2019 年，37% 的老年人居住在东亚和东南亚，18% 在中亚和南亚，26% 在欧洲和北美。全球 65 岁以上的老年人以每月 80 万的数量增长，其中发展中国家占66%，发展中国家 60 岁及以上的人口数量增长最快，预计到 2050 年，全球将有 16.1 亿的老年人生活在发展中国家。非洲的老年人口增长速度最快，其次是拉丁美洲和亚洲。

（3）人口平均预期寿命不断延长，国家间平均预期寿命差距扩大。人口平均期望寿命是衡量一个社会经济发展水平及医疗卫生服务水平的指标。19世纪许多国家的平均寿命只有40岁左右，20世纪末则达到了60~70岁。2021年WHO发布《世界卫生统计报告》显示，2019年全球人口平均寿命为73.3岁，其中女性75.9岁，男性70.9岁。国家间60岁时人均预期寿命相差13年。高收入、中等收入和低收入国家之间60岁人均预期寿命的差距在过去的20年里也进一步扩大。

（4）高龄人口的增长速度加快。高龄老人（80岁以上）是老年人口中增长速度最快的一个群体，这与生活质量的提高和医疗技术的发展密切相关。预计到2050年，高龄老年人人口总数将会达到3.8亿。

（5）老年人口性别比例失衡。老年人口中女性占多数，大多数国家中老年女性人口超过了男性。据统计，老年女性的寿命高于男性。如2019年美国女性老人的平均预期寿命比男性高6.7岁，中国为5.8岁，日本为5.4岁。在2020年到2025年，妇女的出生期望寿命将比男性高3年。

（6）老年人比5岁以下的儿童多。2020年，60岁及以上的人口有史以来首次超过5岁以下的儿童。到2050年，60岁以上的人口将是5岁以下儿童的两倍多，60岁及以上的人口将超过青少年和15~24岁的年轻人。

（五）中国人口老龄化的进程及特点

全国老龄工作委员会2006年发布的《中国人口老龄化发展趋势预测研究报告》指出，中国已于1999年进入老龄化社会，是较早进入老龄化社会的发展中国家之一，报告还指出，中国的人口老龄化具有老年人口规模巨大、老龄化发展迅速、地区发展不平衡、城乡倒置显著、女性老年人口数量多于男性、未富先老等六个主要特征。

1. 我国人口老龄化发展进程　从2001年到2100年，我国人口老龄化可以分为四个阶段。

第一阶段：老龄化快速发展阶段（2000—2022年）。这一阶段内老年人口由1.31亿增加到2.68亿，老龄化水平从10.31%提高到18.5%。这一阶段的典型特点是"底部老龄化"显著，儿童人口数量和比例不断减少，劳动力资源供给充足，社会抚养负担相对较轻。

第二阶段：老龄化急速发展阶段（2022—2036年）。老年人口的数量将从2.68亿增加到4.23亿，老龄化程度将从18.5%提升到29.1%。这一阶段的典型特点是，随着生育率的不断走低，我国总人口规模将达到峰值，随即进入负增长，但是老年人口数将急剧增长，人口老龄化问题将井喷式显现。

第三阶段：老龄化深度发展阶段（2036—2053年）。老年人口规模从4.23亿增加到4.87亿，人口老龄化程度将从29.1%提高到34.8%。这一阶段的典型特点是，人口总数一直呈现负增长且速度在加快，人口老龄化越发显著且呈现高龄化的现象，社会抚养比将达到最大值（103%）。

第四阶段：老龄化均衡发展阶段（2053—2100年）。老年人口的增长将结束，老年人口数由4.87亿减少到3.83亿，此阶段儿童人口数、青年人口数和老年人口数将共同减少，且比例相对稳定，处于重度老龄化阶段。

2. 我国人口老龄化的特点

（1）老年人口规模巨大　我国是世界上人口第二多的国家，同时也是老年人口居世界前列的国家。第七次全国人口普查显示，我国60周岁及以上人口已达2.64亿，占全国总人口的18.7%；65周岁及以上老年人1.90亿，占总人口的13.5%。同第六次人口普查相比，60岁及以上人口比重上升5.44个百分点，65岁以上人口比重上升4.63个百分点。据预测，到2025年我国老年人口将超过3亿，到2033年则会超过4亿，2053年将达到人口老龄化的最高峰，老年人口达到4.87亿，将占到届时全球老年人口总数的四分之一。

（2）老龄化发展迅速　2000—2050 年我国人口老龄化水平将从 10% 提升到 34%，比世界平均速度快一倍多。据预测，到 2025 年前后，我国 60 岁及以上老年人口占总人口的比例将超过 20%，65 岁及以上老年人口比例将达到 14% 左右，进入到深度老龄化社会。

（3）老龄化进程不平衡　不平衡包括三个方面。一是城乡不平衡，我国人口老龄化与城镇化进程相伴随，农村老龄化程度深，超前于城镇。二是区域不平衡，我国最早进入人口老龄化社会的上海和最迟进入人口老龄化社会的西藏，两者进入老龄化的时间间隔了 40 多年。目前老龄化的发展速度明显呈现东部放缓、中西部不断加快的态势。三是结构不平衡，我国出生人口存在大起大落的现象，人口年龄结构失衡现象比较突出，老龄化进程也有明显阶段性的不均衡。中华人民共和国成立以来有三次生育高峰，在第一次出生高峰和第二次出生高峰叠加的时候，老年人口比例将一下子急剧提高 8 个百分点。

（4）应对老龄化任务艰巨　我国社会抚养压力持续增大，到 2053 年前后我国老年人口规模（4.87亿）和比重（34.8%）、老年抚养比（70.8%）和社会抚养比（103%）相继达到峰值，加之我国老年人口健康水平普遍较低，这意味着 100 个劳动年龄人口要承担抚养 71 个老人和 32 个少年儿童的沉重压力。我国老年人口的快速增长，为医疗卫生事业和养老服务业带来前所未有的挑战。目前我国老龄化承载基础较弱，制度、资金、设施、人才准备尚不足。

（5）家庭规模小型化　居家养老是绝大多数老年人首选的养老方式。在我国，受特殊计划生育政策、家庭意识变化等多种因素的影响，家庭规模日趋小型化，"四二一"结构家庭日益普遍，1 人户和 2人户微型家庭数量快速增加。家庭规模小型化直接导致其原本的代际支持、养老功能不断弱化。

（6）未富先老　发达国家进入人口老龄化社会时经济发展水平已经较高，具有较强的经济实力，社会保障制度比较完善，人口老龄化的速度也较为缓慢，耗时长达几十年甚至上百年，从而为人口老龄化的发展提供了充足的准备条件。而我国是在经济发展水平不高的形势下进入了人口老龄化社会，并且我国老年人口的增长速度快于经济发展速度。

（六）人口老龄化带来的影响

1. 社会养老负担加重　抚养比，即抚养系数（bring up coefficient），也称社会负担系数，是指非劳动力人口数与劳动力人口数之间的比率。总抚养系数由老年抚养系数与少儿抚养系数相加得出。抚养系数越大，表明劳动力人均承担的抚养人数越多，即意味着劳动力的抚养负担越严重。中华人民共和国成立以来，我国老年人口比重增加，抚养比上升，人口结构发生了重大变化。2021 年我国老年抚养比（每百名劳动年龄人口负担老年人的比例）为 21.10%，比 2010 年提高 1.40 个百分点，即大约 5 个劳动年龄人口负担 1 个老人，劳动力人口的经济负担较重。

2. 社会保障费用增加　随着人口预期寿命的不断延长，离退休人数的增加，我国支付养老金的年限延长、支出增加致使退休金的费用急剧增长，养老保险基金面临着巨大的压力。

3. 对医疗、保健和护理服务的需求增加　老年人是社会中的弱势群体，肿瘤、糖尿病、心脑血管等慢性疾病的发病率也随之增加。加之病程长、花费大、卫生资源消耗多，对医疗资源、医护人员和卫生费用的需求急剧增大。

4. 对老龄产业的需求增加　随着老年人口的急速增长，老龄化所带来的问题日益凸显。适应和服务老年人的行业迅速发展了起来。来自民政部的数据显示，截至 2020 年底，全国各类养老机构和设施总数达 32.9 万个、床位 821 万张，床位总数比 2012 年增长了 97%。资金更多地流向了老年人服务行业建设上，同时政府也加大了对老年人基础设施服务建设的资金投入。

（七）解决人口老龄化问题的对策

人口老龄化对经济社会的发展产生了深远的影响，虽然我国步入老龄化社会的时间不长，但解决老龄化所带来的问题刻不容缓。在充分借鉴国外经验的基础上，必须从我国实际出发，探索出符合中国国情和具有中国特色的应对人口老龄化问题的道路。为积极应对人口老龄化，2017 年我国特制定《"十三五"健康老龄化规划》。健康老龄化主要是指从生命全过程的角度，从生命早期开始，对所有影响健康的因素进行综合、系统干预，营造有利于老年健康的社会支持和生活环境，以延长健康预期寿命，维护老年人的健康功能，提高老年人的健康水平。

1. 积极开发老龄人力资源，发展银发经济 我国老年人口基数大、占比高、增速快，其劳动力财富和消费潜力亟待开发。国家应实施渐进式延迟法定退休年龄，积极开发老龄人力资源，发展银发经济。加快研究制定延迟退休方案，倡导终身发展理念，支持老有所为，积极参与经济社会活动，继续创造社会财富。

2. 制定合理的人口政策 合理的人口数量和结构是社会、经济健康协调发展的前提。根据国外的经验以及我国的国情，在合适的时间内，逐步放宽人口生育政策，不但可以减轻我国人口出生率下降和未富先老的现象，还能够缓解人口老龄化所带来的劳动力不足，出生婴儿男女比例失调的社会矛盾。2013 年，《中共中央关于全面深化改革若干重大问题的决定》明确：坚持计划生育的基本国策，启动实施一方是独生子女的夫妇可生育两个孩子的政策，即单独二胎政策。2015 年，十八届五中全会正式宣布实行"全面二孩"政策。目前，我国适龄人口生育意愿偏低，生育率已跌破警戒线，人口发展进入关键转折期。党的十九届五中全会通过的《中共中央关于制定国民经济和社会发展第十四个五年规划和二〇三五年远景目标的建议》提出要把握人口发展重大趋势变化，制定长期规划，实施人口均衡发展国家战略，引导生育水平提升并稳定在适度区间，缓解家庭教育抚养孩子的后顾之忧。2021 年 5 月 31 日，中共中央政治局审议《关于优化生育政策促进人口长期均衡发展的决定》，会议确定进一步优化生育政策，实施一对夫妻可以生育三个子女政策及配套支持措施。

3. 积极完善社会保障制度 加快和完善居家为基础、社区为依托、机构为补充、医养相结合的养老体系。加快社会养老服务法制化进程，依法保障老年人权益，建立健全老年护理保险制度和覆盖城乡居民的社会保障体系，加大对城乡贫困老人的养老服务补贴力度，完善符合中国国情的社会保障制度，提高老年人的经济保障能力，实现健康老龄化的战略目标。探索推进家庭照护者培训、赡养老年人个人所得税专项扣除、照料假、喘息服务、住房和环境适老化改造等政策措施。

4. 健全老年人医疗服务体系 国家应该大力完善医疗服务体系，建立健全社区卫生服务机构和组织，为老年人提供方便快捷的卫生服务，使老年人老有所养，病有所医，从而减轻家庭的养老负担。建立健全高龄、失能老年人长期照护服务体系，加快实施长期护理保险制度试点，推动形成符合国情的长期护理保险制度框架。鼓励发展商业性长期护理保险产品，为参保人提供个性化长期照护服务。

5. 大力发展老龄产业 随着老年人口的增多，老年人口的需求也随之增加，但中国老龄产业的发展比较滞后，无法满足老年人日益增长的物质和精神需要。因此，必须积极发展老龄产业。老龄产业是为老年人提供商品和服务的产业。而老年服务业和护理业又是老龄产业的重点，如老年护理院、老年福利院及养老院等。一方面，政府应该加强法制建设、制度建设、制定和实施一系列配套政策和措施，积极推动老龄产业的发展。另一方面，要处理好老龄产业的公益性和赢利的关系。大力发展老龄产业的同时，必须兼顾社会效益和经济效益。

第二节　老年护理学概论

随着老年人口的日益增多，医疗保健行业需要更多地关注老年人的身心健康。为老年人提供优质、专业、规范的医疗卫生服务，成为老年护理学的主要任务。同时，也应该重视老年护理学的研究工作，积极推动老年护理学的发展。

一、老年护理学相关概念

1. 老年学　老年学（gerontology）是一门研究老年及相关问题的学科，是在老年医学、老年生物学、老年心理学和老年社会学等边缘性学科产生和发展的基础上形成的一门综合性学科。

2. 老年医学　老年医学（geriatrics）是研究人类衰老机制、人体老年性变化、老年人卫生保健和老年病防治的科学，是医学的一个分支，也是老年学的一个重要组成部分。老年医学的范围很广，目前已有老年基础医学、老年临床医学、老年流行病学、老年预防医学（包括老年保健）及老年社会医学等。

3. 老年护理学　老年护理学（gerontological nursing）是以老年人为研究对象，研究、诊断和处理老年人对自身现存的和潜在的健康问题的反应的学科，也是研究老年期的身心健康和疾病护理特点与预防保健的学科。它是护理学的一个分支，是与社会科学、自然科学和人文科学相互渗透的综合性应用学科。

二、老年护理的目标和原则

（一）老年护理的目标

1. 增强自我照顾能力　随着年龄的增加及器官功能的衰退，老年人常同时存在多种疾病且病情复杂，恢复时间长，在心理上易紧张、焦虑、恐惧，致使其依赖性增强。经入院治疗一段时间好转后，对医护人员易产生依赖心理。该心理影响了老年人自我护理的主动性和积极性，使其自理能力普遍下降，从而降低了生活质量。因此护理人员应以健康教育为干预手段，帮助老年人提高自我照顾的能力和意识，以免过分地依赖他人。

2. 延缓恶化及衰退　随着年龄的增加，老年人的身体机能逐渐下降，并且经常遭受慢性疾病的折磨。作为护理人员应积极开展健康教育，促使老年人改变不良的生活方式和行为习惯，以延缓机体功能的衰退，增进健康。采取三级预防策略，对老年人进行健康管理。对疾病进行干预，防止病情恶化，积极预防并发症的发生，做到早发现、早诊断、早治疗，促进疾病的康复。

3. 提高生活质量　护理的目标不仅仅是疾病的转归和寿命的延长，而应是积极促进老年人在生理、心理和社会适应等方面的完好状态，提高老年人的生活质量，实现生命的价值和意义。护理人员不应只是满足老年人的长寿愿望，更应该从生理、心理等多方面关注老年人的健康。

4. 重视临终关怀　护理人员应为临终老人提供全方位的护理服务，对老年人从生理、心理、社会适应等各方面进行评估预测，满足老年人的需求，尽可能减轻其痛苦，使得老年人能够感受到医务人员对自己和家属的关爱和帮助。

（二）老年护理的原则

1. 因人施护　老年人因生理、心理的不同，影响衰老和疾病的因素也是错综复杂的，特别是出现病理性改变后，老年人的个体差异很大，并且受性别、年龄、家庭、营养状况、经济条件等各方面的影响，因此，护理人员应针对具体情况实施个体化的护理原则。

2. 满足需求　人的需要满足程度与健康成正比。护理人员在照顾老年人的过程中应以满足其实际需求为基础。增强对老化过程的认识，及时发现老年人现存和潜在的健康问题，满足老年人的各种需求和照顾。

3. 发挥潜能　对于没有丧失自理能力的老年人，护士应在护理工作中充分地利用老年人的自身优势，鼓励老年人自我照顾，发挥自身潜能，以此改变老年人的消极态度，提高自护能力。

4. 连续照护　随着机体功能的减退，出现并发症、后遗症的概率增大，多数老年人生活自理能力下降，甚至出现严重的生理功能障碍，对护理工作有较强的依赖性，因此开展长期照护（long term care，LTC）是必要的。护理人员对待老人应做到耐心、细致，帮助老年人减轻痛苦，对生命的最后阶段提供系统的护理和社会支持。

三、老年护理的内容和特点

（一）老年护理的内容

老年护理的研究对象包括健康的或者患病的老年人。老年人属于特殊群体，随着年龄的增长，各项器官功能逐渐衰退，病情的变化不同于其他群体。老年人并发症多、病情复杂，因此护理老年人应遵循一定的规律。随着社会对老年护理发展的日益关注和护理理念的不断更新，老年护理从单纯的以延长老年人寿命为目标而转向更关注于老年人的身心健康和生命质量，更加注重老年患者延续性护理和康复，拓展老年护理服务领域。老年护理的研究内容主要包括以下几个方面。

1. 延缓老年人的功能衰退，发挥其残余功能，增强其自我照顾的能力，提高老年人生活质量的研究。

2. 对老年人生理、心理、社会适应能力等问题进行护理评估和研究，以减少负面因素对老年人的伤害。

3. 开展对老年人保健方面的研究，以保证老年人有良好的保健意识和能力。

4. 重视老年患者的延续护理，不仅需关注老年患者专科疾病的康复情况，更要关注其存在的多种健康问题的延续护理。

5. 进一步完善老年护理人才的培养体系，加强学历教育和职业教育，促进各层次护理教育重视老年护理。

6. 加强老年护理科研发展，针对老年领域的热点难点问题进行跨专业合作，如围绕老年人及其照顾者开展相关研究等，促进学科建设不断深入。

（二）老年护理的特点

1. 健康老年人的护理特点

（1）生理特点及护理　老年人的机体功能会随着年龄的增加而出现一系列的衰退变化。主要表现为器官组织储备能力降低、肢体协调功能下降、生活自理能力降低；视觉、听觉功能下降，反应迟钝，活动速度和反应能力降低，易发生跌倒；免疫力下降，易患病。

照顾健康老年人时应特别注意保护老年人的安全，对于行动不便的老年人应在容易摔倒处设立醒目的标志或者由家属陪同或者使用手杖、轮椅等辅助工具帮助老年人行走。在了解老年人认知功能的基础上提供健康教育，加强对其生活方式和饮食等方面的指导，同时注意与老年人沟通时，要注意言语表达清晰，语调柔和，语速恰当。对于听力下降的老年人可帮助其使用助听器等。

（2）心理特点及护理　老年人易出现注意力不集中、记忆力衰退、固执己见、孤独、自卑、多疑、情绪易激动等表现。

护理人员要用爱心、热心和责任心来照顾老年人，积极与其沟通，了解老年人内心的想法，对老年人出现的一些消极想法适当地加以引导，帮助其树立正确的人生观、死亡观。

2. 患病老年人的护理特点

（1）老年疾病临床表现不典型　随着机体功能的衰退，当疾病发生时，老年人经常无法察觉。因此，护理人员对老年人的病情要细心观察，善于发现不典型的症状以便正确评估老年人的健康状况，做到早发现、早治疗，以免贻误病情。

（2）多种疾病同时存在　据调查统计，约有70%的老年人同时患两种或两种以上的疾病，而且多种疾病症状的出现及其损伤的叠加效应会随着老年人的年龄增长而增加,病情错综复杂。因此,护理人员在照顾老年人时应力求周全,根据老年人的病情特点,制定全面的护理计划,满足患者的需求。

(3)病程长、恢复慢、并发症多 随着机体功能的下降,免疫力降低、组织修复能力差,老年人容易出现意识障碍、多器官功能衰竭、水电解质紊乱等多种并发症,导致病情危重。护士在护理患病老年人时要有耐心,要制定长期的护理措施,对护理目标不能急于求成,加强对老年人疾病护理和并发症预防的健康教育,帮助患者和家属树立战胜疾病的信心。

(4)老年患者易发生药物不良反应 随着年龄的增长和各项器官功能的衰退,老年人在服药后由于肾脏排泄功能和肝脏代偿功能的减退致使药物在体内蓄积,药物浓度升高而易发生药物中毒等不良反应,因此,老年人应选择使用肾毒性小、剂量小、对肝功能危害较小的药物,能不用药时最好不用。此外,由于老年人听力、视力、记忆力的衰退,护士在指导老年人用药时务必交代清楚,以免老年人发生错服、漏服等情况。

四、老年护理人员的素质要求

人口老龄化已经成为一个备受关注的社会问题。为应对人口老龄化的发展趋势,提高老年人生活质量,实现健康老龄化的战略目标,我国积极培养老年执业护士和养老护理员。基于老年人生理、心理的特殊性,因此应对老年护理人员有一定的素质要求。

(一)养老护理员的素质要求

根据《养老护理员国家职业技能标准(2019年版)》,养老护理员共设五个等级。分别为:初级(国家职业资格五级)、中级(国家职业资格四级)、高级(国家职业资格三级)、技师(国家职业资格二级)、高级技师(国家职业资格一级)。养老护理员级别的不同对工作要求也有所不同。养老护理员从业的基本要求有以下三点。

1. 具有职业道德基本知识,尊老敬老、以人为本 "以人为本"是养老护理员的基本理念,加强责任意识首先要保障老年人的合法权益,在工作中做到仔细、审慎、周密,最大限度地帮助老年人减轻和避免后遗症和并发症,绝不能因为自己工作的疏忽而延误了患者的治疗。其次,对护理工作要有强烈的责任感,对老年人要做到有"爱心、耐心、细心、诚心"。我国目前养老护理员的队伍当中以中年女性居多且较大一部分未经过专业的培训,加之受教育程度较低,面对的工作时间长、事务繁多、薪酬不高,导致其工作态度较差。护理老年人并非易事,由于老年人生理、心理特点的特殊性及病情的复杂性,养老护理员在护理老年人的工作当中,应有足够的耐心,理解和接受老年人的行为方式,注意倾听老年人的内心想法,并与他们进行情感交流,满足老年人的需求。

2. 具有老年护理基础知识 老年人对疾病的反应不敏感且病情变化迅速、多种并发症同时存在、病程长、恢复慢等特点。要求养老护理员掌握老年人生理、心理特点和照护特点,掌握老年人常见病的日常护理,掌握老年人饮食需求和康复理念。如能完成老人的晨、晚间照料;能为特殊老人进行口腔清洁;能配合医护人员为压疮老人换药;能对外伤出血、烫伤、噎食、摔伤等意外情况进行应急处理和报告;能在老人发生意外后进行简单的止血、包扎、固定和搬运等。

3. 具有相关的法律、法规知识 了解老年人权益保障法、劳动法相关知识及其他相关的法律、法规。目前我国的养老护理员对国家相关的法律、法规不熟悉,法制观念比较薄弱,无法较好地保障老年人的合法权益不受侵害。存在一些养老护理员对相关的法律、法规及规章制度不熟悉,未能认真执行各种规章制度,从而导致护理过程中出现差错和护理事故的时有发生。

4. 具有安全卫生、环境保护及消防安全基础知识 掌握老年人安全防范及相关知识、老年人卫生防护知识、老年人环境保护知识、食品安全知识、急救常识、自然灾害的应对处理知识。消防安全是2019年颁布的《养老护理员国家职业技能标准》中新提出来的培训要求，要求养老护理员掌握火灾预防知识和措施，掌握用火、用电、用气安全常识等。

5. 具有人际沟通与交流能力　养老护理员一般以中年女性为主，其中不乏从周边农村进城务工的人员，其文化水平低，社会接触面窄，导致其与他人的沟通能力较弱，同事之间、上下级之间、与老人之间、与老人家属之间的交流都不够顺畅，使得老人对护理人员不满、老人子女对养老机构有意见等。养老护理员应掌握人际关系处理原则、沟通交流方法。

（二）老年执业护士的素质要求

随着老龄化程度的日益加深，老年护理服务面临着全新的挑战，对老年执业护士提出了更高的要求。

1. 专业素质　精湛的护理技术是护理质量的重要保证。老年人身体机能随着年龄的增长而衰退，常常同时患多种疾病，起病隐匿，病情复杂，恢复时间长，有更多的健康问题和需求，增加了护理的复杂性和难度。因此，护士要有扎实的疾病护理理论知识和实践技能，从老年人身心、社会、文化的需要出发，解决老年人的实际需要。此外，护理人员还可结合我国传统医学为老年人提供中医康复理疗照护，如针灸、推拿、按摩等。

2. 良好的沟通能力　通过调查分析，老年住院患者需要善于沟通且具有良好人际关系的护士。良好的沟通技巧可以帮助护士更好地评估分析老年人的状况，为护理诊断提供更好的依据，同时也是护理措施得以实施的重要保证。多数老年人子女常年不在身边，他们希望能够得到更多的陪伴和照顾。护士在照顾患者的过程中应耐心倾听、细心解释、认真交谈，准确了解患者的需要并予解决。在对患者做健康教育时，既要认真倾听又要加以正确地引导，根据对象的不同，采用不同的方式加以启发和开导，对疾病做好安慰解释工作，消除患者的顾虑，增加患者的信任感，提高其对医疗护理的依从性。

3. 较强的分析问题和解决问题的能力　老年护理工作除了在医院，还经常在社区或家庭当中进行。因此，护士应具备独立工作能力，即在没有医生协助和指导的情况下工作。随着老年人机体功能的下降，急慢性疾病的发病率也相应增加，因而要求护理人员具备敏锐的洞察力和正确的判断力，及时发现老年人病情变化的细微之处，有预见性的采取有效措施，满足老年人健康需求。

4. 高度的责任感、爱心、耐心及奉献精神　这是老年护理人员需具备的最重要的素质。老年人由于体力衰弱，多患有一种或多种疾病，而且心理状态极易受到各种因素影响，属脆弱人群，因此，有更多的健康问题和需求，对护理人员的依赖性较大；这增加了老年护理的复杂性和难度。所以，老年护理人员要以高度的责任感关注老年人，研究老年人群的特点，不论其地位高低、收入多少，应一视同仁，以足够的爱心、耐心对待老人，把满腔热情融入老年护理的全过程中。

第三节　老年护理的发展

老年护理学是一门起步晚，伴随着老年医学发展而兴起的一门新兴学科。目前世界上多数国家已经进入老龄化社会，并受人口老龄化程度、国家经济水平、社会制度等因素的影响，各国老年护理发展状况不尽相同，各有特色。

（一）国际老年护理的发展

1. 美国多元化的护理服务　在美国，除医院的老年护理外，主要护理模式有：①专业家庭护理，这是最基本的老年护理形式，由具备特殊护理技能的专业人员提供服务；②日常家庭护理，为非医疗型基本养护服务，只提供日常生活能力的帮助；③依托社区的居家护理，老年人能够选择在自己家中或社区中心接受统一安排的护理服务；④依托于各种慈善机构的老人院、起居协助中心、日间照护中心等，代子女照顾需要护理的老年人。至今，美国已有较为成熟的护理实践模式、多种老年护理继续教育形式及丰富的老年护理评估量表，对世界各国老年护理的发展起到了积极的推动作用。

2. 瑞典网络化的服务管理　瑞典早在 20 世纪 90 年代初期就建立了国家、地区各级健康护理管理委员会，主要负责家庭护理、老年护理院及其他老年护理机构的事务，包括精神和智力残障老人的护理。公共财政投入大量经费建立了完善的老年护理服务网络和机构并由政府管理，公民享受长期护理服务。各地区健康护理管理委员会下设理事会和 4 个区域办公室，由办公室根据需要和法律为本区域的所有老年人提供医疗护理服务。每个区域再划分为 10 个护理中心，分别负责康复中心、老年护理院、老年公寓和家庭护理工作。康复中心有医生、心理学家、康复技师等为患者提供治疗和咨询，中心为日托性质，备有特制汽车接送入托老人。政府为了老年人能够居住在子女附近，在普通住宅区内建造老年公寓，或在住宅建筑中酌情建设便于老年人居住的辅助住宅。老年人在公立医院或牙科治疗时，享受免费待遇。

3. 荷兰人性化的养老照料体系　随着社会经济的发展，荷兰政府大力发展老年福利事业并逐步形成较为完善的养老服务社会公共照料体系。人性化养老照料体系可归纳为以下三种。①机构照料体系：荷兰政府大力兴建老人照护院和护理院，特别重视对老年人的养护，尤其是对失智老人的照顾；养老机构内环境优美，生活设施齐全，建造了大量的硬件设施和一流的康复护理中心。②家居照料体系：荷兰的家居组织规模较大，且跨社区开展服务；该组织根据老年人的需求提供各种服务，主要有护理康复服务、日常家务服务、个人照料服务、临终关怀服务等；根据客户要求还可上门为老年人提供减肥、锻炼、理财等咨询和辅导。③社会照料体系：荷兰政府对那些生活能够自理又需要照顾的老年人，提供多种形式的帮助，如建造适合老年人居住的公寓；鼓励、发动志愿者为老年人开展各种服务；政府拨款向老年人免费提供各种生活、康复用具；制定各种政策鼓励家庭成员时常陪伴老年人；为老年人创造良好的养生条件。

4. 日本完善的家庭护理和社会保障制度　日本是老龄化最严重的国家之一，近几十年来其老年护理发展迅速。通过对老龄化问题的探索，老年长期护理制度在家庭护理为前提的基础上以公共福利服务和市场化服务为补充，逐步建立起了"管理人员－专业工作人员－照护者"的社区照顾工作体系。老年机构中都有专业的团队提供生活帮助、护理和医疗服务。日本老年护理的迅速发展得益于较完善的各种法律制度，尤其是 2000 年出台实施的《护理保险法》。该法律虽然是义务性保险，但其老年护理服务由政府强制实施，并纳入社会服务的法制体系当中。此外，日本老年护理的理念鲜明，在鼓励老年人自立的基础上，将康复和自理训练融入一切活动当中并根据护理保险认定的护理等级提供不同程度的协助或特别设施。先进的理念和强有力的法律保障为老年人提供了全面、优质的护理服务并极大地推动了日本老年护理的发展。

5. 英国以社区照顾为主的养老模式　随着现代化的发展，英国家庭的养老功能已明显衰退，为了提高老年人生活质量，英国政府从 20 世纪 50 年代后期开始逐渐推行社区照顾的养老模式，该模式分为两种形式：一种是居家照顾，老年人不用离开家庭和社区，由家人、朋友、邻居、社区志愿者为老年人提供家庭服务，老人在家安享老年生活。政府发给在家照顾、生活不能自理老人的亲属相应补贴；另一种是社区照顾，即利用社区资源包括服务设施、托老所、老年人公寓等，由专业工作人员对老年人特别是生活不能完全自理的老年人进行开放式的院舍照顾，使他们在熟悉的环境中获得供养和服务。社区为老年人提供的老年服务有社区服务中心、家庭照顾、暂托处、老人公寓、居家服务和养老院等多种形式，并为老年人提供生活照顾、医疗护理及精神慰藉等全方位服务，以提高老年人生活质量。

（二）中国老年护理的发展

1. 发展现状　目前，我国国内社区老年护理形式多样，依据服务对象和发生场所的不同，国内长期护理模式可分为三种，分别是：家庭式、机构式、社区－居家式三类。家庭式以家庭为长期护理单元，独立完成护理工作，是目前最常见的长期护理模式。机构式长期护理模式，如老年公寓、敬老院、老年服务中心等；但目前长期护理机构的照护分级制度不规范，一些机构仅以日常生活照料为主，并未开展医疗、保健等服务，加之从业人员准入门槛较低，整体削弱了老年护理机构的水平。社区－居家式长期护理活动多发生在老年人所在的家庭和社区，服务者分为专业人员和非专业人员，为老年人提供日常生活照顾和医疗护理服务。由于我国传统观念中对居家养老的偏爱，该模式逐渐成为我国养老护理的主要方向。

当前，中国老年护理的发展还远远不能满足老年人的需求，老年人口的增多极大地增加了社会和家庭的养老负担，特别是空巢、高龄、患病的老年人对医疗护理服务的需求急速增长。据国家卫生健康委员会统计，截至 2020 年底，全国注册护士已逾 470 万，每千人口护士数为 3.35 人。根据《全国护理事业发展规划（2016—2020 年)》护士与病床的比例要求达到（0.6 ~ 0.8)：1。"十四五"规划和 2035 年远景目标纲要提出：提升医护人员培养质量与规模，每千人口拥有注册护士数提高到 3.8 人。截至 2020 年底，全国养老机构从业人员 61.5 万人，其中养老护理员约为 32.2 万人。不包括从事居家养老服务的人员，全社会至少需要 200 万名养老护理员。虽然我国护理队伍建设和护理事业发展取得了一定成效，但是在发展过程中仍然存在一些问题，特别是老年护理专科护士的培养几乎是空白，老年护理人员的数量和能力仍然相对不足，护理科学管理水平偏低，老年护理领域狭窄，从事社区老年护理的护士人数少，学历水平总体偏低，护理理念滞后。显然，这种现状难以满足我国城乡老龄人口对医疗保健的需求。

2. 发展趋势　我国应该借鉴国外先进经验，并根据本国国情，积极推动中国老年护理事业的发展。要准确定位老年护理的发展方向并制定相关策略，持续完善居家为基础、社区为依托、机构为补充、医养相结合的养老服务体系来满足老年人的照护需求和养老市场的需求；推进护理立法工作，明确护理人员的权益和义务，使护理服务标准化和规范化；参考国外成熟的老年护理课程设置体系、教学大纲和教材，在结合本国国情的基础上大力培养专业型老年护理人才；开拓专业护理保健市场，发展老年服务行业；开发老年护理设备、器材，为社区护理和家庭护理提供良好的基础条件；积极开展老年常见疾病的防治和研究，妥善解决老年人口的就医保健问题；推行安宁疗护理念和服务举措，不断提高护理人员临终关怀服务能力；不断探索研究和建立老年护理的理论，创建适合中国国情的老年护理体系，积极推动互联网背景下中国老年护理事业的发展。

目标检测

答案解析

1. 简述老年护理学研究的主要内容。
2. 老年护理的原则有哪些？
3. 简述老年护理人员的素质要求。
4. 我国人口老龄化的特征有哪些？你对解决中国人口老龄化问题有何建议？

5. 基于中国老年护理学的发展，请提出有针对性的具体措施。

6. 如何将老年护理特点与老年护理实践相结合，请举 2~3 个例子。

（钟清玲）

书网融合……

本章小结　　　　　微课　　　　　题库

第二章 老化理论

PPT

案例引导

案例： 患者，王某，男，76岁。近一年来经常忘事，且对家人和家中发生的事情漠不关心，还经常会出现扣错衣扣、反穿衣服等情况。一个月前独自外出后走失，被家人找回。家人为此十分困惑和烦恼，遂向社区卫生服务中心护理人员求助。

讨论：

1. 护士可应用什么理论向家属解释王某的行为？

2. 护士可向家属提供哪些护理指导？

在老年护理实践中，老化理论不仅可以科学地解释护理实践中的现象、事实和关系以及提供护理干预的框架和预测护理活动的结果；而且还可以在实践中开展护理研究，同时可对理论的科学性进行验证，进一步完善和发展理论。这种理论指导实践与实践验证理论的不断探究过程，有助于为患者提供最好的护理。认识、了解这些与老年护理密切相关的不同层面的理论，有助于护士评估老年人的健康状况，了解其需求，拟定适合老年人个体的护理计划，提供完善的护理措施，提高其生活质量。

第一节 老化的概述 📱微课

一、老化的定义

老化（aging）即衰老，是指生物体生长发育到成熟期以后，随着年龄的增长，在形态结构和生理功能方面出现的一系列退行性变化及机体功能的逐渐丧失，它是所有生物种类在生命延续过程中的一种生理现象。

老化可分为生理性老化和病理性老化。生理性老化是符合自然规律的，是机体再生长过程中随着年龄增长而发生的生理性、衰退性变化，是一种正常的老化现象。病理性老化是在生理性老化基础上，因某些生物、心理、社会及环境等因素所致的异常变化。两者很难严格区分，往往结合在一起，从而加速了老化的进程，其特征包括以下几点。

（1）累积性　老化是在岁月的变迁中，机体组织器官结构和功能的微小变化长期积累的结果，一旦表现出来便不可逆转。

（2）普遍性　老化是几乎所有的生物都有老化的过程，同一物种的老化进程大致相同。

（3）渐进性　老化是一个循序渐进的演变过程，且逐步加重，非跳跃式发展，往往在不知不觉中出现衰老的征象。

（4）内生性　老化是源于生物本身固有的特性（如遗传），但受环境的影响可加速或延缓老化，但不能阻止老化。

（5）危害性　老化的过程是机体结构和功能衰退的过程，导致机体功能下降乃至丧失，因而往往对机体的生存不利，使机体越来越容易感染各种疾病，最终导致死亡。

二、老化理论与老化过程

早期大多只注重生物老化理论的研究，直到 20 世纪初，才逐渐出现社会及心理方面的理论发展，近几十年也开始意识到老化的因素是复杂而多重的，有关老化的理论是超越生物、心理、社会三方面的。尽管老化理论说法不一，但唯一不变的事实是老化的过程自出生即开始，在不同个体以不同的速度进行，一直持续到死亡，而老化现象不仅以不同的个体差异、速度出现在生理层面，更包含了心理与社会等层面。人在进入老年后，生理上的变化除了外观改变外，内部各组织器官功能也跟着改变，使各部位的感觉运动功能变得较迟钝，受疾病侵袭的机会增加，对压力的承受与适应能力亦降低。在心理上，受影响的则有知觉、记忆、认知、思考、情绪、学习动机与人格等方面，如记忆力会减退、学习及适应新事物的能力会下降、人格变得较保守或墨守成规且固执等。在社会方面，由于老年人的角色、地位、权势与义务皆随生理、心理的改变或社会结构及社会制度的规定而有所改变，如超过法定退休年龄就必须退休，当一个人退休后，代表着将丧失个人的权势、地位及消减个人的角色、经济功能。因此老化理论包含生物学观点老化论、心理学观点老化论与社会学观点老化论。

第二节　老化的生物学理论

老化的生物学理论（biological theories of aging）又称为生物老化理论，其重点研究和探讨老化过程中生物体生理改变的特性和原因。该理论认为，生物体的生理性老化是由于细胞发生突变或耗损，致使细胞内基因或蛋白质改变、杂质累积、细胞功能衰退、细胞停止分化和修复，最终导致细胞死亡。现有的老化的生物学理论主要有随机老化理论和非随机老化理论两类。

一、随机老化理论

随机老化理论（stochastic theories of aging）认为老化的发生是随机损伤积累的过程，其代表性理论主要有体细胞突变理论、分子交联理论和自由基理论等。

（一）体细胞突变理论

体细胞突变理论最早由 Failla 和 Sziland 提出。该理论认为人体衰老的重要原因是细胞突变引起的细胞形态变化和功能失调或丧失。支持该理论的证据有：X 线照射能加速小鼠的老化，转基因动物在衰老过程中出现的自发突变的频率和类型也为其提供了一定的依据。然而，衰老究竟是损伤增加还是染色体修复能力降低，该理论则无法解释。

（二）分子交联理论

分子交联理论是 Bjorksten 于 1942 年提出的。分子交联理论是指正常状态下分离的细胞分子结构因某些化学作用而结合在一起，所交联成的大分子会导致细胞突变，使细胞丧失正常运转电子和排泄废物的功能，胶原蛋白失去弹性和功能，终致组织器官功能衰退。该理论认为，随着年龄的增长，由于机体长期暴露于含有化学物质与放射性物质的环境中，使生物体内的脂肪、蛋白质、碳水化合物以及核酸形成交联，导致组织的弹性下降，僵硬度增加，直至不能修复损害。此理论可用于解释老年人为什么会出现动脉粥样硬化和皮肤松弛等现象。

（三）自由基理论

衰老的自由基理论由 Harman 在 1956 年提出，该理论从分子水平揭开了随机老化理论的序幕。它认为衰老过程中的退行性变化是由细胞正常代谢过程中产生的自由基损伤机体所致。自由基主要由 H、C、O、N、P、S 等原子构成，机体内的自由基是机体细胞代谢过程中产生，也可由环境因素构成，其性质十分活跃，可使细胞中的多种物质发生氧化。同时机体内也存在相应的抗氧化防御系统以保证清除过多的自由基。正常情况下，机体内自由基的产生和清除处于动态的平衡状态。但随着年龄的增长，机体的抗氧化防御系统功能逐渐减退，从而造成自由基堆积而产生氧化应激损伤，引起体内各种生理功能障碍及多种老年疾病的发生和发展，最终促进了机体的老化与死亡。自由基理论已成为目前最受关注的老化理论之一。

二、非随机老化理论

非随机老化理论（non-stochastic theories of aging）认为与年龄相关的细胞、分子水平的变化均是受基因程控的，老化是程序控制的过程。其代表性理论主要有神经内分泌理论、免疫理论、基因程控理论和端粒-端粒酶假说等。

（一）神经内分泌理论

神经内分泌理论由 Dilman 教授首先提出。该理论认为老化现象是由于大脑和内分泌腺体的改变所致。下丘脑是调节全身自主神经功能的中枢，起着重要的神经内分泌换能器作用。在中枢神经系统的控制下，通过神经内分泌系统的调节，机体完成了生长、发育、成熟、衰老乃至死亡的一系列过程。随着年龄的增长，下丘脑发生明显的老年性改变，细胞受体的数量减少且反应性减退，与神经内分泌调控有关的酶合成功能减退，神经递质含量及代谢等的改变影响了其他内分泌腺的功能，使机体的新陈代谢减慢、生理功能减退，从而引起衰老和死亡。

（二）免疫理论

免疫理论由 Walford 于 1962 年提出。该理论认为，老化过程的基础是免疫系统功能的逐渐下降，老化不是被动耗竭而是由免疫系统介导的主动的自我破坏。其依据主要有：老化过程中免疫功能逐渐降低。随着年龄的增长，胸腺逐渐萎缩，T 细胞数量减少伴功能下降，机体对疾病感染的抵抗力降低，容易患病。这是由于自身免疫在导致老化过程中起着重要作用。老年人的 T 细胞功能低下，不能有效抑制 B 细胞，使自身抗体的产生过多，机体自我识别功能障碍，不能准确判别自己与非己，从而诱发一些自身免疫性疾病，加剧了老化的过程。如老年人常见的风湿性关节炎被认为是免疫系统自身攻击的结果。从老化的免疫理论可以看出，免疫功能的强弱似乎与个体的寿命息息相关，但免疫功能降低是否是老化的原发因素还有待进一步探讨。

（三）基因程控理论

基因程控理论于 20 世纪 60 年代由 Hayflick 提出，是在诸多关于老化生物学机制的学说中，受到了广泛关注并研究比较充分的理论。该理论认为，每种生物的基因中都存在着一个程序，生物体的生长、发育、老化和死亡都由这一程序控制，生物体的老化也如计算机编码的程序控制一样，是在基因控制下，按照预定的程序进行的。该理论常用来解释不同种类的生物有不同的寿命，同一种生物有着大致相同的最高寿命。尽管高等动物的老化与各种病理情况的逐渐累积有关，但它们至少部分地受到基因遗传的控制，如家族性高胆固醇血症。

（四）端粒－端粒酶假说

老化的端粒－端粒酶假说由前苏联科学家 Olovnikov 在 1973 年提出。该假说认为，端粒的长度与衰老和寿命密切相关。端粒是真核生物染色体末端由许多简单重复序列及相关蛋白组成的复合结构，其主要功能是维持染色体结构完整性和解决其末端复制的难题；端粒酶是一种逆转录酶，由 RNA 和蛋白质组成，以自身 RNA 为模板，合成端粒重复序列，加到新合成 DNA 链末端。老化的端粒－端粒酶假说认为，生殖细胞中含有端粒酶，端粒长度保持稳定，正常体细胞不含端粒酶，端粒随细胞分裂逐渐缩短。细胞每有丝分裂一次，就有一段端粒序列丢失，当端粒缩短至一定的长度时，便不能再维持染色体的稳定，从而导致细胞的衰老甚至死亡。尽管大量实验表明端粒、端粒酶活性与细胞老化有着一定的联系，如老年人的端粒和青年人相比明显缩短，但许多问题用该假说还不能解释。

三、老化的生物学理论在护理实践中的应用

老化的生物学理论主要研究和解释了老化过程中生物体生理改变的特性与原因。尽管目前尚没有一种理论可以全面阐述人体老化的机制，但已形成了以下共识：生物老化影响所有有生命的生物体；生物老化是随年龄增长而发生的自然的、不可避免的、不可逆的、渐进的变化；生物老化受非生物因素的影响；生物老化过程不同于病理过程；机体内不同器官与组织的老化速度各不相同；因年龄增长引起个体老化改变的原因，根据每个人的特点而各自不同；生物老化可增加个体对疾病的易感性。老化的生物学理论可帮助护理人员正确认识人类的老化机制，更好地服务于老年人。如对老年人进行健康评估时，既要考虑到疾病引发的改变，也应注意到生理老化所致的变化。如正常老年人可出现碱性磷酸酶轻度升高，但中度升高则应考虑为病理状态。

在老年护理工作中，护理人员可借助各种老化的生物学理论，结合老年人个体的生理、心理表现以及生活经历和文化程度，指导老年人正确面对老化甚至死亡，让老年人认识到老化与死亡是一种必然过程，人不可能"长生不老"或"返老还童"。同时，在疾病护理和健康宣教过程中，护理人员也可以借助这些理论，如应用免疫理论解释老年人对某些疾病易感性的改变，应用分子交联理论解释动脉粥样硬化发生的原因。

⊕ **知识链接**

认知老化的神经机制

认知老化研究者观察到老年人在行为和神经加工反应变慢，据此提出了加工速度老化理论。加工速度变慢与脑白质纤维束的结构完整性和脑灰质体积下降有关。随着脑组织的老化，多巴胺水平下降，神经噪音增加，神经信号的信噪比降低，老年人需要更多的时间对神经信号进行评估，因此完成认知任务的速度变慢。

第三节 老化的心理学理论

老化的心理学理论（psychological theories of aging）重点研究和解释老化过程对老年人的认知思考、心智行为与学习动机的影响。但目前没有一种心理学理论专门研究和解释老年期的特有现象，较多应用于老年护理研究与实践的心理学理论主要有人格发展理论和自我效能理论。这些理论可以帮助护士理解老年人的心理特点及其对健康的影响，制订出更为合理的"以人为中心"而非单纯"以疾病为中心"的护理计划。常用老化的心理学理论主要有人的需要理论、自我效能理论和人格发展理论等。

一、与护理相关的老化的心理学理论

（一）人的需要理论

人的需要理论主要强调动力和人的需求等概念。在人的需求理论中，最具代表性的是著名心理学家马斯洛（Maslow）于1954年提出的"人的基本需要层次理论"。该理论的中心论点是：人类受许多基本需要的支配，这些需要引导人类发生行为，直至需要获得满足。马斯洛指出人类的基本需要由低到高分为五个层次，依次为生理的需要、安全的需要、爱与归属的需要、自尊的需要、自我实现的需要（图2-1）。人在不同阶段有不同的需要，人一生中的需要在各层次中不断变化，当较低层次的需要获得满足后，才会出现对高层次需要的需求，但总是向更高层次的需要努力。此后，卡利什将其理论加以修改和补充，他认为知识的获取是人类好奇心和探索所致，其在生理需要与安全需要之间增加了一个层次，即刺激的需要，包括性、活动、探险、操纵、好奇，成为六个层次。如老年人因退休、空巢等原因导致需要的满足无法实现时，可能会因此出现离退休综合征等健康问题。

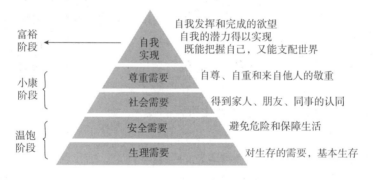

图2-1 马斯洛的需要层次图

（二）自我效能理论

自我效能（self-efficacy）是由美国心理学家、社会学习理论的创始人班杜拉（Bandura）1977年首次提出，并于1986年在其著作《思想和行为的社会基础》中，对自我效能感做了进一步的系统论述，初步形成了自我效能理论的框架。班杜拉认为，自我效能感是个体对自己执行某一特定行为能力的主观判断，即个体对自己执行某一特定行为并达预期结果的自信程度。判断结果的如何，将直接影响个体的行为动机。班杜拉发现，即使个体知道某种行为会导致何种结果，也不一定去从事这种行为或开展某项活动，而是首先要推测一下自己行不行？有没有实施这一行为的能力和信心？这种推测与估计的过程，就是自我效能的体现。因此，人的行为不仅受结果期望的影响，更受自我效能期望的影响，自我效能是人类行为的决定性因素。

自我效能理论一经提出，在健康教育领域大受推崇，班杜拉在自我效能对健康行为的影响方面进行了大量的研究，发现自我效能感可以通过直接影响健康目标、结果预期、社会结构性健康行为的促进和妨碍因素，间接影响人的健康行为。自我效能是健康行为意向和健康行为预测极其重要的指标，通过增强自我效能可使人们在健康上获益。

提高自我效能作为一种有效的护理干预措施，已成为老年护理专科领域的核心措施之一。老年人因生理性老化现象的出现，自我效能感显著下降，特别体现在记忆和学习等方面，如有些老年人因记忆力下降、反应迟钝，不愿与他人交往，便刻意减少外出与活动，而有些老年人则由于对自己的体能耐力缺乏信心，不愿参加户外活动等。这种自我效能感的下降，会直接或间接影响老年人的健康行为习惯和疾病康复的信心。护理人员可以自我效能理论为指导，有针对性地设计促进老年人积极活动的干预项目。

（三）人格发展理论

人格发展理论又称为心理社会理论。在众多的人格发展理论中，美国心理学家埃里克森（E. H Erikson）于1950年提出的以自我为核心的人格发展理论在老化的研究和实践中应用最为普遍。人格是指人与人之间在心理与行为上的差异。Erikson强调文化及社会环境在人格形成和发展中的重要作用，认为人格是终身发展的，人格的发展必须包括机体成熟、自我成长和社会关系三个不可分割的过程。根据这三个过程的演化，Erikson将整个人生过程从出生到死亡分为八个主要阶段：婴儿期、幼儿期、学龄前期、学龄期、少年期、青年期、成年期和晚年期。每个发展阶段都有其特定的发展任务，若能顺利完成或胜任该任务，人格才会顺利发展，个体才会呈现正向的自我概念及对生命的正向态度，人生趋向成熟和完美；如果危机不能解决，持续存在，个体将呈现负向的自我概念及对生命的负向态度，则可能出现人格缺陷或行为异常。

Erikson认为，老年期的任务是发展自我整合，否则会出现绝望。他认为老年人在此阶段会回顾自己过去的经历，寻找生命价值，以便接受个体渐进死亡的事实。老年人会努力达到一种统合感，一种生命的凝聚及完整感。若未达成，则因此而感到彻底的绝望。

自我整合是接纳生命的意思，含有完整之意，这是前七个阶段的成熟期，表示能以成熟的心灵和不畏死亡的心态来接纳自己，作自我肯定。它也意味着对过去发生的事件不心存懊悔，并对未来生活充满乐观与进取的心态，学习面对死亡。相反，绝望是接纳生命的反面，Erikson认为绝望之所以发生，是由于心智不够成熟，而成熟的心智是建立在生命的各个发展阶段。因此，老年人能否成功整合，与其人生早期发展任务的是否成功有关。老年人的发展危机，常常也是其个人所经历的许多心理社会危机的顶峰。

1963年，Butler根据Erikson的人格发展理论提出了怀旧治疗的设想。怀旧治疗又称回忆疗法，该方法源自老年精神医学，是通过引导老人回顾以往的生活，协助老人了解自我、增进社会化的治疗过程，具体是运用对过去事件、感受和想法的回忆，以促进人们改善情绪、提高生活质量或适应目前环境。怀旧治疗作为一种有效的护理干预措施，现已被美国护理措施分类系统收录，成为老年护理专科领域的核心措施之一。怀旧治疗分为基本层次和深入层次的怀旧治疗，基本层次的怀旧治疗着重鼓励老年人重温过去的事件和经验，并与他人分享这些经验，重新感受该事件带给他们的喜怒哀乐。深入层次的怀旧即"人生回顾"，主要通过帮助老年人回忆过去的人生困难或挫折，促使他们接纳自己的过去，确认自己一生的价值，从而能够坦然面对将来的死亡。回忆常常是苦乐参半，如对自己一生的评价是完美的，则会产生对老年生活满足且适应的生活态度，若对自己的过往充满懊悔，则会对老年生活产生失望、愤怒甚至惊恐的不适应现象与行为表现。而回忆疗法则是通过分析和评价的观点来回顾过去，它可以帮助老年人达到自我的整合，对肯定自己的生命历练是有价值的，并将过去的生活视为有意义的经验，从中获得人生的满足感和自我肯定。

二、老化的心理学理论在护理实践中的应用

老化的心理学理论提示护理人员在为老年人提供服务时，不仅要关注老年人各脏器、系统的结构和生理功能的退行性改变，还应注意老年人的心理健康问题。作为老年人临床实践活动的指南之一，老化的心理学理论为护理人员评估老年人的心理健康提供了方向，并为如何正确分析与诊断健康问题、制订科学合理的护理计划以及正确评价护理的效果提供了指导。

人类基本需要层次理论有利于护理人员分清护理问题的轻重缓急，收集评估资料，并预测老年人的未来需要，可用于对住院老年患者和居家老年人进行指导。当老年人较低层次的需要得到满足后，护理人员应鼓励其谋求更高层次的需求，只有当老年人对各种层次的需求有所需求，并逐渐得到满足后，才可能保持他们的良好功能状态。

自我效能理论提示护理人员在对老年人进行护理评估与制订计划时，必须审视所制订的策略和措施是否适合老年人的个体需求，是否能增强老年人执行健康行为和接受治疗或护理干预的信心。护理人员可以应用该理论，通过全面评估老年个体的自我效能水平，分析影响其自我效能的主要因素，并有针对性地提出个体化的干预措施，以此来提高护理服务质量，这对临床护理工作具有积极的指导意义。

人格发展理论现已被广泛应用于老年护理研究和实践中。护理人员可以应用该理论，通过列出一些老年人较为敏感且愿意回答的问题，帮助他们回顾和总结自己的一生，确定自己生命历程的价值，促进他们心理的健康发展，提高老年人的生活质量。

⊕ 知识链接

回忆疗法在老年护理中的应用

老年人服务本身涉及医疗、护理、心理等方面，其专业性、综合性较强，多数的服务提供者存在在老年人心理健康服务上的专业能力和技巧不够的问题。服务提供者不仅要关注老年人本身的生理精神情况，提供生活辅助，还要关注老年人与身边环境的互动和关系建立等。已有的研究反馈，回忆疗法在缓解老年人心理精神方面相比药物治疗具有成本低、便于实施、可持续等优势。回忆疗法本身源自老年精神医学，同时国外研究者已有运用并证实其是一种可实行、有价值的治疗方法。因此，作为一种有效的心理干预手段，回忆疗法能够有效改善老年人心理健康问题，提高其生命质量，适用于老年护理。我国的养老产业正需要引入大量优质资源和治疗方式，将回忆疗法引入养老市场，与物理治疗和药物治疗相结合，才能提供有效、优质的服务。目前，回忆疗法仍主要集中在医院及养老机构，作为药物治疗的辅助应用。而且多数是在老人生活照护中已经出现心理或精神症状时，才直接进入治疗环节，忽略了预防干预。因此，需要将回忆疗法延伸到社区基层卫生中心，通过社会工作者普及回忆疗法的应用，提前对老年人进行预防干预，一方面减少病发带来的伤害，同时提高老年人晚年的生命质量。年龄增长、身体机能弱化的老年特征，让老年人伴随着如反应迟钝、记忆力衰退等现象。具有老年服务能力和沟通能力等老年工作技巧的社会工作者是十分符合的人选。此外，医务社会工作属于社会工作领域重要的分支，不仅具有社会工作的价值理念和专业方法，同时还具备医疗卫生领域的医学知识，进而推进老年人心理健康服务与医疗保健的服务整合。

第四节　老化的社会学理论

一、与护理相关的老化的社会学理论

老化的社会学理论（social theories of aging）主要研究和解释社会互动、社会期待、社会制度与社会价值对老化过程适应的影响。目前与护理活动关系较为密切的老化的社会学理论主要有隐退理论、活跃理论、次文化理论和持续理论等。

（一）隐退理论

1961年，卡明（E. Cumming）和亨利（W. Henry）提出了隐退理论。该理论认为社会平衡状态的维持，取决于社会与老年人退出之间相互作用所形成的彼此有益的过程；该过程是社会自身发展的需要，也是老年人本身衰老的必然结果，它不随个人意愿而改变。老年期不是中年期的延续，老年期有自身的特殊性，在这个时期老年人逐步走向以自我为中心的生活，生理、心理以及社会等方面的功能逐步丧失，老年人社会交往的数量、性质、方式等也渐渐与社会的要求拉大距离。因此，对老年人最好的关爱应该是让老年人在适当的时间以适当的方式从社会中逐步隐退，而不再像中年期或青年期那样拼命奋斗。可见隐退是一个不可避免的、渐进的、双方皆感满意的过程。另外，一个社会要想保持持续的发展，就必须不断地进行新陈代谢。当人到了某一年纪，就如同接力赛选手将接力棒交给下一个选手一样，自己从社会角色与社会"跑场"中隐退，这是成功老化所必须经历的过程，也是一种有制度、有秩序、平稳的权利与义务的转移。这个过程是促进社会进步、安定、祥和的完善途径，也是人类生命代代相传、生生不息的道理。所有社会系统都有隐退现象，隐退是一种常模。

隐退理论可用于指导老年人适应退休带来的各种生活改变。但该理论的缺陷是很容易使人将老年人等同于无权、无能、无力的人，造成社会对老年人的漠视合情化、排斥合法化、歧视合理化。

（二）活跃理论

活跃理论又称活动理论，由Havighurst等人于1963年提出。该理论认为社会活动是生活的基础，对各个年龄阶段的人来说都同样重要，它是老年人认识自我、获得社会角色、寻找生活意义的主要途径。老年是中年期的延伸，老年人应与中年人一样从事社会上的工作和参与社会活动，老年人的生理、心理和社会等各方面的健康均有赖于继续参加活动。

Havighurst等人研究发现老年人若能积极参与社会活动，可满足其心理和社会层面的需求，并能增进他们对老年生活的适应及提高生活的满意程度。在现实生活中我们也不难发现老年人常常有一种"不服老"的感觉，"越活越年轻"的老年人常常有一种急迫的"发挥余热"的冲动。因此，老年人仍期望能积极参与社会活动，维持原有角色功能，以证明自己生活的价值，而失去原有的角色功能常会使老年人失去生活的重心与意义。为此，活跃理论建议个体社会结构所失去的活动必须被新角色、新关系、新兴趣所取代。

基于活跃理论的观点，老年人在心理和生理上仍有继续活动的需求，只有继续参与社会活动，才能保持身体健康，提升生活品质。这一理论可以帮助护理人员在照护老年人的过程中更好地理解老年人的需求，如鼓励老年人参加一些老年活动团体，从事个体感兴趣的有意义的志愿者工作，继续发挥他们的职业专长。有关研究也证实老年人参加自己有兴趣的非正式的活动，比参加正式工作更能提高老年人的生活品质和满意度。但是活跃理论并不是无懈可击的，亦有一定的缺陷，它没有注意到老年人之间的个体差异及不同的老年人对社会活动参与的要求也是不同的；此外，活跃理论也没有注意到年轻老人与高龄老人的差别，这两个不同年龄组的老年人在活动能力与活动愿望上差别都很大，不可一并而论。

（三）次文化理论

次文化理论由美国学者罗斯（Rose）于 1965 年提出。次文化是社会学中的一个术语，它意味着与主流文化的不同。与活跃理论观念不同，次文化理论讨论的重点更加关注已经离开工作岗位的老年人，该理论认为老年人在社会群体中属于非主流人群，他们有自己特有的文化特质，自成一个次文化团体。它认同老年人不再有中年期的理想与行为，老年人由于身心衰退，适应新环境的能力不如年轻人，不可能与年轻人共同活动，因此老年人之间会形成自己的人际圈，他们有自己的话题和共同的观念、态度、行为，而这些又与其他年龄人群不同，形成老年次文化。在老年次文化团体中，个人社会地位的认定由过去的职业、教育程度或经济收入转移至健康状态或患病情形。

有研究指出，同一次文化团体中，群体间的相互支持和认同与适应老化过程有正向关系。对于丧失原有角色（如退休），又被隔离于主流文化外的老年人而言，这种同一文化的团体是最能让他们获得认同和支持的地方，不仅容易吸引彼此产生互动，也能在互动中发展出相互依赖的关系。因此，基于共同特质和兴趣而形成的次文化体系，依赖同一文化团体的群体力量，以维护老年人的自我概念和社会认同，并在相互认同与支持的互动模式中增进自我肯定及精神生活的满足。随着老年人口的增加，这类次文化团体随之壮大，许多相关的组织也随之应运而生，如我国的老年大学、老年人活动中心、老年人俱乐部等，其目的就是给老年人提供互动的机会。

因老年人本身已经与主流社会产生了疏离，如果再强调其特殊性，在一定程度上可能会唤起社会对老年人这个特殊群体的关注，另一方面也可能会将老年人进一步从主流社会推开，加剧老年人与主流社会的疏离感，所以不可过分强调老年次文化。

（四）持续理论

持续理论由 Neugarten 等人于 1968 年提出，用以补充隐退理论和活跃理论的不足。该理论较活跃理论更加重视老年人的个体性差异，它是以个性的研究为理论基础，主要探讨在社会文化约束老年人晚年生活的行为时，其身体、心理及人际关系等方面的调适。持续理论认为，能否成功适应老化与老年人个性的改变有关。它认为一个人的个性及行为特征是由环境与社会因素共同塑造出来的，人的个性和行为会随年龄的增加而持续地发生动态改变，如个体能适时改变个性，适应人生不同阶段的生活，则能较成功地适应老化过程。随着年龄的增长，个人面对老化会倾向维持与过去一致的生活形态，并积极寻找可以取代过去角色的相似生活形态与角色，这是老年人于环境中维持老化适应的典型方式。因此老年时期只要延续中年时期的爱好、兴趣、习惯，或者寻找一些替代性的活动以代替失去或改变的角色，即可获得成功老化。根据持续理论的观念，老年人退休后，如果能以社会参与来填补失去的角色，将能持续拥有活跃的生活方式，享有充实愉快的晚年生活。

人的生命周期的发展表现出明显的持续性，老化是人持续性发展的结果，也是老年人适应发展状况的结果。然而发展状况的不同必然会导致老年人适应结果的不同，因此，持续理论认为每个老年人都可能是不同的。

（五）年龄阶层理论

年龄阶层理论由赖利（Riley）于 1972 年提出。该理论从年龄的形成和结构等方面研究和探讨老化期的发展变化，按一定年龄间隔将人群分成了不同的年龄阶层。其主要观点如下：①同一年代出生的人不仅有相似的年龄，还有相似的生理特点、心理特点和社会经历。②新的年龄阶层群体不断出生，他们所处的社会环境不同，因而对社会、历史的感受也不同。③社会可根据不同的年龄及其所属的角色将其分为不同的阶层。④每个人都属于自己的年龄群体，而且伴随着成长将不断进入新的年龄群体；与此同时，社会对不同的年龄群体所赋予的角色、所寄托的期望也在发生相应的变化，因此，一个人的行为变化必会随着自己所属年龄群体的改变而发生相应的改变。⑤人的老化与社会之间的相互作用是动态的，因此，老年人与社会总是不断地相互影响。

老年人的人格和行为特点是一个群体相互影响的社会化结果。同一年龄阶层的老年人之间会相互影响其老年社会化过程，使老年群体间拥有某种特定的普通性行为模式。

（六）社会环境适应理论

社会环境适应理论认为，老年人群的人格和行为特点与环境有关，不同社会背景下的老年人会有不同的人格和行为特点。当环境改变时，人类为了适应环境需求，会激发出许多潜能，以满足生存和发展的需要。因此，老年人为适应其生理、心理及社会环境的改变，各个老年群体会在不同的环境中形成其特有的行为特点。

（七）角色理论

角色是指与人们的某种社会地位、身份相一致的一整套权利、义务与行为模式，是人们对有特定身份的人的行为期望。不同阶段的人扮演着不同的角色，随着年龄增长，角色在不断改变，个人所表现出的行为特点也会随之改变。退休前，个人扮演的主要功能性角色，如父母、领导、军人等，社会对个人的期待较重视工作能力与责任，因此，个人的表现较偏向积极进取的行为模式；退休后，老年人的功能性角色逐渐被情感性角色取代，其行为特点逐渐变为谦和、保守。若老年人对角色理论有所认识，对角色改变的自然过程有所认知并接受，将有助于其适应老年生活。

二、老化的社会学理论在护理实践中的应用

老化的社会学理论可以帮助护理人员从"生活在社会环境中的人"这个角度看待老年人，以及了解老年人生活的社会对他们产生的影响。在老化的社会学理论中，影响老化的因素主要有人格特征、家庭、教育程度、社区规范、角色适应、文化和政治经济状况等。在临床及社区护理实践中，护理人员可以应用社会学理论来协助老年人度过一个愉快成功的晚年生活。

隐退理论可用于指导老年人适应退休带来的各种生活改变，它可以提示护理人员注意评估那些正在减少参与社会活动的老年人，提供适度的支持和指导，以维持其平衡。

活跃理论可帮助护理人员辨别那些想要维持社会活动角色的老年人，并评估其身心能力是否足以从事某项活动，帮助他们选择力所能及且感兴趣的活动。

次文化理论有助于护理人员认识到老年人拥有自己特有的生活信念、习俗、价值观及道德规范等文化特征，以便充分利用次文化团体和组织的群体支持与认同，促进老年人的适应和成功老化。

持续理论可帮助护理人员了解老年人的发展及其人格行为，为制订切实可行的计划，协助老年人适应这些变化提供依据。

在进一步对老化理论研究、认识和应用的同时，要注意时代的意义、文化的差异以及学术的发展和进步。护理人员不仅要知道老化的相关理论，还必须了解各种老化理论的适用范围和它的局限性，应根据具体情况灵活应用，不同的个体可能需要不同的理论。此外，护理人员也要不断收集资料验证各种理论的适用性，通过实践使理论进一步充实和完善。

目标检测

答案解析

一、选择题

1. 下列有关老化的观点，错误的是（   ）

A. 老化影响所有有生命的生物体

B. 老化不受非生物因素的影响

C. 生理性老化过程不同于病理性老化过程

D. 机体内不同器官和组织的老化速度各不相同

E. 老化可增加个体对疾病的易感性

2. 下列理论认为衰老在机体内类似一种"定时钟"的是（　　）

A. 免疫理论　　　　　　　　　　　　B. 差错灾难理论

C. 预期寿命和功能健康理论　　　　　D. 长寿和衰老理论

E. 基因程控理论

3. 认为机体自我识别功能障碍，可诱发一些严重疾病，加剧组织老化的理论是（　　）

A. 交联理论　　　　　　　　　　　　B. 免疫理论

D. 长寿和衰老理论　　　　　　　　　C. 神经内分泌理论

E. 自由基理论

4. 下列理论强调老年人应该用一定的时间和精力来回顾和总结自己的一生，进行自我整合的是（　　）

A. 人格发展理论　　　　　　　　　　B. 人类基本需要层次理论

C. 隐退理论　　　　　　　　　　　　D. 角色理论

E. 次文化理论

5. 活跃理论和隐退理论的欠缺促成了（　　）

A. 角色理论　　　　　　　　　　　　B. 持续理论

C. 年龄阶层理论　　　　　　　　　　D. 活跃理论

E. 隐退理论

6. 认为成功老化也是一种有制度、有秩序、平稳的权利与义务的转移的理论是（　　）

A. 次文化理论　　　　　　　　　　　B. 预期寿命和功能健康理论

C. 年龄阶层理论　　　　　　　　　　D. 活跃理论

E. 隐退理论

二、简答题

什么是老化？老化有何特点？

（周　静）

书网融合……

本章小结　　　　　　　微课　　　　　　　题库

第三章　老年人的健康评估

PPT

📖 **学习目标**

知识要求：

1. 掌握　老年人健康评估的原则、注意事项；功能状态的评估；情绪、情感状态的评估。

2. 熟悉　身体评估；认知状态的评估；社会角色评估；家庭评估；环境的评估；生活质量的评估。

3. 了解　老年人健康评估的内容；健康史的采集；人格的评估；文化评估。

技能要求：

1. 能熟练运用相关技巧对老年人身体各方面进行评估。

2. 能熟练应用相关量表及技巧对老年人功能状态、情绪情感状态、认知状态、家庭、生活质量进行评估。

素质要求：

能够加深对老年护理专业的认识，热爱老年护理专业、热爱护士职业岗位、热爱所服务的老年患者，认识作为一名护士的自身价值，建立积极的老护专业情感。学会用评判性思维的方式去分析和处理学习、生活、工作中的问题。

第一节　概　述

⇒ **案例引导3.1**

案例：张某，女，70岁。退休后老年生活丰富，为广场舞领舞，有高血压、冠心病病史，1天前在跳舞过程中不慎扭伤脚踝，肿胀疼痛，走动时疼痛加重，医生诊断：肌腱拉伤，嘱静休1月。张某回家后，无法走路出门，一人在家很孤独，心情低落，食欲下降，每天长吁短叹，担心无人领舞。

讨论：

1. 对张某进行健康评估时应注意什么？

2. 对老年人健康评估应遵循哪些原则？

健康评估（health assessment）是护理工作者运用医学及相关学科知识，从生理、心理、社会适应等方面，对护理对象现存或潜在健康问题进行分析和研究，以确定其护理需求的一个过程。老年人由于生理功能衰退、认知功能改变等因素，接受信息及沟通的能力均有所下降，因此护理人员在对老年人进行健康评估时，应注意应用语言及非语言等多种沟通技巧，通过观察、询问以及体格检查、量表检测等获得正确的评估资料，从而判断老年人的健康及功能状态。老年人健康评估的过程与成年人相同，但由于老年人机体老化、患有多种疾病及临床表现不典型等特点，在评估时需以老年人为中心，遵循下列原则和注意事项，灵活运用相关评估技巧，客观、准确、全面地获取健康资料。

一、老年人健康评估的原则

（一）熟悉老年人身心变化特点

随着年龄的增长，老年人的机体形态和功能呈进行性退变。因此，护理人员需要了解老年人生理及病理性改变的特点。前者是指随着年龄的增长，组织、机体细胞、器官以及全身各系统都必然发生的各种退行性改变，这些变化是正常的生理性改变。后者是指因生物、物理或化学的因素，引起机体发生改变而导致老年性疾病，这些变化是异常的，属于病理性改变。这两种改变在大多数老年人身上同时存在，它们相互影响，有时难以区分，故对老年人进行健康评估时，应当注意辨别与年龄相关的正常生理改变，以区分正常老化及现存或潜在的健康问题，并给予适当的护理措施。

老年人心理变化特点：随着年龄的增长，老年人的心理会发生很大的变化。在认知方面，老年人中枢神经系统递质的合成和代谢减弱，导致感觉能力降低，反应迟钝，注意力不集中，记忆力减退，智力下降，在规定时间内学习新知识、接受新事物的能力下降。在情绪、情感方面，老年人意志和情感的改变相对稳定，可出现孤独、焦虑、抑郁等。在人格方面，常出现性格内向、适应力下降、刻板缺乏灵活性、以自我为中心等。此外，心理老化个体差异较大，社会因素对老年人心理老化有较大影响。

（二）明确老年人与其他人群实验室检查的差异

老年人实验室检查结果可因疾病、服用某些药物或正常的老化性改变而出现异常。当前有关老年人实验室检查结果标准值的资料较少，临床可使用年龄校正可信区间或参考范围的方法来确定老年人检查标准。另外，护理人员还应当通过长期观察和反复检查，并结合病情，正确解读实验室检查数据，辨别异常的检查结果是因正常老化，还是病理性变化所致，以免延误诊治。

1. 血常规 老年人中常见血常规检查异常，一般以红细胞（RBC）$<3.5 \times 10^{12}/L$、血红蛋白（Hb）$<110g/L$、红细胞比积（PCV）<0.35，作为老年人贫血的标准。老年人白细胞（WBC）的参考值为$(3.0 \sim 8.9) \times 10^9/L$。WBC 分类中，T 淋巴细胞往往减少，B 淋巴细胞无增龄变化。血小板（PLT）计数亦无增龄变化。

2. 尿常规 老年人尿沉渣中 WBC >20 个/HP 有病理意义。老年人中段尿易污染，培养可靠性低，一般老年男性中段尿培养菌落计数$\geq 10^3/ml$、女性$\geq 10^4/ml$ 可判断为真性菌尿。老年人尿蛋白、尿胆原与中青年人之间无明显差异。

3. 红细胞沉降率 健康老年人红细胞沉降率（血沉）变化范围较大，一般每小时在 $30 \sim 40mm$ 之间无病理意义，若每小时超过 65mm 需考虑患有感染、肿瘤及结缔组织病。

4. 生化检查

（1）电解质 老年男性血清钙随增龄逐渐下降，女性血清钙则逐渐升高。

（2）血糖、血脂 老年人空腹血糖随年龄增加轻度升高；血清总胆固醇、低密度脂蛋白在 $60 \sim 70$ 岁达高峰，随后逐渐降低；高密度脂蛋白在 60 岁后稍增高，70 岁后开始降低；甘油三酯轻度升高。

（3）肝、肾功能 老年人血清总蛋白轻度升高，白蛋白下降，球蛋白增高，白/球蛋白比例降低；碱性磷酸酶轻度升高；血尿酸轻度升高，内生肌酐清除率下降。

（4）其他 老年人血清乳酸脱氢酶轻度升高；血清甲状腺激素 T_3、T_4 降低。

（三）了解老年人疾病非典型性表现

老年人感觉神经功能减低，且容易并发多种疾病，因此发病后常没有典型的症状和体征。如老年急性心肌梗死，发病后无明显胸痛表现，仅表现为面色苍白、神情淡漠以及食欲减退或恶心呕吐等。老年人发生阑尾炎肠穿孔时，可能没有明显的腹膜刺激征，或仅诉轻微疼痛。老年人这种疾病临床表现不典型的特点，给疾病诊断带来一定困难，易造成误诊、漏诊，故对老年人进行健康评估时要重视客观检查，特别要注意体温、脉搏、血压及意识的评估。

二、老年人健康评估的内容

健康是人在身体、心理、社会适应等方面都处于良好、完满的状态，而不仅仅是没有疾病和虚弱的状态。护理人员对老年人进行健康评估时，需对躯体、心理、社会适应等方面进行全面评估。因此，老年人健康评估的主要内容包括身体健康、心理健康、社会健康以及综合反映这三方面功能的生活质量评估。

⊕ 知识链接

老年人综合健康评估

老年人综合健康评估（comprehensive geriatric assessment，CGA），是一种从躯体健康、精神健康、功能状态、社会功能、环境状况等多维度测量老年人整体健康水平的评价方法，并以此为基础，制订和启动保护老年人健康和功能状态的治疗计划，最大限度地提高老年人的生活质量。CGA 不仅涉及医生，还需要护士及其他卫生保健人员等参与，同时强调老年人的功能状态和生活质量，不是单纯的评估，也包括评估后的处理。内容主要包括：老年一般医学评估；老年躯体功能评估；老年精神心理评估；老年社会与经济评估；老年环境健康评估；老年生活质量评估以及常见老年综合征或问题的评估。采用 CGA 可较全面反映老年人群的健康状况。然而，CGA 的对象既可以是社区一般老年人群，也可以是患病人群、住院患者、不同地区的某些特定人群等。但对于严重痴呆、完全功能丧失、肿瘤晚期等的重症患者，从评估中获益较少，不适宜做 CGA。

三、老年人健康评估的注意事项

（一）提供适宜的评估环境

老年人的代谢率降低，体温调节功能下降，易受凉患病，同时老年人视、听能力也有所下降。因此，评估时要为其创造安静舒适的环境，灯光要柔和，温度调节至 22～24℃，湿度保持在 50%～60%，在评估过程中询问声音适当，且要避免其他人员的频繁走动，以免影响老人注意力，此外还需注意保护老人的隐私。

（二）选择恰当的方法

根据评估的要求，选取适当的体位，对活动有障碍的老人，不必强求标准体位，可取适合的体位。对老年人口腔、耳部进行检查时，需注意取下义齿、助听器。部分老人感官功能减退，在进行感知觉检查时，需注意刺激得当，特别是温觉和痛觉的检查时，注意不要造成老年人的损伤。

（三）有效运用沟通技巧

由于老年人反应下降，听觉、视觉功能常有不同程度的减退，交谈时往往会产生不同程度的沟通障碍。因此，护理人员需灵活、有效地运用沟通方式和技巧，以便与老年人更好地沟通和相互理解。首先，应采用面对面的评估方式，以弥补老年人因视、听力下降所引起的不足。其次，在评估中态度要和蔼、亲切，尊重老人，语气温和，语音清晰，语速减慢，选用通俗易懂的语言，必要时可重复，给老人足够的时间反应；可适当触摸，拉近彼此空间距离；同时对口头表达不清者，可让其用书面语言或肢体语言；最后还应注意老人非语言信息的表达（表 3-1），以便收集完整准确的资料。

表 3 –1　老年人常见非语言行为及其意义

非言语行为	可能代表的含义
直接的目光接触	人际交往的准备就绪或愿意
双唇紧闭	应急、决心、愤怒、敌意
左右摇头	不同意或无信息
发抖、双手反复搓动	焦虑或愤怒
脚敲打地面	不耐心或焦虑
耳语或低语	不愿泄露秘密
沉默不语	不愿意或全神贯注
手心冷汗、脸色苍白、脸红	害怕、焦虑、窘迫

（四）安排充分的评估时间

由于老年人机体功能退化，使其反应变慢、行动迟缓、思维力下降，所需评估时间较长，故评估时要有耐心。另外，大多老人往往患有多种慢性疾病，在较长时间的评估中，容易疲劳，因此可根据其具体情况调整评估时间，进行分次健康评估，给予其充足的时间回忆，避免疲劳，这有利于获得全面准确的评估资料。

（五）全面获取客观资料

护理人员应全面细致收集资料，评估时尽量由老人自己回答问题，必要时可让家属或照顾者提供资料；可查阅患者原始的病历资料，从而进行客观准确的综合分析，避免因主观判断引起的偏差。

第二节　身体健康状况评估

⇒ 案例引导3.2

案例：赵某，男，63岁，农民，吸烟史40余年，近3年来经常出现咳嗽、咳痰，咳白色黏液泡沫痰，晨起尤甚。上周因受凉，咳嗽、咳痰加重伴有低热而入院治疗。

讨论：

1. 如何采集赵某的健康史？

2. 如何对赵某进行身体评估？评估重点有哪些？

身体健康状况的评估包括健康史的采集、身体评估、功能状态的评估等方面，通过评估老年人生理状态及躯体功能，以了解其身体状况并及时发现健康问题，为进一步形成护理诊断、制订护理措施及其评价提供依据。

一、健康史采集

老年人的健康史是老年人既往和现在的健康状况、影响因素以及对自身健康状态的认识和反应等方面的主观资料。

（一）采集内容

1. 一般项目　包括患者姓名、性别、年龄、出生地、民族、住址、婚姻状况、宗教信仰、联系方式等。

2. 现病史 包括起病情况、主要症状的特点、病情的发展与演变、伴随症状、诊疗经过等。

3. 既往史 仔细询问老人的既往疾病，预防接种，药物及食物过敏史，手术、外伤和输血史，过去健康状况等。

4. 家族史 了解家族有无遗传病、传染病、精神病病史，同时还要了解家庭、生活环境对目前健康状况的影响。

5. 其他 为明确疾病对日常生活活动能力和社会活动能力的影响，还需评估其日常生活活动能力以及社会活动能力。此外还需评估老年人的家庭和人际关系，了解老年人处理人际关系的能力以及老年人的家中成员与家庭和睦的情况。

（二）老年人健康史采集常见的问题

1. 叙述不清 老人往往患有多种疾病，且病程较长，而老人的记忆随机体衰老逐渐减退，其自身还受社会、心理等因素的影响，故老人在回答问题时常不具体、不准确。

2. 隐瞒病情 当老人有顾虑时（如担心医疗费用过高，对疾病认识不够等）会隐瞒病情，也有因认识功能障碍而记忆不清。为避免这些情况的发生，医护人员应注意以下内容：首先，建立良好的医患关系，在采集资料前，对老人做好充分的解释。其次，要保持恰当的距离，安排好询问的顺序，交谈时要尊重老人，要有足够的耐心。最后，针对不同的情况采取不同的方式解决，如有记忆不清可向家属了解，有言语表达障碍者可让其用文字来表达等。

二、身体评估

（一）生命体征的评估

1. 体温 老年人基础体温稍低于成人，特别是 70 岁以上的老人，若发生感染常无发热症状，如果老人午后体温较清晨高出 1℃以上，即为发热。

2. 脉搏 对老年人进行脉搏测量时，时间不应少于 30 秒，还要注意脉搏的不规律性。

3. 呼吸 评估时注意呼吸形式、节律，老年人正常的呼吸频率为 16～25 次/分，如果呼吸频率异常，提示某些疾病的发生。

4. 血压 测量前应避免吸烟、饮浓茶、运动、情绪激动等引起血压波动的因素。直立性低血压在老年人中较为常见，因此需进行判定。一般先让老年人平卧休息 10 分钟后测量血压，然后再在直立 1 分钟、3 分钟、5 分钟后分别测量血压 1 次，若直立测得的任何一次收缩压比卧位下降超过 20mmHg 或舒张压比卧位下降超过 10mmHg，即为直立性低血压。

（二）全身状态的评估

1. 营养情况 通过评估老人每日活动量、饮食状况、有无饮食限制以及通过测量身高、体重等方面的内容来了解其营养状态。正常人 50 岁后，身高开始缩短，男性平均缩短 2.9cm，女性平均缩短 4.9cm。随着肌肉和脂肪组织的减少，老年人体重开始逐渐减轻，80～90 岁的老人体重明显减轻。

2. 意识状态 意识状态可反映老年人对周围环境的认识和对自身所处状况识别的能力，可用于判断有无颅内病变及代谢性疾病。对其进行记忆力和定向力的评估，还能鉴别早期痴呆。

3. 体位、步态 疾病可引起患者体位的改变，如左心衰的老年人，可见端坐位。同时，步态的类型可为疾病的诊断提供依据，如慌张步态可见于帕金森病等。

4. 皮肤黏膜的评估

（1）皮肤温度 老年人皮肤温度和表浅静脉的充盈度有助于判断血容量的情况，如短暂的手下垂（4～5 秒），手背静脉即可充盈，若老人手足温暖，表示循环血量充足；反之静脉不充盈及四肢发冷，则表明循环血量不足。

（2）皮肤湿度、弹性　老年人皮肤干燥、皱纹增多、缺乏弹性、没有光泽，常伴有老年性白斑、老年色素斑、老年疣等皮损。此外，对长期卧床的老年人应注意观察有无压疮。

（3）皮肤感觉　随着年龄的增长，老年人皮肤的触觉、痛觉和温度觉减退，易导致意外的发生。

（4）指甲　老年人指甲变厚、变黄、变硬，足趾部出现灰甲。

5. 头面部与颈部

（1）头发　随着年龄的增长，发丝变细，颜色变灰，出现脱发。

（2）眼睛　老年人眼睑下垂、眼睑皮肤松弛，皱纹增多；泪腺分泌减少，出现眼干；常可见双侧角膜老年环、角膜薄翳；因瞳孔缩小、视网膜紫质的再生能力减弱，使其在色觉、暗适应的能力上都有不同程度的衰退；血管硬化变性，影响对眼的血供，导致睫状体萎缩，视网膜变薄，黄斑变性，视力减退等。具体专科评估详见本书第八章第八节相关检查。

（3）耳　随着年龄增长，中耳、内耳出现骨质硬化和增生，鼓膜变厚、变硬，失去弹性，听神经功能衰退，致使听力下降，高级中枢对声音信号的分析也变慢，对声音定位功能也发生减退。具体专科评估详见本书第八章第八节相关检查。

（4）鼻　鼻腔黏膜可见萎缩变薄且变得干燥；嗅觉减退，对有毒、有害气味不易察觉，容易发生中毒。

（5）口腔　需评估牙龈有无肿胀、出血，有无松动和断裂的牙齿，经久不愈的黏膜白斑以及义齿等。老年人因毛细血管血流减少，可见其唇周无血色、口腔黏膜苍白；味蕾减少使味觉减退；因唾液分泌减少，可见口腔黏膜干燥。

（6）颈部　主要检查颈部活动度、颈静脉的充盈、气管位置、甲状腺等。若有颈强直体征，提示脑血管疾病、帕金森病、颈椎病等。

6. 胸部评估

（1）乳房　随年龄增长，女性乳腺组织减少，乳房变平。

（2）胸廓及肺　老年人胸廓因肋骨、脊柱的钙化而变硬，前后径变大呈桶状胸，影响胸廓的活动，使肺活量减低。由于生理性无效腔增多，肺部叩诊为过清音。

（3）心脏　老年人心脏可有下移，心尖搏动可出现在锁骨中线旁。因胸廓变硬，心尖搏动幅度可减小。心脏听诊，心音强度的变化比杂音的变化更有临床意义，如有瓣膜病变时可闻及心脏杂音。

7. 腹部评估　腹部肥胖者，常因腹部皮下堆积的脂肪而掩盖一些腹部体征。消瘦的老人，因腹壁变薄松弛，不易出现腹肌紧张，但肠梗阻时易见腹部膨胀。因肺扩张，肺下界下移，使得肋缘下触诊可触及肝脏。老年人肠蠕动功能下降，腹部听诊可闻及肠鸣音减弱。

8. 泌尿生殖器　由于雌激素的缺乏，使老年女性阴毛稀疏，阴唇皱褶增多，阴蒂变小；其子宫颈变短，子宫及卵巢缩小。老年男性因激素水平的降低，而致阴毛稀疏，阴茎、睾丸变小，并可因前列腺增生，引起排尿阻力增大。

9. 脊柱与四肢的评估　脊柱变短，身高降低。腰脊变平，颈部脊柱和头部前倾。椎间盘退行性改变，使脊柱后凸。四肢肌肉萎缩，肌力减退。由于骨质增生、关节退化、关节腔变窄，使关节活动受限。

10. 神经系统评估　随着年龄增长，老年人神经传导速度减慢，出现反应迟钝、记忆力减退、注意力不集中、动作协调能力下降、睡眠缩短等表现。

三、功能状态的评估

功能状态的评估，即评估老年人处理日常生活的能力。老年人功能状态如何，直接关系到其生活质量，故而功能状态的评估是老年综合评估的重点。

（一）评估内容

老年功能状态的评估包括基本日常生活活动能力、工具性日常生活活动能力、高级日常生活活动能力三个层次。

1. 基本日常生活活动能力（basic activities of daily living，BADL） 指为了维持基本生活所需要的自我照顾和自理能力，包括进食、梳妆、洗漱、沐浴、如厕、穿衣、行走、上下楼梯等。如该活动能力下降，将影响老年人基本的生活需求，降低生活质量。

2. 工具性日常生活活动能力（instrumental activities of daily living，IADL） 指使用工具进行自我照顾的能力，包括购物、家庭整理、做饭、洗衣、使用电话等。IADL反映老年人是否能独立生活并具备良好的日常生活功能。

3. 高级日常生活活动能力（advanced activities of daily living，AADL） 反映老年人的智能能动性和社会角色功能的能力，包括参与社交、工作、娱乐等，是反映老年人整体健康的指标之一。

（二）评估工具

1. 基本日常生活活动能力评估 目前较为常用的为Katz日常生活功能指数评价表（表3-2），该量表由Katz等于1963年根据患者功能障碍的发生，按照复杂的功能首先丧失、简单的动作丧失较迟这一特定顺序的特点编制的。Katz日常生活功能指数评价表可评定96%患者的日常生活能力，是目前应用最广泛的功能评价指数。

（1）**量表结构** 该量表将日常生活活动能力分为六个方面，包括进食、更衣、沐浴、移动、如厕和控制大小便（表3-2）。

（2）**评定方法** 该量表可自评也可他评，可通过与被测者交谈或被测者自填问卷完成。然后确定各项评分，计算总分值，以确定老年人各项活动完成的独立程度。

（3）**结果解释** 分值范围0~12分，分值越高，说明被试者的日常生活能力越高。Katz将每项评定结果分为自理和依赖两种。日常功能量表具体分级如下：①能独立完成以下6项；②能独立完成以下6项中的5项；③除洗澡和另一项活动外，能独立完成其余4项；④不能完成洗澡、更衣和另外一项活动；⑤不能完成洗澡、更衣、如厕和另外一项活动；⑥只能独立完成控制大小便或进食；⑦6项都不能独立完成；⑧至少两项不能完成，但不能用③④⑤⑥的分类法区分。

表3-2　Katz日常生活功能指数评价表

姓名　　　　评价日期
评估下列各项的功能，在相应处打"√"。

1. 沐浴（擦浴、盆浴或淋浴）
　①独立完成（洗盆浴时进出浴缸自如）
　②仅需要部分帮助（如背部）
　③需要帮助（不能自行沐浴）
2. 更衣（从衣柜或抽屉内取衣、穿衣以及扣扣、系带）
　①取衣、穿衣完全独立完成
　②只需要帮助系鞋带
　③取衣、穿衣要协助
3. 如厕（进厕所排尿、排便自如，排泄后能自洁及整理衣裤）
　①无需帮助，或借助辅助器进出厕所
　②进出厕所需要帮助（需帮助便后清洁或整理衣裤，或夜间用便桶或尿壶）
　③不能自行进出厕所完成排泄过程
4. 移动（起床、卧床、从椅子上站立或坐下）
　①自如（包括使用手杖等辅助器具）
　②需要帮助
　③不能起床

5. 控制大小便
    ①完全能自控
    ②偶尔有失禁
    ③大、小便需要别人帮助，需使用导尿管或失禁
6. 进食
    ①自理无需帮助
    ②需帮助备餐，能自己吃食物
    ③需帮助进食，部分或全部通过胃管喂食，或需静脉输液

注："帮助"指监护、指导、自行协助；评分标准：①为2分，②为1分，③为0分。

2. 工具性日常生活活动能力评估　常用 Lawton 功能性日常生活能力量表，由美国 Lawton 等制定。

（1）量表结构　该量表将 IADL 分为使用电话、购物、理财、准备食物、做家务、服药和交通方式七个方面（表 3 - 3）。

（2）评定方法　可通过被测者自填问卷，或与被测者、家属、护士等知情人交谈完成。

（3）结果解释　分值范围 0~14 分。分值越高，提示被测者工具性日常生活能力越强。

表 3 - 3　Lawton 功能性日常生活能力量表

生活能力	项目	分值
你能自己吃饭吗？	无需帮助 需要一些帮助 完全不能自己吃饭	2 1 0
你自己能做家务或勤杂工作吗？	无需帮助 需要一些帮助 完全不能自己做家务	2 1 0
你能自己服药吗？	无需帮助（能准时服药，剂量准确） 需要一些帮助（别人帮助备药，或提醒服药） 没有帮助完全无法自己服药	2 1 0
你能去超过步行距离的地方吗？	无需帮助 需要一些帮助 除非特别安排，否则完全不能	2 1 0
你能去购物吗？	无需帮助 需要一些帮助 自己完全不能出去购物	2 1 0
你自己能去理财吗？	无需帮助 需要一些帮助 自己完全不能理财	2 1 0
你能打电话吗？	无需帮助 需要一些帮助 自己完全不能打电话	2 1 0

3. 综合性日常生活活动能力评估　常用日常生活能力量表（activity of daily living scale，ADL）进行评定，该量表由美国的 Lawton 和 Brody 于 1969 年制定。由躯体生活自理量表（physical self - maintenance scale，PSMS）和工具性日常生活活动量表（IADL）组成，主要用于评定被试的日常生活能力。该量表项目细致，简明易懂，比较具体，便于询问，因此运用广泛。

（1）量表结构　ADL 共有 14 项，包括两部分内容：一是躯体生活自理量表，含上厕所、进食、穿

衣、梳洗、行走和洗澡共 6 项；二是工具性日常生活能力量表，含打电话、购物、备餐、做家务、洗衣、使用交通工具、服药和自理经济共 8 项（表 3 - 4）。

（2）评定方法 该量表为自评量表，如被测者不能回答或不能正确回答，则可通过观察评定。

（3）结果解释 主要统计量为总分、分量表分和单项分。总分最低为 14 分，为完全正常；大于 14 分表现有不同程度的功能下降，最高为 56 分。单项分 1 分为正常，2 ~ 4 分为功能下降。凡有 2 项或 2 项以上单项分≥3，或总分≥20，表明有明显功能障碍。由于 ADL 受多种因素，如年龄、视、听或运动功能障碍、躯体疾病、情绪等影响，因此对 ADL 结果的解释应谨慎。

表 3 - 4　日常生活能力量表（ADL）

请在最适合的情况处画圈									
1. 使用公共车辆	1	2	3	4	8. 梳头、刷牙等	1	2	3	4
2. 行走	1	2	3	4	9. 洗衣	1	2	3	4
3. 做饭	1	2	3	4	10. 洗澡	1	2	3	4
4. 做家务	1	2	3	4	11. 购物	1	2	3	4
5. 服药	1	2	3	4	12. 定时上厕所	1	2	3	4
6. 吃饭	1	2	3	4	13. 打电话	1	2	3	4
7. 穿衣	1	2	3	4	14. 处理自己钱财	1	2	3	4

注：1 自己完全可以做；2 有些困难；3 需要帮助；4 根本没办法做。

第三节　老年人心理健康评估

⇒ 案例引导3.3

案例：黄某，女，71 岁，丧偶多年，高血压病史 12 年，长期服用降压药治疗，昨天上午起床后头晕、头痛明显，到医院门诊就诊，测血压 170/100mmHg，服药后症状好转。昨晚担心"脑出血"，整夜不能入睡。今天头晕、头痛加重再次到医院治疗。

讨论：

1. 黄某出现了哪些方面的心理问题？

2. 护士如何对黄某进行心理评估？

随着年龄的增长，老年人出现心理衰老，同时会面对诸如离退休、疾病、经济收入下降、空巢、亲友去世等生活事件，导致老年人出现一些特殊的心理变化，因此需正确评估老年人的心理健康状况，为心理护理提供依据。老年人心理健康的评估，常从认知、情绪情感、人格等方面进行。

一、老年人认知状态的评估

认知是人们认识、理解、判断、推理事物的过程，通过行为、语言表现出来，反映了个体的思维能力。同时，认知功能还与老年人能否保持独立生活及生活质量密切相关。随着年龄增长，认知功能减退的风险逐渐升高，早发现高风险者，对其进行早期的干预治疗和良好的护理照料，有助于延缓病情发展。老年人认知状态评估包括思维能力、语言能力以及定向力三个方面。在已经确定的认知功能筛查测试中，最普及的是简易智力状态检查量表（mini - mental state examination，MMSE）和简易操作智力状态问卷（short portable mental status questionn - aire，SPMSQ）。

（一）简易智力状态检查量表

简易智力状态检查量表（MMSE）由 Folsten 于 1975 年编制，主要用于在社区筛查有认知缺损的老人。

1. 量表结构 该量表有 19 个大项，30 个小项，评估范围包括 11 个方面（表 3 - 5）。

2. 评定方法 评定时向被试者直接询问，被试者回答或操作正确记为"1"，错误记为"5"，拒绝或说不会做，记为"9"和"7"。

3. 结果解释 统计所有标记为"1"的项目（和小项）的总和，总分范围为 0 ~ 30 分，全部答对总分为 30 分。分界值与受教育程度有关，文盲组≤17 分，教育年限不超过 6 年组≤20 分，教育年限大于 6 年组≤24 分，认为有认知功能缺损。

4. 评定时注意事项

（1）时间定向力中日期和星期差一天可算正确。

（2）即刻回忆中，只允许主试者讲 1 遍，不要求受试者按物品次序回答。为答第 5 题"回忆"做准备，可让受试者重复学习最多 5 次。

（3）测评计算力时不能用笔算，若 1 项算错，则扣该项的分；若后一项正确则得该项的分。如 100 - 7 = 93（正确，得分），93 - 7 = 88（应为 86，不正确，不得分），但如从 88 - 7 = 81（正确，得分），计算正确，可得分。

（4）在测评语言重复测试时，被试者语言重复只许说一遍，只有正确、咬字清楚才记 1 分。

（5）理解力测评操作要求次序正确。

（6）对写能力进行测试时，被试者所写句子必须有主语、谓语，且有意义。

（7）测评画画时，只有绘出两个五边形的图案，交叉处形成 1 个小四边形，才算对，计 1 分。

表 3 - 5　简易智力状态检查量表（MMSE）

分数	项目
5（　）	1. 时间定向力 问：今天是？哪一年：（1）；季节：（1）；月份：（1）；日期：（1）；星期几：（1）
5（　）	2. 地点定向力 问：我们现在在哪里？国家：（1）；城市：（1）；城市的哪一部分：（1）；建筑物：（1）；第几层：（1）
3（　）	3. 即刻回忆记录 3 个词 说：仔细听，我要说 3 个词，请你在我说完以后重复。准备好了吗？3 个词是球（停 1 秒钟），旗子（停 1 秒钟），树（停 1 秒钟）。请马上重复这 3 个词是什么。 （1） （1） （1）
5（　）	4. 注意力与计算力 问：从 100 减去 7，顺序往下减，直至我让你停止。100 减去 7 等于？（1）；继续：（1）（1）（1）（1）
3（　）	5. 回忆那 3 个词 问：我刚才让你记的那 3 个词是什么？ 每个正确加一分。（1）（1）（1）
2（　）	6. 命名 问：这是什么？展示铅笔（1）展示手表（1）
1（　）	7. 语言重复 说：我现在让你重复我说的话。准备好了吗？瑞雪兆丰年 你说一遍（1）

续表

分数	项目
3 （ ）	8. 理解力 说：仔细听并按照我说的做。 左手拿着这张纸（1），把它对折（1），把它放在您的右腿上（1）。
1 （ ）	9. 阅读 说：读下面的句子，并照做。 闭上你的眼睛。（1）
1 （ ）	10. 写 说：写一个句子。 （1）
1 （ ）	11. 画画 说：照下图画。
总分	

（二）简易操作智力状态问卷

该量表（SPMSQ）由 Pfeiffer 于 1975 年编制，适于老年人认知状态的前后比较。

1. 量表结构 该问卷评定内容包括定向力、短期记忆、长期记忆、注意力等 4 个方面、10 项内容，如"今天是星期几？""今天是几号？""你今年几岁？""你是什么时候出生？""你家的电话号码是多少？""你妈妈叫什么名字？""现任国家主席是谁？""上任国家主席是谁？""这是什么地方？"以及"20 减 3，一直减下去"等。

2. 评定方法 向被试者直接询问，被试者回答或操作正确计"1"分。

3. 结果解释 答错 0～2 个，认知正常；答错 3～4 个，轻度认知障碍；答错 5～7 个，中度认知障碍；答错≥8 个，重度认知障碍。如果受试者为小学及以下文化程度，允许错误数再多一个；如果受试者为高中以上文化程度，允许的错误数要少一个。

二、老年人情绪、情感状态的评估

情绪、情感是人对客观事物的态度和体验，如喜、怒、哀、乐等。它们直接反映人们的需求是否得到满足，是身心健康的重要标志。老人因其生理功能的逐渐老化、各种疾病的出现、社会角色与地位的改变、社会交往的减少以及丧偶、子女离家等负性生活事件的冲击，常产生消极的情绪体验和反应。因此了解老年人的情绪状态，对促进老年人身心健康具有重要意义。在老年复杂的情绪中，以抑郁和焦虑最为常见，同时也是最需要干预的情绪状态。

（一）抑郁的评估

抑郁（depression）是一种复杂的负性情绪体验，以主观的痛苦感为核心部分，表现在个体的情感、心境、认知、生理症状等多方面，如悲观、失败感、不满、社交退缩、犹豫不决、食欲下降、睡眠障碍、厌倦、敌意等。它的主要特征是情绪低落和兴趣的减退或消失。每个人都会有一些抑郁性的体验，而持续和严重的情况下，抑郁就可能成为一种精神障碍。目前国际通用的老年人专用抑郁筛查量表是老年抑郁量表（geriatric depression scale，GDS）。此外，汉密尔顿抑郁量表（Hamilton depression scale，

HAMD）、抑郁自评量表（self – rating depression scale，SDS）等也为临床常用。

1. 老年抑郁量表　该量表（GDS）由 Brink 等于 1982 年专为老年人创制，并在老年人群中进行常模的标准化，对老年人抑郁的临床评定比其他量表有更高的符合率，其信度和效度已经多年验证。

（1）量表结构　该量表包括情绪低落、活动减少、易激惹、退缩痛苦的想法及对过去、现在与将来消极评分等，共 30 个题目（表 3 – 6）。

（2）评定方法　每个题目要求被试者回答"是"或"否"，题目后括号内的回答表示抑郁，与其一致的回答计为 1 分，最后计算总分。

（3）结果解释　0~10 分为正常，11~20 分为轻度抑郁，21~30 分为中重度抑郁。

表 3 – 6　老年抑郁量表（GDS）

选择过去一周内最适合你的答案	
1. 你对你的生活基本满意吗？（否）	是□否□
2. 你是否丧失了很多兴趣和爱好？（是）	是□否□
3. 你感到生活很空虚吗？（是）	是□否□
4. 你经常感到很无聊吗？（是）	是□否□
5. 你对未来充满希望吗？（否）	是□否□
6. 你是否无法摆脱头脑中的想法和烦恼？（是）	是□否□
7. 大部分时间你都精神抖擞吗？（否）	是□否□
8. 你是否觉得有什么不好的事情要发生而感到很害怕？（是）	是□否□
9. 大部分时间你都觉得快乐吗？（否）	是□否□
10. 你经常感到无助吗？（是）	是□否□
11. 你是否经常感到不安宁或坐立不安？（是）	是□否□
12. 你是否宁愿呆在家而不愿出去做新鲜事？（是）	是□否□
13. 你是否经常担心未来？（是）	是□否□
14. 你是否觉得你的记忆力有问题？（是）	是□否□
15. 你是否觉得现在活着很精彩？（否）	是□否□
16. 你是否感到垂头丧气无精打采？（是）	是□否□
17. 你是否感到你现在很没有用？（是）	是□否□
18. 你是否为过去的事情担心很多？（是）	是□否□
19. 你觉得生活很兴奋吗？（否）	是□否□
20. 你是否觉得学习新鲜事物很困难？（是）	是□否□
21. 你觉得精力充沛吗？（否）	是□否□
22. 你觉得你的现状是毫无希望的吗？（是）	是□否□
23. 你是否觉得大部分人都比你活得好？（是）	是□否□
24. 你是否经常把小事情弄得很糟糕？（是）	是□否□
25. 你经常有想哭的感觉吗？（是）	是□否□
26. 你对集中注意力有困难吗？（是）	是□否□
27. 你喜欢每天早晨起床的感觉吗？（否）	是□否□
28. 你是否宁愿不参加社交活动？（是）	是□否□
29. 你做决定容易吗？（否）	是□否□
30. 你的头脑还和以前一样清楚吗？（否）	是□否□

2. 汉密尔顿抑郁量表　该量表（HAMD）由 Hamilton 于 1960 年编制，是临床上评定抑郁状态时应用最为普遍的量表，其在临床应用具有良好的信度，在评定者经严格训练后，HAMD 的总分能较好地反映疾病严重程度。

（1）量表结构　汉密尔顿抑郁量表有 17 项、21 项、24 项版本，本教材收录的为 24 项版本（表 3 - 7）。大部分项目采用 0 ~ 4 分的 5 级评分法，0 = 无，1 = 轻度，2 = 中度，3 = 重度，4 = 极重度。少数项目采用 0 ~ 2 分的 3 级评分法，0 = 无，1 = 轻中度，2 = 重度。

（2）评定方法　由两名经过训练的专业人员采取交谈与观察的方式，对被试者进行检查评分。

（3）结果解释　量表总分能反映病情的严重程度。即病情越轻，总分越低；病情愈重，总分愈高。按 Davis JM 的划界分，总分超过 35 分，可能为严重抑郁；超过 20 分，可能为轻或中等度的抑郁；小于 8 分，没有抑郁症状。

表 3 - 7　汉密尔顿抑郁量表（HAMD）

项目	评分标准		无	轻度	中度	重度	极重度
1	抑郁情绪		0	1	2	3	4
2	有罪感		0	1	2	3	4
3	自杀		0	1	2	3	4
4	入睡困难		0	1	2		
5	睡眠不深		0	1	2		
6	早醒		0	1	2		
7	工作和兴趣		0	1	2	3	4
8	迟缓		0	1	2	3	4
9	激越		0	1	2	3	4
10	精神性焦虑		0	1	2	3	4
11	躯体性焦虑		0	1	2	3	4
12	胃肠道症状		0	1	2		
13	全身症状		0	1	2		
14	性症状		0	1	2		
15	疑病		0	1	2	3	4
16	体重减轻		0	1	2		
17	自知力		0	1	2	3	4
18	日夜变化	早	0	1	2		
		晚	0	1	2		
19	人格或现实解体		0	1	2	3	4
20	偏执症状		0	1	2	3	4
21	强迫症状		0	1	2		
22	能力减退感		0	1	2	3	4
23	绝望感		0	1	2	3	4
24	自卑感		0	1	2	3	4

3. 抑郁自评量表　该量表（SDS）由 Zung 于 1965 年编制，其使用简便，能直观地反映被测者的主观感受。常用于评估抑郁状态的轻重程度及治疗过程中的变化。

（1）量表结构　SDS 含有 20 个项目，分为 4 级评分，有反向记分 10 题（表 3 - 8）。

（2）评定方法　由评定对象根据自己最近一周的实际情况自行填写。评定前被测者要先理解每个题目、特别是反向计分题目的含义及填写方法，然后作出独立的自我评定。SDS 按问题出现的频度分为 4 级，即"1"为没有或很少时间、"2"为少部分时间、"3"为相当多时间、"4"为绝大部分时间或全部时间。若为正向计分题，则依次评为 1、2、3、4 分；若为反向计分题，则依次评为 4、3、2、1 分。

自评结束后，将20个题目的评分相加即得总粗分，总粗分×1.25后取整数则为标准分。

（3）结果解释 总粗分的正常上限为41分，分值越低状态越好；标准分界限为53分，53~62分为轻度抑郁，63~72分为中度抑郁，大于72分为重度抑郁。

表3-8 抑郁自评量表（SDS）

指导语：请您仔细阅读每个问题，把意思理解清楚，然后根据最近一个星期的实际情况，在适当方框内打"√"。

	没有或很少时间	少部分时间	相当多时间	绝大部分或全部时间	工作人员评定
1. 觉得闷闷不乐，情绪低沉	□	□	□	□	□
2. 一阵阵哭出来或觉得想哭	□	□	□	□	□
3.* 觉得一天之中早晨最好	□	□	□	□	□
4. 晚上睡眠不好	□	□	□	□	□
5.* 吃得跟平常一样多	□	□	□	□	□
6.* 与异性密切接触时和以往一样感到愉快	□	□	□	□	□
7. 发觉体重在下降	□	□	□	□	□
8. 有便秘的苦恼	□	□	□	□	□
9. 心跳比平时快	□	□	□	□	□
10. 无缘无故地感到疲乏	□	□	□	□	□
11.* 头脑跟平常一样清楚	□	□	□	□	□
12.* 觉得经常做的事情并没有困难	□	□	□	□	□
13. 觉得不安而平静不下来	□	□	□	□	□
14.* 对将来抱有希望	□	□	□	□	□
15. 比平常容易生气激动	□	□	□	□	□
16.* 觉得作出决定是容易的	□	□	□	□	□
17.* 觉得自己是个有用的人，有人需要你	□	□	□	□	□
18.* 生活过得很有意思	□	□	□	□	□
19. 认为如果我死了别人会生活得好些	□	□	□	□	□
20.* 平常感兴趣的事仍然感兴趣	□	□	□	□	□

注：*，该项为反项计分题。

（二）焦虑的评估

焦虑（anxiety）是个体感受到威胁的一种紧张、不愉快的情绪状态，表现为紧张、不安、急躁、焦急、忧虑、失眠和恐惧等一系列复杂的情绪反应。是人在社会生活中遇到矛盾或挫折后广泛出现的一种不愉快的心理体验。对焦虑的评估，常用汉密尔顿焦虑量表（hamilton anxiety Scale，HAMA）、焦虑自评量表（self-rating anxiety scale，SAS）。

1. 汉密尔顿焦虑量表 该量表（HAMA）由Hamilton于1959年编制，主要用于评定神经症及其他患者焦虑症状的严重程度。

（1）量表结构 该量表包括14个条目，其将焦虑分为躯体性和精神性两大类。精神性焦虑为1~6项及第14项；躯体性焦虑为7~13项（表3-9）。各项症状的评定标准如下。

①焦虑心境 担心、担忧，感到有最坏的事将要发生，容易激惹。

②紧张 紧张感、易疲劳、不能放松、情绪反应、易哭、颤抖、感到不安。

③害怕 害怕黑暗、陌生人、一人独处、动物、乘车或旅行及人多的场合。

④失眠 难以入睡、易醒、睡得不深、多梦、夜惊、醒后感疲倦。

⑤认知功能　或称记忆、注意障碍，注意力不能集中，记忆力差。

⑥抑郁心境　丧失兴趣、对以往爱好缺乏快感、抑郁、早醒、昼重夜轻。

⑦躯体性焦虑　肌肉系统：肌肉酸痛、活动不灵活、肌肉抽动、肢体抽动、牙齿打颤、声音发抖。

⑧躯体性焦虑　感觉系统：视物模糊、发冷发热、软弱无力感、浑身刺痛。

⑨心血管系统症状　心动过速、心悸、胸痛、心管跳动感、昏倒感、心搏脱漏。

⑩呼吸系统症状　胸闷、窒息感、叹息、呼吸困难。

⑪胃肠道症状　吞咽困难、嗳气、消化不良（进食后腹痛、腹胀、恶心、胃部饱感）、肠动感、肠鸣、腹泻、体重减轻、便秘。

⑫生殖泌尿神经系统症状　尿意频数、尿急、停经、性冷淡、早泄、阳痿。

⑬自主神经系统症状　口干、潮红、苍白、易出汗、起鸡皮疙瘩、紧张性头痛、毛发竖起。

⑭会谈时行为表现　一般表现：紧张、不能松弛、忐忑不安、咬手指、紧紧握拳、摸弄手帕，面肌抽动、不停顿足、手发抖、皱眉、表情僵硬、肌张力高，叹气样呼吸、面色苍白。生理表现：吞咽、打呃、安静时心率快、呼吸快（20次/分以上）、腱反射亢进、震颤、瞳孔放大、眼睑跳动、易出汗、眼球突出。

（2）评定方法　由经过训练的两名专业人员采用交谈和观察的方法进行联合检查，然后各自独立评分。HAMA所有项目均采用0~4分的5级评分法，各级的评分标准为：0＝无症状；1＝轻度；2＝中等，有肯定的症状，但不影响生活与劳动；3＝重度，症状重，需进行处理或影响生活和劳动；4＝极重，症状极重，严重影响生活。

（3）结果解释　HAMA的总分能较好地反映焦虑症状的严重程度；总分＜7分，没有焦虑症状；≥14分，肯定有焦虑；≥21分，肯定有明显焦虑；≥29分，可能为严重焦虑。

表3-9　汉密尔顿焦虑量表（HAMA）

	圈出最适合患者情况的分数				
焦虑心境	0	1	2	3	4
紧张	0	1	2	3	4
害怕	0	1	2	3	4
失眠	0	1	2	3	4
认知功能	0	1	2	3	4
抑郁心境	0	1	2	3	4
躯体性焦虑：肌肉系统	0	1	2	3	4
躯体性焦虑：感觉系统	0	1	2	3	4
心血管系统症状	0	1	2	3	4
呼吸系统症状	0	1	2	3	4
胃肠道症状	0	1	2	3	4
生殖泌尿系统症状	0	1	2	3	4
自主神经系统症状	0	1	2	3	4
会谈时行为表现	0	1	2	3	4

注：0＝无症状；1＝轻度；2＝中等；3＝重度；4＝极重。

2. 焦虑自评量表　该量表（SAS）由Zung于1971年编制，常用于自我评定焦虑症状。

（1）量表结构　该量表由20个条目组成，采用四级评分法，有反向记分15题（表3-10）。

（2）评定方法　由评定对象根据自己的实际情况自行填写，SAS按问题出现的频度分为4级，即"1"为没有或很少时间有，"2"为有时有，"3"为大部分时间有，"4"为绝大部分或全部时间都有。20个条目中有15项是用负性词陈述的，按上述1~4顺序评分；其余5项（第5、9、13、17、19）注

*号者，是用正性词陈述的，按 4～1 顺序反向计分。自评结束后，将 20 个题目的评分相加即得总粗分，总粗分×1.25 后取整数则为标准分。

（3）结果解释 标准分的分界值为 50 分，其中 50～59 分为轻度焦虑，60～69 分为中度焦虑，70 分以上为重度焦虑。

表 3-10 焦虑自评量表（SAS）

指导语：请您根据自身一段时间的情绪变化，认真填写相关信息。

题目	没有或很少时间有	有时有	大部分时间有	绝大部分或全部时间都有	工作人员评定
1. 我觉得比平常容易紧张和着急	□	□	□	□	□
2. 我无缘无故地感到害怕	□	□	□	□	□
3. 我容易心里烦乱或觉得惊恐	□	□	□	□	□
4. 我觉得我可能将要发疯	□	□	□	□	□
5.* 我觉得一切都很好，也不会发生什么不幸	□	□	□	□	□
6. 我手脚发抖、打颤	□	□	□	□	□
7. 我因为头痛、颈痛和背痛而苦恼	□	□	□	□	□
8. 我感觉容易衰弱和疲乏	□	□	□	□	□
9.* 我觉得心平气和，并且容易安静坐着	□	□	□	□	□
10. 我觉得心跳很快	□	□	□	□	□
11. 我因为一阵阵头晕而苦恼	□	□	□	□	□
12. 我有晕倒发作或觉得要晕倒似的	□	□	□	□	□
13.* 我呼气吸气都感到很容易	□	□	□	□	□
14. 我手脚麻木和刺痛	□	□	□	□	□
15. 我因为胃痛和消化不良而苦恼	□	□	□	□	□
16. 我常常要小便	□	□	□	□	□
17.* 我的手常常是干燥、温暖的	□	□	□	□	□
18. 我脸红发热	□	□	□	□	□
19.* 我容易入睡并且一夜睡得很好	□	□	□	□	□
20. 我做噩梦	□	□	□	□	□

注：*，该项为反向计分。

3. 状态-特质焦虑问卷 状态-特质焦虑问卷是由 Spielberger 等人编写的自我评价问卷，能直观反映被试者的主观感受。

（1）量表结构 该量表有 40 个条目组成（表 3-11），第 1～20 项为状态焦虑量表，主要用于反映即刻的或最近某一特定时间的恐惧、紧张、忧虑和神经质的体验或感受，可以用来评价应激状况下的焦虑水平。21～40 项为特质焦虑量表，用于评定人们经常的情绪体验。

（2）评定方法 全量表进行 1～4 级评分（状态焦虑："1"为完全没有，"2"为有些，"3"为中等程度，"4"为非常明显。特质焦虑："1"为几乎没有，"2"为有些，"3"为经常，"4"为几乎总是如此），由受试者根据自己的体验圈选最合适的等级。分别计算出状态焦虑和特质焦虑量表的累加分值，最小值为 20 分，最大值为 80 分。

（3）结果解释 状态焦虑量表和特质焦虑量表累计加分，反映状态或特质焦虑的程度。分值越高，说明焦虑程度越严重。

表 3 - 11　状态 - 特质焦虑问卷

指导语：下面列出的是一些人们常常用来描述他们自己的陈述，请阅读每一个陈述，然后在右边适当的圈上打勾来表示你现在最恰当的感觉，也就是你此时此刻最恰当的感觉。没有对或错的回答，不要对任何一个陈述花太多的时间去考虑，但所给的回答应该是你现在最恰当的感觉。1～20 项要求选项"现在"最恰当的感觉；21～40 项要求选择"平时、一直以来"最恰当的感觉。

题目	完全没有	有些	中等程度	非常明显
1.* 我感到心情平静	①	②	③	④
2.* 我感到安全	①	②	③	④
3. 我是紧张的	①	②	③	④
4. 我感到紧张束缚	①	②	③	④
5.* 我感到安逸	①	②	③	④
6. 我感到烦乱	①	②	③	④
7. 我现在正烦恼，感到这种烦恼超过了可能的不幸	①	②	③	④
8.* 我感到满意	①	②	③	④
9. 我感到害怕	①	②	③	④
10.* 我感到舒适	①	②	③	④
11.* 我有自信心	①	②	③	④
12. 我觉得神经过敏	①	②	③	④
13. 我极度紧张不安	①	②	③	④
14. 我优柔寡断	①	②	③	④
15.* 我是轻松的	①	②	③	④
16.* 我感到心满意足	①	②	③	④
17. 我是烦恼的	①	②	③	④
18. 我感到慌乱	①	②	③	④
19.* 我感觉镇定	①	②	③	④
20.* 我感到愉快	①	②	③	④
21.* 我感到愉快	①	②	③	④
22. 我感到神经过敏和不安	①	②	③	④
23.* 我感到自我满足	①	②	③	④
24.* 我希望能像别人那样高兴	①	②	③	④
25. 我感到我像衰竭一样	①	②	③	④
26.* 我感到很宁静	①	②	③	④
27.* 我是平静的、冷静的和泰然自若的	①	②	③	④
28. 我感到困难——堆集起来，因此无法克服	①	②	③	④
29. 我过分忧虑一些事，实际这些事无关紧要	①	②	③	④
30.* 我是高兴的	①	②	③	④
31. 我的思想处于混乱状态	①	②	③	④
32. 我缺乏自信心	①	②	③	④
33.* 我感到安全	①	②	③	④
34.* 我容易做出决断	①	②	③	④
35. 我感到不合适	①	②	③	④
36.* 我是满足的	①	②	③	④

续表

题目	完全没有	有些	中等程度	非常明显
37. 一些不重要的思想总缠绕着我，并打扰我	①	②	③	④
38. 我产生的沮丧是如此强烈，以致我不能从思想中排除它们	①	②	③	④
39.* 我是一个镇定的人	①	②	③	④
40. 当我考虑我目前的事情和利益时，我就陷入紧张状态	①	②	③	④

注：*，该项为反向计分。

三、老年人人格的评估

人格（personality）是个体在先天生理素质的基础上，在一定社会历史条件下，通过社会交往而逐渐形成和发展起来的个人稳定的心理特征总和。它表现为个体适应环境时在能力、情绪、需要、动机、兴趣、态度、价值观、气质、性格和体质等方面的整合。老年人的人格变化有自身的一些特点，如性格内向、适应力下降、缺乏灵活性、以自我为中心等。其评估方法主要有投射法、问卷法。由于投射法使用目的性较隐蔽的刺激，被试者反应的自由度较大，因此对结果的评价不如问卷法。人格主要的问卷评估工具有艾森克人格问卷（Eysenck personality questionnaire，EPQ）和明尼苏达多项人格调查表（Minnesota multiphasic personality inventory，MMPI）等。

（一）艾森克人格问卷

艾森克人格问卷（EPQ）是英国心理学家艾森克教授编制的一种人格评价问卷，为目前医学、司法、教育和心理咨询等领域应用最为广泛的问卷之一。该问卷由 88 个问题组成，包括内外倾向量表（E）、情绪性量表（N）、心理变态量表（P，又称精神质）和效度量表（L），由被测者在"是""否"的选项中作答。评估者把被试者的答案与评分标准进行对照后记分，算出各量表原始分，根据常模换算出 T 分。各量表 T 分在 43.3~56.7 分之间为中间型，T 分在 38.5~43.3 分或 56.7~61.5 分之间为倾向型，T 分在 38.5 分以下或 61.5 分以上为典型。

（二）明尼苏达多项人格调查表

由美国明尼苏达大学心理学家 Hathaway 与精神科医生 Mckinley 于 1940 年编制，主要用于人格的临床评估。其内容广泛，包括身体一般健康与各系统的状况、神经症状或精神病行为表现、婚姻和家庭关系、性的态度、政治和社会态度等，对于鉴别正常和异常人格有很高的价值。

第四节　老年人社会健康的评估

→ 案例引导3.4

案例：苏某，男，78 岁。因反复咳嗽、咳痰、喘息，伴发热 3 天来院就诊，入院查体：BP 110/76mmHg，P 108 次/分，R 22 次/分，T 39.5℃，有轻微气促、乏力、尿量少、咳黄脓痰，黏稠部分易咳出。与女儿一家住在一起，平时性格开朗，健谈，兴趣广泛，家庭和睦，经济条件好。

讨论：如何对苏某进行角色和家庭评估？

一、社会角色的评估

角色（role）是社会对个体或群体在特定场合下职能的划分，代表了个体或群体在社会中的地位以及社会期望表现出的符合其地位的行为，又称社会角色。老年人一生中经历了多重角色的转变，如年龄上由婴儿到青年、再到中年和老年，职业身份从学生到工作、再到退休，家庭身份由儿子/女儿到父母、再到祖父母。因此，老年人存在角色变更的问题，角色功能的适应对老年人起着相当重要的作用。

（一）评估目的

对老年人的社会角色进行评估就是要了解其是否存在适应不良，以及时发现所存在的问题，为制订合理的护理计划提供依据，以便及时给予干预措施，避免因角色适应不良而带来的生理和心理两方面的影响。

（二）评估内容

包括老人过去的职业、文化背景；所承担的社会、家庭角色以及角色行为是否恰当，有无角色适应不良；对自己所承担的角色是否满意等。

（三）评估方法

主要有观察法和交谈法。

1. 观察法　主要观察老年人有无角色适应不良的生理和心理反应，例如烦躁、焦虑、疲乏、否认自己有疾病、对医生或护士的治疗持怀疑等。

2. 交谈法　一般采取询问方式进行评估，多为开放式问题，应对老人承担的角色情况、角色感知情况、角色满意度等方面进行询问。

二、家庭的评估

家庭是以一定的婚姻、血缘或收养关系组合起来的社会生活基本单位，是一种特殊的心理认可群体。家庭与健康有密切的联系，个体要受家庭的影响，同时家庭是满足人们需求的最佳场所。不健全的家庭往往有很多问题，对家庭成员的健康带来很大的影响。老年人由于退休、疾病或其他情况，使其失去较广的社会生活环境，而以家庭为其主要的生活环境，故家庭成为影响老年人心理再适应和健康的重要因素。因此，对老年人进行家庭评估是极其重要的。

（一）评估目的

通过对老年人角色与角色适应评估，及时发现其可能存在的角色适应不良以及对健康的影响，为制定合理的护理计划提供依据。

（二）评估内容

包括家庭成员基本资料、家庭结构、家庭功能以及家庭压力。

1. 家庭成员基本资料　主要包括家庭成员的姓名、年龄、性别、职业、受教育程度以及健康史。

2. 家庭结构　指家庭人口结构、权利结构、角色结构、沟通过程以及家庭价值观等。

（1）家庭人口结构　即家庭类型，指家庭的人口组成及家庭成员的数量。主要包括核心家庭、主干家庭、联合家庭、单亲家庭、重组家庭、丁克家庭等。我国传统的家庭类型以主干家庭为主要结构形式，老人在家中有较高的地位，然而随着时代的变迁，核心型家庭逐渐增加，该类型家庭成员相对较少，老人孤独感增加，影响其身心健康。

（2）家庭权利结构　是指家庭中夫妻间、父母与子女间在影响力、控制力和支配权方面的相互关系。家庭权利结构是医护人员进行家庭评估后采取家庭干预措施的重要参考资料，必须要确定谁是家庭中的决策者，与之协商，才能有效地提出建议，实施家庭干预。

（3）家庭角色结构　家庭角色结构是指家庭对每个占有特定位置的家庭成员所期待的行为和规定

的家庭权利、责任与义务。影响家庭角色结构的因素有家庭人口结构和家庭价值观。良好家庭角色结构为每个家庭成员都提供能认同和适应的角色范围。医护人员可通过家庭成员角色结构的评估，了解家庭角色结构是否存在问题。

（4）家庭沟通过程　家庭沟通过程能反映家庭成员间的相互作用与关系，家庭内部沟通良好是家庭和睦和家庭功能正常的保证。老年人因机体感官功能的下降以及情绪的低落等原因会导致与家人沟通的障碍，影响其身心健康。

（5）家庭价值观　家庭价值观是家庭成员对家庭活动的行为准则和生活目标的共同态度和基本信念，通常不被意识到，但却影响着每个家庭成员的思维和行为方式。

3. 家庭功能　家庭为老年人提供精神支持，家庭成员之间良好的情感联系是老年人心理健康不可缺少的良药；家庭为老年人提供日常照顾，当老人因生理或病理性改变而使生活自理能力下降时，家庭照顾对老人的日常生活显得尤为重要；家庭为老人提供经济来源，经济来源决定老年人衣食住行等基本生活需求，同时也是老人顺利安度晚年的基本条件，对家庭功能的评估也非常重要。

4. 家庭压力　家庭压力是指可引起家庭生活发生重大改变，造成家庭功能失衡的所有刺激性事件。如家庭状态的改变，家庭成员关系的改变与终结，家庭成员生病、残障、无能等，这些都可扰乱家庭的正常生活。

（三）评估方法

1. 交谈　交谈为常用的评估方法，可以用提问的方式与老人进行交谈，以便收集资料。如：①您退休了吗？老伴身体好吗？②您有几个子女，子女经常来看您们吗？③您二老经常聊天吗？④您二老经常一起出去散步或者参加老人活动、旅游吗？⑤您通常独自在家做些什么？生活上谁来照顾您？⑥当您生病时，通常由谁照顾？

2. 问卷评估　常用的量表有 APGAR 家庭功能评估表，该量表涵盖了家庭功能的五个重要部分：适应度 A（adaptation）、合作度 P（partnership）、成长度 G（growth）、情感度 A（affection）以及亲密度 R（resolve），通过评估可知晓老人有无家庭功能障碍及其障碍的程度（表 3 - 12）。

表 3 - 12　APGAR 家庭功能评估表

项目	经常这样	有时这样	几乎很少
1. 当我遇到问题时，可以从家人得到满意的帮助 补充说明：	☐	☐	☐
2. 我很满意家人与我讨论各种事情以及分担问题的方式 补充说明：	☐	☐	☐
3. 当我希望从事新的活动或发展时，家人都能接受且给予支持 补充说明：	☐	☐	☐
4. 我很满意家人对我表达情感时的方式以及对我愤怒、悲伤等情绪的反应 补充说明：	☐	☐	☐
5. 我很满意家人与我共度时光的方式 补充说明：	☐	☐	☐

注：经常 =2 分，有时 =1 分，很少 =0 分；总分 7 ~ 10 分，家庭功能无障碍；4 ~ 6 分，家庭功能中度障碍；0 ~ 3 分，重度家庭功能不足。

三、环境的评估

环境是人类赖以生存、发展的社会与物质条件的综合体。人类的健康离不开环境，环境对人类生活以及健康的影响受到越来越多的关注。如果环境因素的变化超过了老年人身体的调节范围和适应能力，就会引起疾病。因此进行环境评估对老年人而言是极其重要的。

（一）评估目的

对老人物理环境和社会环境进行评估，了解环境因素对老年人的影响，进而采取措施改善环境，促进老年人生活质量的提高。

（二）评估内容与方法

1. 物理环境 物理环境是指一切存在于机体外环境的物理因素的总和。现在大多数老年人独立居住，因此对物理环境评估的重点是居家安全环境因素，通过家访可获得这方面的资料。

（1）居住环境 是否有取暖及降温设备；室内空气是否对流；空气、水是否有污染；是否有噪声、异味；外出活动是否便利等。

（2）家庭安全 主要了解楼梯、走廊、厕所等处的照明设备。地毯边缘是否固定，厕所、浴室是否安装扶手，地面是否过于光滑，桌椅安放是否固定合理，电源插座使用是否方便，家中药物是否过期，热水瓶高度是否合理，冰箱食物是否及时食用或清理等。

2. 社会环境 社会环境是指人类生存及活动范围内的社会物质、精神条件的总和。主要包括经济、教育、法律、生活方式、社会关系和社会支持等方面。因经济状况、生活方式、社会关系和社会支持等对老年人的健康影响较大，故需评估。

（1）经济状况 经济是老人顺利安度晚年的基本条件。护理人员可通过与老人或家属交谈，采用提问的方式来获取相关资料。如您的经济来源有哪些？家庭有无经济困难？家中是否有失业、待业人员？是否参加医保？医疗费用怎样支付？

（2）生活方式 通过与老人或家属交谈，了解其在饮食、睡眠、休息、排泄、娱乐等方面是否存在不良方式，对老人健康有无影响。

（3）教育水平 良好的教育水平对主动寻求健康保健信息、改变不良生活习惯有一定的促进作用。可通过交谈，了解老年人对健康知识的了解程度及对健康的态度。

（4）社会关系和社会支持 通过交谈或观察，评估老年人是否有支持性的社会关系网络。如邻里关系是否和谐，家庭关系是否稳定，家庭成员对老年人提供帮助的能力以及对其的态度，可联系的专业人员及能获得的支持性服务等。

四、文化的评估

文化是指一个社会及其成员所特有的物质财富和精神财富的总和，具有民族性、传承性、累积性、获得性、共享性、复合性和双重性等特性。文化的核心内容有价值观、信念和信仰、习俗，这些都与健康密切相关，影响人们对健康、疾病、老化和死亡的看法及态度，是文化评估的主要内容。常通过询问来进行评估，了解老年人的文化背景，理解他的思想行为，以制定更适合老年人的护理措施。

（一）评估目的

通过文化评估，了解老年人的文化背景，理解其思想行为，避免文化偏见，使制定的护理计划更适合老年人。

（二）评估内容与方法

1. 价值观 是基于人的一定的思维感官之上而作出的认知、理解、判断或抉择，也就是人认定事物、辨别是非的一种思维或取向。价值观与健康观密切相关，而健康观影响人们对健康观念、求医行为、治疗方案的选择以及对疾病态度的认识等。评估者可通过询问老年人，如"您认为生命中最重要的是什么？您认为什么幸福？您生病时通常采取的求助和解脱方式是什么？"等相关问题，来获取老年人健康价值观有关的信息。

2. 信念和信仰　信念是自己认为可以确信的看法，是个体动机目标与其整体长远目标相互的统一。信仰是对某种主张、主义、宗教或对某人、某物极度信任和尊敬，并把它奉为自己的精神寄托和行为准则。宗教信仰在一定程度上影响健康，有些老年人参加宗教活动，在一定程度可释放心理压力，还有些老年人陷入迷信活动，对疾病采取一些迷信行为。对宗教信仰也可通过询问老年人，如"您信奉哪些宗教？平时您参加哪些宗教活动？生病对您参加宗教活动有哪些影响？感受如何？有无恰当人选替你完成？能帮您做什么？您的宗教信仰对您在疾病治疗方面有哪些限制？"等来评估。

3. 习俗　习俗是有一定流行范围、流行时间或流行区域的意识行为。可通过与老人及家庭成员的交谈，了解他们的习俗，如烹饪的方法、饮食的戒律、治病的风俗方法等进行评估。

第五节　老年人生活质量的评估

⇒ 案例引导3.5

案例：王某，男，70岁，农民，小学文化，丧偶。因头晕、头痛半月，加重4天，以"高血压"收入院。子女在外打工，自己独居，平素喜食肥肉及动物内脏，体型偏胖。

讨论：应如何对王大爷进行生活质量的评估？

一、生活质量的内涵

生活质量（quality of life，QOL）是指不同文化和价值体系中个体对他们的生存目标、期望、标准以及与所关心事情相关的生存状况的体验，包括个体生理、心理、社会功能及物质状态四个方面。生活质量是一个包含生理、心理、社会功能的综合概念，既强调个体生活的客观状态发展，同时又注意其主观感受。生活质量作为生理、心理、社会功能的综合指标可用来评估老年人群的健康水平、临床疗效以及疾病预后。对其进行评估，既可测量个体健康的不良状态，同时也能够反映健康良好的方面。

二、生活质量的评估

评估老年人生活质量可以采用老年人生活质量评定表（表3-13）等量表进行。老年人生活质量评定表由11个项目组成，涵盖躯体状况、心理状况、社会适应、环境适应等4个方面的内容，每一项中有3个选项，分别评1、2、3分，评分结束后将各项分相加求得总分，评分越高，反映老年人的生活质量越好。

表3-13　老年人生活质量评定表

评定内容	评分
身体健康	
1. 疾病症状	
（1）无明显病痛	3分
（2）间或有病痛	2分
（3）经常有病痛	1分

续表

评定内容	评分
2. 慢性疾病	
（1）无重要慢性病	3 分
（2）有，但不影响生活	2 分
（3）有，影响生活功能	1 分
3. 畸形残疾	
（1）无	3 分
（2）有（轻、中度驼背）不影响生活	2 分
（3）畸形或因病致残，部分丧失生活能力	1 分
4. 日常生活功能	
（1）能适当劳动、爬山、参加体育活动，生活完全自理	3 分
（2）做饭、管理钱财、料理家务、上楼、外出坐车等有时需人帮助	2 分
（3）丧失独立生活能力	1 分
心理健康	
5. 情绪、性格	
（1）情绪稳定，性格开朗，生活满足	3 分
（2）有时易激动、紧张、忧郁	2 分
（3）经常忧郁、焦虑、压抑、情绪消沉	1 分
6. 智力	
（1）思维能力、注意力、记忆力都较好	3 分
（2）智力有些下降，注意力不集中，遇事易忘，但不影响生活	2 分
（3）智力明显下降，说话无重点，思路不清晰，健忘、呆板	1 分
7. 生活满意度	
（1）夫妻、子女、生活条件、医疗保健、人际关系等都基本满意	3 分
（2）某些方面不够满意	2 分
（3）生活满意度差，到处看不惯，自感孤独苦闷	1 分
社会适应	
8．人际关系	
（1）夫妻、子女、亲戚朋友之间关系融洽	3 分
（2）某些方面虽有矛盾，仍互相往来，相处尚可	2 分
（3）家庭矛盾多，亲朋往来少，孤独	1 分
9. 社会活动	
（1）积极参加社会活动，在社团中任职，关心国家、集体大事	3 分
（2）经常参加社会活动，有社会交往	2 分
（3）不参加社会活动，生活孤独	1 分
环境适应	
10. 生活方式	
（1）生活方式合理，无烟、酒嗜好	3 分
（2）生活方式基本合理，已戒烟，酒不过量	2 分
（3）生活无规律，嗜烟，酗酒	1 分
11. 环境条件	
（1）居住环境、经济收入、医疗保障较好，社会服务日臻完善	3 分
（2）居住环境不尽如人意，有基本生活保障	2 分
（3）住房、经济收入、医疗费用等造成生活困难	1 分

目标检测

答案解析

1. 老年人健康评估的原则是什么？注意事项有哪些？

2. 试述老年人功能状态评估的主要内容和常用量表。

3. 抑郁的主要特征是什么？常用的评估量表有哪些？

4. 何谓社会角色？对其评估的内容有哪些？

5. 简述家庭对老年人的作用。

6. 简述环境评估的主要内容。

7. 何谓生活质量？如何对其进行评估？

（李　辉）

书网融合⋯⋯

本章小结

微课

题库

第四章　老年保健与养老照顾

微课

PPT

📖 **学习目标**

知识要求：

1. 掌握　老年保健的概念、原则；老年保健重点人群；自我保健的概念；居家养老与机构养老的概念。

2. 熟悉　老年保健的目标、内容、策略；居家养老与机构养老的基本特征与优缺点。

3. 了解　老年保健的发展；老年照护机构的质量监控。

技能要求：

1. 具备根据老年保健策略为老年人制定针对性保健方案的技能。

2. 具备指导老年人自我保健的技能。

素质要求：

具备老年保健与照护的基本素质。

第一节　老年保健概述

➡️ **案例引导4.1**

案例：贾某，男，89岁，慢性肾功能衰竭行腹膜透析治疗5年余。其老伴，张某，82岁，患高血压、糖尿病10年余。两人育有一女，现在外地工作，老伴陪同女儿在外地居住。贾某以前喜好结伴外出旅游，自患病以来，每日居家行腹膜透析治疗，不能再外出旅游，整日唉声叹气。

讨论：请根据老年保健策略为贾某制定保健指导方案。

在过去一个世纪，全球老龄化状况发生了巨大的变化，世界各地人们的寿命都在延长，平均期望寿命从1900年47岁增长到2014年近79岁，世界各国老年人数量和占比呈上升趋势。到2030年全世界六分之一的人将达60岁以上，2020年至2050年期间预计80岁以上人数将增加两倍，达到4.26亿人。到2050年全球60岁以上成人将超过20亿，占世界人口的20%以上。截止2020年底我国老年人口高达2.6亿，占总人口比例的20%。人口老龄化是社会发展的重要趋势，是人类文明进步的重要体现，做好老年保健工作，有效应对人口老龄化，不仅能提高老年人生活和生命质量、维护老年人尊严和权利，而且能促进经济发展、增进社会和谐，是促进社会发展的重要内容。

一、21世纪全球养老理念

国际老龄联合会提出，21世纪全球养老新理念为养老由满足物质需求向满足精神需求方向发展。联合国大会2020年5月宣布2021—2030年为"健康老龄化十年"，将通过包含提供顺应老年人需求的以人为本的综合护理和初级保健服务、为有需要的老年人提供高质量的长期护理服务等在内的集体行动减少健康不平等现象、改善老年人及其家庭和社区的生活。2021 年 11 月我国中共中央、国务院印发《关于加强新时代老龄工作的意见》指出把"积极老龄观、健康老龄化"理念融入经济社会发展全过程。积极老龄观指积极应对人口老龄化的思想观念；健康老龄化指从生命全过程的角度，从生命早期开始，对所有影响健康的因素进行综合、系统的干预，营造有利于老年健康的社会支持和生活环境，以延长健康预期寿命，维护老年人的健康功能，提高老年人的健康水平。2021 年 12 月中国老年保健协会指出目前养老理念已从"照护"更新为"尊严健康养老"。

二、老年保健的概念

世界卫生组织（World Health Organization，WHO）认为，老年保健（health care in elderly）是指在平等享用卫生资源的基础上，充分利用现有的人力、物力，以维护和促进老年人健康为目的，发展老年保健事业，使老年人得到基本的医疗、护理、康复、保健等服务。老年保健事业是以维持和促进老年人健康为目的，为老年人提供疾病预防、治疗、功能锻炼等综合性服务，促进老年保健和老年福利事业的发展。

三、老年保健的原则、目标、任务及策略

（一）老年保健的原则

1. 全面性原则 老年人的健康包括躯体、心理和社会多方面的健康，所以老年保健也应该是全方位和多层面的。全方位主要指老年保健要从身体、心理、精神、社会和发展全面呈现，促进适应性，提高生活质量。多层面主要指老年人保健涉及预防、治疗、康复和健康促进等层面。

2. 区域化原则 老年保健的区域化原则是指以社区为中心、组织实施老年保健服务。主要体现在通过家庭、邻里与社区建立医疗保健和生活照料服务，便于帮助老年人克服困难，更好地生活。同时老年保健要从老年群体的健康水平出发，将治疗、护理、康复、保健融为一体，并充分发挥老年人的主观能动性，以预防为主开展健康教育。

3. 费用分担原则 老年保健费用筹集是老年保健管理的关键环节。一方面是日益增长的老年保健的需要，另一方面是日益紧缩的财政支持，特别是在发展中国家情况尤为突出。解决这一问题的方法是坚持"风险共同承担"原则，即由政府、保险公司和个人共同承担。

4. 功能分化原则 老年保健的功能分化是指在对老年保健的全面性有充分认识的基础上，对老年保健的各个层面有足够的重视，具体体现在老年保健计划、组织、实施和评价等方面。

5. 联合国老年保健原则

（1）独立 老年人应能通过提供收入、家庭和社会支助以及自助，享有足够的食物、水、住房、衣着和保健；老年人应有工作机会或其他创造收入机会；老年人应能参与决定退出劳动力队伍的时间和节奏；老年人应能参加适当的教育和培训方案；老年人应能生活在安全且适合个人选择和能力变化的环境；老年人应能尽可能长期在家居住。

（2）参与 老年人应始终融合于社会，积极参与制定和执行直接影响其福祉的政策，并将其知识和技能传给子孙后辈；老年人应能寻求和发展为社会服务的机会，并以志愿工作者身份担任与其兴趣和能力相称的职务；老年人应能组织老年人运动或协会。

（3）照顾 老年人应按照每个社会的文化价值体系，享有家庭和社区的照顾和保护；老年人应享有保健服务，以帮助他们保持或恢复身体、智力和情绪的最佳水平并预防或延缓疾病的发生；老年人应享有各种社会和法律服务，以提高其自主能力并使他们得到更好的保护和照顾；老年人居住在任何住所、安养院或治疗所时，均应能享有人权和基本自由，包括充分尊重他们的尊严、信仰、需要和隐私，

并尊重他们对自己的照顾和生活品质做决择的权利。

（4）自我充实　老年人应能追寻充分发挥自己潜力的机会；老年人应能享用社会的教育、文化、精神和文娱资源。

（5）尊严　老年人的生活应有尊严、有保障，且不受剥削和身心虐待；老年人不论其年龄、性别、种族或族裔背景、残疾或其他状况，均应受到公平对待，而且不论其经济贡献大小均应受到尊重。

（二）老年保健的目标

老年保健的目标在于最大限度增强自我照顾能力、延缓机体功能衰退、提高生活质量和做好临终关怀，关注老年人的病情、生活、心理、情感等方面的整体需求，达到延长健康期望寿命、提高老年人生命质量的目的，进而实现健康老龄化。制定包含短期、中期和长期目标的老年个体初级保健框架能有助于卫生保健人员更恰当、更高效地为老年人群卫生保健问题划分优先级。

1. 短期目标　着重于对维持或恢复当下健康状态的立即需求，对于临终患者这可能是唯一的着重点，主要包括症状处理、照护协调、个人安全、评估生存状态等。

2. 中期目标　处理随后 1~5 年的需求，主要包括预防性保健、疾病的治疗、心理问题、应对策略。

3. 长期目标　针对现阶段身体健康且功能健全的老年人，主要包括在机体发生最终衰退的时候将要实施的计划。

（三）老年保健的任务

老年保健任务包括运用老年医学知识开展老年病的预防和治疗工作，加强老年病的监测，控制慢性病和伤残的发生；开展健康教育，指导老年人日常生活和健身锻炼，提高老年人健康保健意识和自我保健能力，延长期望寿命，提高生活质量。需要有完整的医疗保健服务体系支持，即医院、中间服务机构（如老年护理院、老年疗养院、日间老年护理站等）、社区及家庭的相互协调与配合，社会资源的合理利用来实现。

（四）老年保健的策略

老年保健总体策略为构建完善的多渠道、多层次、全方位的，即包括政府、社区、家庭和个人共同参与的老年保障体系，进一步形成老年人口寿命延长、生活质量提高、代际关系和谐、社会保障有力的健康老龄化社会的老年服务保障网络。根据老年保障目标，针对老年人的特点，可归纳为"老有所医""老有所养""老有所乐""老有所学""老有所为"和"老有所教"几个方面。

1. 老有所医—老年人的医疗保健　随着年龄的增长，大多数老年人健康问题和疾病逐渐增多，健康状况下降，老年人生活质量很大程度上取决于其健康问题及疾病是否能得到及时、有效的治疗和护理，即是否"老有所医"；因此，解决医疗保健问题是改善老年人医疗状况的前提和基础。只有深化医疗保健制度的改革，逐步实现社会化的医疗保险，运用立法的手段，以及国家、集体、个人合理分担的原则，将大多数的公民纳入这一体系当中，才能改变目前支付医疗费用的被动局面，真正实现"老有所医"。

2. 老有所养—老年人的生活保障　家庭养老仍然是我国老年人养老的主要方式，我国 90% 以上老年人在家庭中养老。但是在社会、经济、文化、人口等多方面因素共同作用下，家庭规模逐渐减小，家庭养老功能逐渐弱化，必然导致养老由传统模式的以家庭为主转向以社会福利保健机构为主。建立资金来源多渠道、保障形式多层次、服务管理社会化的老年护理保健体系，将成为老年人安度幸福晚年的重要保障。

3. 老有所乐—老年人的文化生活　老年人在离退休之前，在自己的工作岗位上付出劳动，为社会的发展做出了自己的贡献，晚年虽劳动力下降，但应享有安度晚年、享受生活乐趣的权利。国家、社会和家庭都应为其创造条件，鼓励老年人在身体条件允许的情况下参与社会文化活动，促进身心健康，提高文化修养。"老有所乐"的内容十分广泛，如可在社区内组织老年活动中心、老年大学等，组织老年人开展琴棋书画、阅读欣赏、文娱体育等活动。

4. 老有所学和老有所为—老年人的发展与成就　　进入老年阶段后，老年人的体力和精力与中青年相比有所下降，但经过时间积累的知识和经验是宝贵的财富，在身体条件允许的情况下，仍可以继续发展。"老有所学"和"老有所为"是两个彼此相关的不同问题，随着社会的发展，老年人的健康水平逐步提高，这两个问题也就更加显得重要。

（1）老有所学　　我国于1983年开始创立老年大学。老年大学为老年人提供了一个继续学习的环境和机会，也为老年人参与社会活动提供了有利机会。多数参加老年大学的老年人通过学习，获得新知识、新技能，结交新朋友，生活变得充实，精神有所寄托，身体状况也得到改善。这使得老年大学受到老年人的欢迎。在老年大学，老年人可以根据自己兴趣爱好或特长选择学习内容，新知识和新技能也为老年人有"所为"创造了一定的条件。

（2）老有所为　　指老年人将既有的知识和经验应用于老年社会生活中，一般来说可分为两类：一是直接参与社会发展，将自己的知识和经验直接用于社会活动中，如各类咨询、人才培训等；二是间接参与社会发展，如提供建议、参与志愿服务、参与家庭事务支持子女工作等。2017年发布的《"十三五"国家老龄事业发展和养老体系建设规化》提出将老年人才开发利用纳入各级人才队伍建设总体规划，鼓励各地制定老年人才开发利用专项规划，鼓励专业技术领域人才延长工作年限，对老有所为贡献突出的老年人按规定给予表彰或奖励。老有所为可以为老年人创造一定的个人收入、提升社会价值，也有利于在一定程度上缓解由于人口生育率下降及人口老化所导致的劳动力短缺的问题。

5. 老有所教—老年人的教育及精神生活　　《中国老龄事业发展"十二五"规划》中正式提出了"老有所教"，"教"指的是"老年教育"。2017年发布的《"十三五"国家老龄事业发展和养老体系建设规化》中明确指出丰富老年人精神文化生活、繁荣老年文化、加强对老年人的精神关爱，培育"积极老龄观"，引导老年人树立终身发展理念，始终保持自尊自爱自信自强的精神状态，积极面对老年生活，参与社会发展。全社会应正确认识、积极接纳、大力支持老年人参与社会发展，帮助老年人建立健康的、丰富的、高品位的精神生活。

四、老年保健的重点人群

1. 慢性病老人　　慢性病具有病程长、病理变化不可逆、需要长期治疗和护理的特点。老年人存在很高的慢性疾病发生率，80%的老年人至少有1种慢性疾病，50%的老年人则至少有2种慢性疾病。我国一项2010～2019年间173085例老年人的研究显示，同时患有两种及以上慢性病的老年患者占总人群的41%。罹患慢性病不仅引起老年人死亡率、致残率增加，住院时间延长，医疗卫生资源消耗增加，而且给患者家庭和社会经济带来了沉重的负担。因此，加强对慢性病老人的医疗保健指导，提高老年人生活质量尤为重要。

2. 高龄老人　　随着年龄增大老年人的功能退化明显，常有多种疾病并存，对护理服务需求增大。有研究表明，80岁以上高龄老年人的护理需求是60～69岁年龄段老年人的3.1倍，是70岁～79岁年龄段老年人的6.5倍。

3. 独居老人　　《中国家庭发展报告（2015）》指出中国现有65岁以上老年人的家庭约为8800万户，占总家庭户比重的20%。与此形成鲜明对比的是，中国家庭规模缩小，以2～3人小规模家庭为主体，同时独居家庭、空巢家庭、丁克家庭不断涌现。独居老人常因自理能力下降而无法实现日常生活或医疗保健需求，对社区服务需求增大。

4. 丧偶老人　随着预期寿命的延长，老年人在高龄化进程中丧偶风险随年龄增加而加剧。老伴间的相互支持是大部分老年人晚年社会支持的主要来源，丧偶使得多年夫妻生活形成的互相关爱、互相扶持的平衡状态被打破，常让丧偶老人感到生活无望、乏味甚至积郁成疾。丧偶作为生命历程中的一个重大事件对老年人的生活质量产生显著的负面影响。据世界卫生组织报告，丧偶老年人孤独感和心理问题高于有配偶者，近期丧偶者常出现疾病发生或原有疾病复发。

5. 患病和近期出院的老人　患病老年人生活自理能力下降，治疗及护理费用的支出加重其经济负担，为缓解经济压力，部分老年人往往放弃治疗；而近期出院的老年人因疾病未完全恢复，身体状况较差，常需要根据病情调整用药方案或进行康复护理，但如果缺乏疾病知识或出现经济困难等不利因素，常可能导致病情加重、恶化甚至死亡。因此，社区保健人员应对其定期随访，提供健康教育、保健咨询等医疗保健指导，促进老年人健康。

6. 精神障碍的老人　老年人中的精神障碍者主要是老年痴呆患者，包括血管性痴呆和老年性痴呆。痴呆使老年人生活失去规律、自理能力差，常伴有营养障碍，从而加重身体原有疾病，对医疗护理服务的需求明显高于其他老年人，应引起社会重视。

五、老年保健的发展

人口老龄化是全球共同面临的社会问题。西方发达国家在应对人口老龄化的过程中，逐步建立了一系列相对完备的老年健康保障体系，如英国、美国、日本较早建立了覆盖老年人的全民医疗保障。我国由于经济发展、人口老化不均衡及老年人口众多等原因，老年保健工作开始较晚，目前仍处于起步阶段，现有的老年保健及服务体系仍面临严峻考验。

1. 国际老年保健的发展

（1）英国　英国是老年保健最初的起源地，最先实行以机构养老为主的高福利国家之一，而后因老龄化加剧、金融危机等社会问题，国家养老体系的重心逐渐偏移至社区。2014 年英国颁布了《社会服务法》，对社区照顾相关事项进行了更加清晰明确的规定。英国的社区照顾坚持"以人为本"为宗旨，以政府为主导，以英国国民健康服务体系为保障。通过对社区医养资源进行合理化整合与分配，实现为老年群体提供优质、高效、均衡、持续的医养服务的目标。该模式是典型的官办民助模式，政府与独立营利或志愿机构签订具有法律效应的合作契约，建立国家给予财政支持、机构提供多元化服务的供给体系。

（2）美国　美国老年保健的发展经历了一个较为漫长的时间，自 20 世纪 30 年代由罗斯福总统提出后，在之后的 20 年间，经历了杜鲁门、肯尼迪、约翰逊三位总统的努力，于 1965 年 7 月，在约翰逊总统的签署下正式启动。美国养老机构的现行医疗保险制度为医疗救助计划（medicaid）和医疗保险计划（medicare）两类，是美国社会保障制度的一个主要组成部分，前者主要针对符合纳入标准的贫困及残疾人群，可用于支付长期照护费用，后者主要针对 65 岁以上人群和部分年轻失能患者。其目的是为了保障老人和残疾人士的福利，让全社会来分担他们的医疗费用。美国的养老机构主要分为继续照料退休社区、护理院、寄宿照护之家、辅助式生活住宅等。目前美国在老年长期护理方面形成了较为完善的体系，在联邦政府卫生和服务部内设立了老年事务局，是管理美国全国范围内老年工作的权威部门，对全国的老年事务管理工作有比较强的调控能力。

（3）日本　日本作为老龄化程度最严峻的国家之一，从 20 世纪 60 年代起就不断强化和完善养老体系及法律保障。老年社会保障由老年收入保障、医疗服务保险和老年福利服务三大系统构成，具有"国家、民间经补型"制度特征和福利保健服务为主的生活保障型制度特征，其发展主要经历了三个时期：①初创期（1945—1957 年），这个时期制定了《生活保护法》等三项法律，形成了战后日本老年社会保障的基本框架，重点是生活保护；②扩充期（1958—1973年），1963年颁布的《老年福祉法》构建了日本老年保障体系的雏形；③政策转换期（20世纪70年代中后期至今），1982年、1989年、1997年相继出台了《老年人保健法》《黄金计划政策》《护理保险法》。2000年首次在全国推行介护保险制度，现已成为日本的主要养老模式之一。它是一种集医疗卫生资源、公共服务资源、医疗保险体系等于一体的区域化养老服务模式。该模式的监管体系以政府为主、第三方评价机制为辅，每年定期检查并公示评估结果，保证监测信息的公平性、准确性、透明性。

2. 我国老年保健的发展　我国的老年卫生保健体系是以政府为主导，专门科研院所进行科学研究和提供技术指导，老年卫生社团组织有效促进，老年专科医院和疗养院为骨干，城乡基层卫生服务网络为基础，综合性医院积极参与，医学院校培养输送老年医学专门人才，具有鲜明的中国特色。

中华人民共和国成立至今，我国迎来了第一个老年人增长高峰。随着老年人口的增长，老年卫生政策和法律也在不断发展和完善，大致可以分为以下三个阶段。

（1）初步建立阶段　1949—1981年。1954年9月20日第一届全国人民代表大会第一次会议通过并颁布《中华人民共和国宪法》，规定"劳动者在年老、疾病或者丧失劳动能力的时候，有获得物质帮助的权利。国家举办社会保险、社会救济和群众卫生事业，并且逐步扩大这些设施，以保证劳动者享受这种权利"。这个时期我国人口年龄结构尚处于年轻阶段，虽未提出"老龄政策"的具体概念，但以国家根本大法的形式保证了老年人的健康权利。同时，公费医疗、农村合作医疗、老年特困群体救助制度等相应出台，保证了老年人的基本卫生需求。

（2）快速发展阶段　1982—1998年。我国人口年龄结构进入成年型并出现老年人口快速增长的趋势。1982年，中国老龄问题全国委员会颁布《关于老龄工作情况与今后活动计划要点》，将老年卫生保健列入计划。1985年，卫生部颁布《关于加强我国老年医疗卫生工作的意见》，指出加强老年医疗卫生工作是"当务之急"；1994年，包括国家计委、卫生部、全国老龄委在内的十部委联合下发《中国老龄工作七年发展纲要（1994—2000年）》，明确提出了老年卫生保健事业的发展目标；1995年，卫生部成立了老年卫生工作领导小组和老年卫生工作专家咨询委员会；1996年，我国保护老年人合法权益的专项法律《中华人民共和国老年人权益保障法》颁布实施，其中专门针对老年卫生保健的条款就有4项，分别在老年人医疗保险、医疗救助、医疗优先、加强老年医学研究和人才培养等方面作出了明确规定。此阶段初步形成了宪法、法律、法规、规章制度有机衔接的老年卫生法律体系雏形，推动老年卫生事业走上了法制化的发展轨道。

（3）战略发展阶段　1999年至今。20世纪末，我国人口年龄结构进入老龄化阶段。1999年10月，为进一步加强全国老龄工作的领导，先后成立了全国老龄工作委员会、地方各级老龄工作委员会。2000年《中共中央、国务院关于加强老龄工作的决定》确定了老龄工作和老龄事业发展的指导思想。2001年，国务院印发《中国老龄事业发展"十五"计划纲要（2001—2005年）》，提出了老年人卫生保健发展的目标、任务和措施；同年，卫生部印发《关于加强老年卫生工作的意见》，对加快老年卫生事业发展做出具体部署。2006年印发《中国老龄事业发展"十一五"规划》，提出"建立健全以社区服务为基础的老年医疗保健服务体系"；同年，国务院办公厅转发十部委制定的《关于加快发展养老服务业的意见》。"十三五"以来，国务院印发了《国家积极应对人口老龄化中长期规划》《关于全面放开养老服务市场提升养老服务质量的若干意见》《关于推进养老服务发展的意见》等。《中华人民共和国国民经济和社会发展第十四个五年规划纲要》指出要将积极应对人口老龄化上升为国家战略。国家战略的部署以及各项政策的出台，凸显了国家对老年卫生工作的高度重视，也促使我国老年服务产业快速发展。

六、老年人自我保健

1. 自我保健的概念　世卫组织将自我保健（self-health care）定义为个人、家庭和社区促进健康、预防疾病、保持健康以及应对疾病和残疾的能力。老年人自我保健是指老年人利用自身所掌握的健康相关知识，提高心理素质和社会适应能力，建立身体、心理、行为和社会的全面健康意识和健康行为。侧重于致病因子出现之前的预防及个人、家庭的自我心理调适，以推动个人、家庭及社会消除不良个人卫生习惯和行为方式。

2. 老年人自我保健的内涵　是指老年人利用自己所掌握的医学知识、科学的养生保健方法和简单易行的治疗、护理和康复手段，依靠自己、家庭或周围的资源进行自我管理、自我监测、自我调节等活动。通过不断地调适和恢复生理和心理的平衡，逐步养成良好的生活习惯，建立适合自身健康状况的保健方法，达到促进健康、预防疾病、提高生活质量、推迟衰老和延年益寿的目标。

老年人自我保健活动应包括两个部分：①个体不断获得自我保健知识，并形成某种机体内在的自我保健机制；②个体利用学习掌握保健知识，主动地对自身健康负责，根据自身健康保健需求而进行自我保健活动。

3. 老年人自我保健的措施　自我保健的措施主要包括自我管理、自我监测、自我调节三部分。

（1）自我管理　①疾病的自我预防：如建立健康的生活方式，养成良好的生活、饮食、卫生习惯，坚持适度运动等。②慢性疾病的自我治疗：如慢性阻塞性肺气肿患者居家氧疗，糖尿病患者自己皮下注射胰岛素，常见慢性疾病的自我服药等。

（2）自我监测　监测自身的健康状况，及时发现异常或危险信号。例如监测与生命活动有关的重要生理指标；观察疼痛的部位和特征；观察身体结构和功能的变化等。通过自我监测，掌握自身的健康状况，及时寻求医疗保健服务。

（3）自我调节　运用自己所掌握的医学知识及保健方法，调整和保持最佳的心理状态，提高生活自理、自我照顾能力。

第二节　养老与照顾

⇒ **案例引导4.2**

案例：张某，男，65岁，半年前因急性脑梗入院诊治，出院后遗留一侧肢体活动障碍，生活不能自理，需要每日行康复锻炼。张某现与其老伴两人共同居住，儿女在国外工作，老伴患有高血压及冠心病，难以独自照顾张某。

讨论：可为张某提供何种形式的养老护理方案？

养老服务是指根据老年人的特点，为满足老年人的生理和心理需求，而提供的提高其生活和生命质量的有偿或无偿的服务活动，是社会养老体系的核心功能。为老年人提供有效的照顾是养老服务的核心任务。

在养老模式上，我国主要以家庭养老、居家养老、社区养老和机构养老为主，2017年国务院印发《"十三五"国家老龄事业发展和养老体系建设规划》中明确我国养老服务体系为以居家为基础、社区为依托、机构为补充、医养相结合的养老服务体系，由此可见，居家养老仍是未来养老服务的发展重点。

一、居家养老

（一）居家养老概念

居家养老服务是指以家庭为基础，在政府主导下，以城乡社区为依托，以社会保障制度为支撑，由政府提供基本公共服务，企业、社会组织提供专业化服务，基层群众性自治组织和志愿者提供公益互助服务，满足居住在家老年人社会化服务需求的养老服务模式。

伴随着互联网＋的发展，以及医养结合概念的引入，衍生出新的居家养老模式。智慧居家养老是在"互联网＋养老"的背景下诞生的一种新型养老模式，是指运用现代信息科学技术，为居住在家庭中的有需求的老年人提供一系列智能化的养老服务，包括日常护理、健康管理、精神舒适和安全监护等方面，目的是为老年人的生活质量和幸福感提供更多的保障。

社区居家医养结合养老是指通过整合社区内的医疗和养老服务资源，让失能、失智、高龄等特殊老年人能够居住在家中，享受其所需的医疗和养老结合服务，是将医疗照护服务融入传统养老服务中，以改善特殊老年群体的健康状况，提升其生活质量。

（二）居家养老的基本特征

1. 居家养老是指老年人在自己家中接受来自正式照护者和非正式照护者的照顾，提供养老服务的场所是老年人自己的家中，提供养老服务的来源涵盖了家庭成员（或其他亲属）、专业化服务机构、非专业社会组织三种。

2. 照顾者对老人的卫生保健需求进行科学评估，根据评估结果为老人提供医疗辅助、健康管理、个人照料、精神慰藉、疾病预防等方面的照护服务。

3. 居家养老需要统筹社会各方的力量共同为老人在家养老提供较为满意的服务，是社会保障体系非常完善背景下发展起来的养老服务方式，需要较发达的经济体系作保障。

（三）居家养老的优点

1. 有利于满足老年人心理、精神和情感需求。居家养老符合多数老年人的传统观念，老年人在自己熟悉的环境下生活不会产生被抛弃感，心理上不会产生因离开自己熟悉的亲人和环境而觉得被冷落的孤独感。进入老年期后，老年人的社交范围减小，对家庭成员的情感需求增加，在家庭中与亲人共同居住，有利于老年人情感需求的满足。

2. 有利于解决当前社会条件下的养老困境。随着人口老龄化的加剧，我国老年人口逐步增多，机构养老床位严重不足，且存在费用较高、缺乏高素质专业服务人员等问题。以家庭为主要载体的居家养老模式的开展，有利于缓解机构养老资源不足的问题。

3. 有利于推动我国养老服务领域的发展。随着智慧居家养老等新型居家养老模式的发展，养老服务逐渐转变服务供给思路，以老年人需求为导向，开展定制化、个性化养老服务，缩短养老服务的供应链条，优化养老服务资源组合，进行养老服务的精准化供给。

二、机构养老

（一）机构养老的概念

机构养老是指老年人到专业的养老机构中生活，由养老机构中的服务人员提供全方位、专业化的照顾服务。我国养老照顾机构主要有福利院、养老院、老年公寓、老年护理院、敬老院及临终关怀医院等，这些机构服务专业化，居住环境无障碍、设施良好，能为老年人提供较高质量的养老照顾。

（二）机构养老的优缺点

机构养老服务专业化，能够使老年人得到全面的、专业的照顾和医疗护理服务。居住环境好，无障碍设施完整，更便于老年人生活，有利于保护老年人独立生活的尊严感。此外机构养老采用集中管理，对于独居老人、空巢老人或家中无固定陪护人员的老人而言，集中生活有利于生活照顾、排解孤独，也能够减轻子女照顾的负担。

但是我国人口老龄化快速进展，老年人口数量庞大，而老年保健服务体系起步较晚、发展较慢。机构养老缺点主要体现在：养老机构供给不足，专业的护理人员数量存在缺口；老年人要重新适应环境、重建人际关系，由于老年人适应力减弱，易与他人发生冲突；养老成本较高，需求额外支付基本生活设施使用费用，如房租、水电费用等；与家人分离，常缺少慰藉，产生孤独感。

三、老年照护机构的质量控制

老年服务保障体系是一个复杂的全社会联动的系统，其服务质量的保证需要所有参与的各方共同负责，包括政府、各类机构及私营企业等。同时，作为服务接受者的老年人的主观感受和评价也是评价机构服务质量的重要组成部分。

世界卫生组织认为，老年长期护理质量控制的内容应包括护理人员培训、对正式和非正式的护理提供者的监督、患者信息系统的建立、服务标准设定以及指导纲领的发布等。同时，各级政府和社区应承担起各自责任。

1. 中央政府的责任　中央政府应制定政策指导老年产业的发展、立法和规范，合理分配资源，筹资组织和管理老年社会保障体系的正常运转，其中包括对服务质量的监管和评估老年产业所需人力资源的培养、物质资源的合理调配。各政府机构和部门通过合作，能明确划分部门间的责任，并建立良好、稳固的合作关系，根据各国不同的文化特点协同解决养老保障问题。2020 年 12 月国务院发布《关于建立健全养老服务综合监管制度促进养老服务高质量发展的意见》，明确养老服务质量监管重点、落实监管责任、创新监管方式、加强保障和落实。

2. 地方政府的责任　地方政府的管理应起主导作用，责任应包括要按规定合理分配养老保障资源，监管老年长期照护的服务质量。质量监控的内容包括服务提供者的教育培训、制定当地指导标准、建立现有服务体系标准、建立适宜的反馈和奖励制度。地方政府应领导和支持当地老年照护机构的改革和创新工作，并制定适合当地水平的可测量的质量评价标准。

3. 社区的责任　我国养老的特点是以家庭养老为主，社区是老年人生活的基本环境，因此，老年人的护理基点在社区，重点在社区，所以社区对老年护理责任重大。社区提供的老年护理服务质量在很大程度上由服务的急诊和服务的人性化两项指标来衡量。老年人是否需要长期照护，适合寻求何种类型的服务都会在第一时间反馈到社区，因此，也应将社区的服务系统纳入卫生保障系统。

4. 养老机构的责任　养老机构作为我国养老服务的重要补充，同样对老年护理责任重大。2019 年12 月 27 日发布了《养老机构服务安全基本规范》，规范中规定了养老机构服务安全的基本要求、安全风险评估、服务防护、管理要求等内容，划出了养老机构服务的安全"红线"。

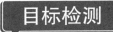

目标检测

答案解析

1. 老年保健的概念、原则是什么？

2. 老年保健的重点人群有哪些？

3. 居家养老有哪些优势？

4. 老年人自我保健有哪些措施?

5. 如何为老年人制定针对性保健方案?

（余昆容　关玉霞）

书网融合……

本章小结　　　　　微课　　　　　题库

第五章　老年人的心理健康与精神障碍护理

PPT

第一节　老年人的心理健康

⇒ 案例引导5.1

案例：今年60岁的老王从国企部门负责人的岗位上退下来，开始了悠闲的晚年生活。平日带带孙子、买买菜、遛遛鸟，但仍不顺心，失落感压在心头。他渐渐感到空虚、烦躁，并有头痛、乏力、食欲减退、夜不能寐的症状。去医院神经科就诊，做了CT、脑电图、心电图等检查，均未见明显异常，后被转至心理科。

讨论：

1. 该患者目前的临床诊断是什么？应该如何护理？

2. 该患者最可能的临床诊断是什么？

3. 该患者常见的护理诊断及护理措施是什么？

心理是人脑对客观事物的主观反应。心理现象包括心理过程和人格两方面。人类进入老年期，由于组织器官的退化，全身各系统功能逐渐下降，特别是离、退休之后，因为社会角色的变化、经济收入的减少、慢性疾病缠身等，老年人将发生一系列的心理变化，影响其身心健康。因此，维护和促进老年人的心理健康水平，对老年人生活质量有重要意义。

一、老年人心理活动的特征及其影响因素

（一）老年人心理活动的特征

老年人的心理变化是指心理承受能力和心理特征的改变，包括记忆、智力和人格特征、思维特征

等。老年人的心理活动特征主要分为以下几方面。

1. 记忆的特征 记忆是人脑对过去经验的反映，它是一个复杂的心理过程，包括识记、保持、再认或回忆三个基本环节。随着年龄增长，老年人感觉器官接受信息的能力下降，记忆细胞的萎缩影响各种记忆信息的存储。老年人记忆变化特点为：逻辑识记能力尚好，机械识记减退；近事易忘，而远事记忆尚可；再认能力减退，回忆能力较差；自由记忆速度尚可，限定短时间内记忆速度减退。针对老年人记忆特点，可以选择适宜的节奏，采取适当的措施进行学习，增进记忆力。

2. 智力的特征 智力是学习或实践获得的能力，分为液态智力和晶态智力两大类。液态智力主要由生物因素决定，是与生俱来的，与神经生理的结构和功能有关。液态智力是指人们获得的新观念、洞察复杂关系的能力，如知觉和动作的反应速度、机械记忆、空间关系感知等。晶体智力是指与文化、知识、经历有关的智力，是通过后天学习获得的能力，如广泛的知识、丰富的词汇、敏锐的判断力等。随着年龄增长，液态智力比晶态智力下降明显，液态智力60岁以后下降明显，晶态智力80岁以后下降明显。随着年龄的增加，阅历、经验和知识不断增加，根据其特点采取合适的干预措施，可延缓老年人智力的减退。

3. 思维的特征 思维是人脑对客观事物间接、概括的反映，是人类认识过程的最高形式，是更为复杂的心理过程。老年人思维特点为：灵敏性、创造性、逻辑性下降，但分析、判断能力保持尚好；形象思维和动作思维下降明显，但抽象思维变化不大。老年人思维障碍的表现为：思维迟钝、贫乏，即联想困难，联想数量减少，反应迟缓，概念与词汇贫乏；思维奔逸，即联想迅速、思潮澎湃、念头一个接一个涌现出来；强制性思维，即老年人头脑中出现了大量的不属于自己的思维，这些思维不受控制，强制性地在大脑中出现。

4. 人格的特征 有研究表明，老年人的人格基本稳定。老年人人格的基本类型和基本特征也不易发生大的变化。老年人人格个性表现为：①不安全感，主要表现在健康状况和经济状况两方面；②孤独感，主要表现在角色转换和子女对之关心有限；③适应性差，主要表现在不容易接受新的环境和新的情境，依恋过去的习惯；④拘泥刻板性并趋于保守，主要表现在面对问题总是根据自己的想法去做，听不进他人的建议；⑤爱回忆往事，老年人的心理世界逐渐表现出由主动转向被动，由朝向外部世界转为朝向内部世界，因此很容易回忆往事，遇到事情也容易联想到往事，且越高龄，越明显。

5. 情感与情绪的特征 老年人的情感和情绪因社会地位和社会角色变化、疾病、生活环境、文化素质的不同而存在差异。消极情绪情感主要表现为：失落感、孤独感、疑虑感、恐惧感、抑郁感。

（二）老年人心理活动的影响因素

1. 生理、病理因素 随着年龄的增加，机体各器官功能日趋衰退，大脑生理功能也发生减退，神经细胞减少，脑组织逐渐萎缩等，导致行动迟缓、感知下降、记忆力下降、智力衰退等。某些疾病直接影响老年人的心理状态，如老年痴呆症、脑萎缩、脑血管意外等，使脑功能减退，记忆力减退，严重者生活不自理，导致老年人产生恐惧、悲伤、绝望心理状态。

2. 家庭人际关系 离退休后，老年人主要活动场所由工作单位转为家庭。社会角色的转变及家庭中的经济状况、家庭成员之间的关系、人际关系的变迁、老年人的婚姻状况、社会环境等社会因素对于老年人的心理状态也会产生重要的影响。

3. 营养状况 为了维持人体组织与细胞的正常生理活动，必须每天摄取一定数量的食物，提供合理营养，如蛋白质、糖、脂肪、水、无机盐、膳食纤维、微量元素、维生素等都是必需的营养物质。当某些营养不足时，特别是神经组织及细胞缺乏营养时，常可出现精神萎靡、乏力、记忆力减退等。当某种营养素过剩也可发生疾病，如热量过高或膳食中有大量的肉类、油脂和糖类，缺少蔬菜和水果，加之缺乏劳动和运动，可引起肥胖症、高脂血症、高血压病、冠心病、糖尿病等。

4. 体力或脑力过劳　当体力或用脑过度均会使记忆减退、精神不振、乏力、思想不易集中，甚至产生错觉、幻觉等异常心理。

5. 情绪变化　良好的精神状态和情绪有延缓衰老的作用，反之不良情绪也可削弱人体免疫功能，导致疾病的产生。

6. 社会心理因素　由于社会地位的改变、角色转换，使得一些老年人发生种种心理上的变化，如孤独感、不安全感、自卑、抑郁等。

二、老年人常见的心理问题与护理

老年人因生理功能的衰退，社会适应能力减弱，心理承受能力降低，特别是离退休后社会角色的改变，使得他们的生理、心理更容易产生问题。

（一）焦虑

焦虑是当个体感受到威胁时的一种不快的和痛苦的情绪状态，几乎人人都感受过；适度的焦虑有利于个体更好地适应变化，有利于个体通过自身调节保持身心平衡等。但持续的焦虑则会对身心健康造成影响，导致紧张、不安、烦躁、害怕甚至惊恐。焦虑可分为慢性焦虑（广泛性焦虑）和急性焦虑发作（惊恐发作）两种形式。

【护理评估】

1. 健康史　询问患者是否存在焦虑、紧张不安、恐惧等情绪症状；询问是否存在头晕、胸闷、口干、出汗、震颤等自主神经症状；询问生活习惯、社交状况、家庭情况等；询问是否存在高血压、糖尿病等慢性病史；询问用药史，是否存在药物产生的焦虑反应。焦虑的产生与以下因素有关。

（1）躯体　因某些疾病而体质虚弱多病，行动不便，如低血糖、甲状腺功能亢进、肾上腺肿瘤，是产生焦虑的原因。

（2）某些药物的副作用　如抗胆碱能药物、糖皮质类固醇均可引起焦虑反应。

（3）各种应激事件的发生　如丧偶、丧子、交通事故等。

（4）社会心理因素　由于离开工作岗位，社会活动减少，使老年人感到力不从心；家庭不和谐，经济条件不好，怀疑子女的赡养能力；城市环境污染、生活成本增加、居住空间拥挤都是产生焦虑的因素。

2. 身体状况

（1）急性焦虑　表现为急性惊恐发作。发作时突然产生不明原因的惊慌、紧张、害怕、心烦意乱、失眠，或激动、哭泣，常伴有潮热、胸痛、气促、心动过速、血压升高、呼吸急促、困难等躯体症状。甚至产生濒死感、妄想和幻觉。急性焦虑发作一般持续几分钟至几小时不等，之后症状缓解或消失。

（2）慢性焦虑　表现为持续性的精神紧张，整日提心吊胆，烦躁不安，杞人忧天，思想处于高度的警觉状态，容易激怒，生活中稍有不如意就心烦气躁，容易和他人发生冲突，注意力不集中，遗忘等。

持续的焦虑可严重危害老年人的身心健康，加快衰老，增加失控感，并可诱发高血压、冠心病等疾病。

3. 辅助检查　主要有病史、家族史、临床表现、病程、体格检查、量表测查和实验室辅助检查等。其中最主要的是临床表现和病程。

（1）量表测查　心理测验症状量表SAS（焦虑自评量表）、SDS（忧虑自评量表）、HAMA（汉密尔顿焦虑量表）、SCL－90（症状自评量表）。

（2）其他检查　排除器质性疾病，如头部磁共振、脑CT、脑电图、脑电波、心电图、肌电图、神经肌肉电活动等。

【护理措施】

1. 心理护理 以同情之心去关心和体贴患者，协助其消除病因。①使其充分认识到焦虑症不是器质性疾病，也不是不治之症，对人的生命没有直接威胁，因此患者不应有任何精神压力和心理负担。②帮助其树立战胜疾病的信心，鼓励患者表达自己的感受，帮助其树立战胜疾病的信心，经过适当的治疗，此病是完全可以治愈的。③在医生的指导下学会调节情绪和自我控制，如心理放松，转移注意力，以达到顺其自然，泰然处之的境界。④使其学会正确处理各种应激事件的方法，增强心理防御能力。培养广泛的兴趣爱好，使心情豁达开朗。

2. 生活护理 对于食欲减退、胃肠不适、腹胀或便秘、体重下降的患者，应鼓励其进食，选择易消化吸收、营养丰富的食物。对于生活自理能力下降的患者，护士应耐心指导、改善和协助患者做好沐浴、更衣、头发、皮肤等护理。对于睡眠障碍的患者，应保证其睡眠环境安静，减少刺激，必要时应按医嘱服用催眠药物。对于疾病严重者，应遵医嘱选用抗焦虑药，如氯氮草、多塞平等。

3. 用药护理 抗焦虑药是一种主要用于消除焦虑和紧张的药物。以苯二氮草类为主，如利眠宁、地西泮（安定）等。这类药物治疗效果好，安全，副作用小，具有镇静、抗焦虑、抗癫痫和松弛肌肉的作用，临床应用最为广泛。

（1）密切观察药物不良反应 目前临床上应用的抗抑郁药主要有二大类：①苯二氮草类。常用药物有地西泮、氯氮等，此类药物都具有抗焦虑、镇静作用和剂量较大时的催眠作用，也是肌肉松弛剂和抗癫痫有效药物之一。副作用主要有头晕、嗜睡、疲倦、肌无力，大剂量时可引起震颤、共济失调及近期记忆损害，尤以老年患者更易出现，故老年患者使用本类药时剂量应谨慎。高剂量、长期使用可以产生耐受性、依赖性，骤然停药可以出现失眠、烦躁不安、紧张、焦虑、出汗、震颤、抽搐等戒断症状。②非苯二氮草类。常用药物有丁螺环酮、黛力新和抗抑郁药中的三环类、四环类、SSRI 类和新一代抗抑郁药等。副作用主要有头晕、头痛、口干、失眠、食欲减退、恶心呕吐、便秘，个别可见心电图 T 波改变、房性早搏、心动过速等。因此，心功能不全者慎用。

（2）用药指导 应用苯二氮草类可分次口服或睡前一次顿服。不宜长期服药，以免产生药物依赖性，一般不超过 2 周，慢性焦虑症患者不宜超过 6 周。不可随意增减药量，停药时要逐渐减量，以免产生戒断反应。老年人肝肾疾病患者可以使本类药物的半衰期延长。故使用本药时剂量降低。丁螺环酮不宜和降压药、抗凝药、避孕药及单胺氧化酶抑制药合用。

戒断反应指停止使用药物、减少剂量或使用拮抗剂占据受体后所出现的特殊心理生理症状群。表现为：兴奋、失眠、流泪、出汗、震颤，甚至虚脱、意识丧失等。其机制是由于长期用药后，突然停药所引起的适应性反跳，不同药物所致的戒断症状因其药理特性不同而不同，一般表现为与所使用的药物作用相反的症状。

（二）孤独症

孤独症呈现出一种被疏远、被抛弃和不被他人接受和关心的情绪体验。孤独症在老年人中常见。通常表现为寂寞、苦闷、心烦，少与人交谈。我国上海一项调查发现，60~70 岁的人中有孤独症的占 1/3 左右，80 岁以上者占 60% 左右。

【护理评估】

1. 健康史 观察老人面部是否自然，对周围的事物是否丧失兴趣或精神萎靡。询问老人是否存在记忆力减退、思维不集中等表现；询问老人离退休后生活状态、生活习惯、人际关系情况、子女工作及家庭情况、有无疾病，从而了解老年人的心理活动。导致孤独症的原因有以下几种。

（1）社会因素　离退休后生活范围缩小，原有的知识结构、技能训练能力不适应现代社会的情况。

（2）家庭因素　子女忙于工作或自己的小家庭，无暇照顾老人；或老年人墨守成规的价值观念、生活方式等不为子女认可，使子女与其分开生活；或对于丧偶的老年人，子女阻拦其再婚等情况。

（3）躯体因素　体弱多病、行动不便导致与亲戚朋友来往的频率降低。

2. 身体状况　表现为吃不好、睡不香、精神疲惫、乏力，并伴随着思维不能集中，记忆力减退，心情感到伤感、压抑，生活没有了乐趣。久而久之，机体免疫功能降低，容易导致躯体疾病发生。孤独也会使老年人选择更多的不良生活方式，如吸烟、酗酒、不爱出门等，不良的生活方式与某些慢性疾病的发生和发展密切相关。有的老年人也会因孤独症而转化为抑郁症，有自杀倾向。

【护理措施】

1. 树立尊老、敬老、爱老的社会风气　让老年人感受到整个社会大家庭的温暖，如逢年过节组织对孤寡老人的慰问、服务等。

2. 子女注重精神赡养　养儿防老在中国人的思想上根深蒂固，不管身处何地，都应对老年人多加关心，在精神上和生活上给予关爱，从而让老人享受到儿孙绕膝、晚辈嘘寒问暖的天伦之乐，而不应产生被冷落、被遗弃的感觉。

3. 与老人谈心　离退休后，活动范围缩小，老人整日在家，对子女的牵挂和对昔日好友的思念，使其内心常常感到不平静。精神上的苦恼、烦闷、忧虑需要向外宣泄，向人倾诉。晚辈如能抽出时间常与老人聊天，能使老人的心理得到满足，同时也利于家庭气氛的和睦。

4. 培养兴趣爱好　有人称退休是"第二人生"的开始，没有子女相随，卸了抚育重担，正是自寻乐趣之时。

5. 支持丧偶老人再婚　少年夫妻老来伴，子女对老人再好，有些感情却是子女无法替代的，老人的某些感情需要，也是子女满足不了的。因此，对于丧偶老人，子女应支持其再婚，而不应该过多地干涉。

（三）离退休综合征

离退休综合征是指老年人离退休之后，由于工作环境和生活习惯的改变而不能适应的一种适应性心理障碍，不少老年人常常会出现大的情绪波动，表现为焦虑、抑郁、悲哀、恐惧等，有些老人可感到身体的不适。离退休综合征往往发生在老年人离退休后的前半年，大部分老年人经过心理疏导或自我心理调适可在1年内恢复常态，也有少数人可转化为抑郁症，极大地影响了老年人的身心健康。

【护理评估】

1. 健康史

（1）离退休前后生活境遇反差过大。离退休前缺乏足够的心理准备，适应能力差，如因为社会角色、生活习惯、家庭关系的改变以及社会支持缺乏等会失去自身价值感。对离退休缺乏思想准备的老年人，常常感到烦躁与不安。

（2）存在性格类型差异。内、外向性格的老人在退休后也表现出不同状态。外向性格的老人比较开朗、乐观，乐于与他人交往，对新环境适应能力快，能尽快适应退休生活。而内向性格的老人由于不愿与他人交流，遇到不顺的事往往自怨自艾，无法解脱。

（3）存在个性差异。一些平日工作繁忙、事业心强、争强好胜、严谨和固执的人易患离退休综合征，因为过去紧张忙碌的工作，突然间变得无所事事，这种心理适应比较困难。相反，那些平素工作清闲、个性散漫、生活节奏偏慢的人由于离退休前后的生活变化不明显反而不容易出现心理异常反应。

（4）年龄、性别存在差异。年龄较小的老人较年龄大的老人精力充沛，思维相对开阔，角色转变快，能尽快适应新的环境，建立自己的生活圈子。中国传统的家庭模式是"男主外，女主内"，男性退休后，活动范围由"外"转向"内"，这种转换比女性明显，因此心理平衡也较难维持。女性在日常生活中常承担家庭中的任务，并且在退休前的日常活动中已经结识了许多同龄人，因此比男性更易接受突然的改变。

2. 身体状况

（1）焦虑　表现为坐立不安、心烦意乱、行为重复、敏感，怀疑他人有意批评自己，甚至出现强迫性行为；做事经常出错，缺乏细心、耐心，急躁冲动，容易发怒，对任何人任何事都不满意；面对别人谈论工作时，会认为别人是有意刺激自己，无法控制自己的行为；严重者产生高度紧张、恐惧感，伴有出汗、心慌等症状。

（2）抑郁　老人情绪低落、忧伤、郁闷、沮丧、自卑、意志消沉、萎靡不振，有强烈的失落感、孤独感、衰老无用感、无望感；行为退缩，自信心下降，茫然不知所措，兴趣减退，人际关系疏远；懒于做事，严重时个人生活不能自理。

（3）躯体不适　老人常常出现头痛、头晕、失眠多梦、胸闷或胸痛、腹痛、乏力、便秘、全身不适等症状，这些症状往往不能用躯体疾病解释。

【护理措施】

1. 做好离退休的心理准备　正确认识退休，明白不论职位高下，人总有退休的一天，这是一个必经过程。在退休前两年，逐渐淡化职业意识，减少职业活动，转换个人的生活重心，增添新的生活内容，并应主动与已退下来的同事、朋友加强交流，为自己以后的退休生活做好准备。

2. 培养爱好，寄托精神　老年人离退休以后，空闲时间增多，如没有兴趣和爱好，时间一长就会觉得空虚、无聊、寂寞，感到生活失去意义。因此，老年人应积极参加各种社会活动，对于年轻时没有爱好的老年人可参加老年大学的学习，培养自己的兴趣爱好，如每天坚持体育锻炼，练太极、打球、垂钓、种植、养花、养宠物或鸟类、阅读、弈棋、剪纸、打桥牌、练书法、绘画等。老年人可根据自己的年龄、体质、兴趣选择一些活动，既可丰富生活内容，也可激发对生活的兴趣，还可以消除许多不良生理反应，以达到心理的平衡。

3. 发挥专长，贡献余热　离退休老人不要把离退休当成自己人生的终点，而要把它看作是人生的一个新起点。老年人可根据自己的具体情况，如以前是技术人员可以继续受聘原来的单位或者寻找一份新的适合自己的工作，既为社会贡献了余热，也满足了自己的心理需求，同时也获得了一份收入，从而提高自己的生活质量。如非技术人员，应积极参加力所能及的社会公益活动，也可在家里承担适量的家务，如做饭、打扫、抚育幼孙等，既增进家庭和睦，又帮助子女减轻负担，也能使自己享受天伦之乐。这样既可减轻无用感、孤独感，又能感到老有所用，内心充实，心情愉快。

4. 保持学习的热情　"活到老，学到老"，经常坚持适量的脑力活动，使脑细胞接受神经信息的刺激，使大脑越用越灵敏，可延缓脑的衰老和脑功能的退化。因此，老年人应坚持活到老学到老，多关心国家大事，多看书看报，不断更新知识，树立新观念，与时俱进，跟上时代的步伐。有造诣的知识分子可著书立说，总结一生经验，供人借鉴。

5. 帮助重新认识和调整家庭成员关系　不少老年人由于离开工作岗位，常感到自己在社会和家庭中的地位降低了。因此，要帮助老年人适应家庭生活，维护其在家庭中的长者地位。子女要多安慰老人，常和老人聊聊天，鼓励他们主动调整自己与其家庭成员的关系。在老有所为、老有所乐的同时，多关心下一代，多关心亲戚朋友，建立良好的亲情友情环境，就是营造良好的社会支持系统。在夫妻关系上，重新审视夫妻关系，促进老年夫妻相互依赖、相互照顾，使老年人适应离退休生活。另一方面，指导家庭成员多关心和体谅老年人退休后的心情，在节假日，多陪同他们逛公园、旅游等，不使他们感到孤寂；要主动和他们商量家庭大事，让他们体会到自己在家中的地位，增强他们的信心。对老年人的建议，耐心听取，礼让三分，使老年人有成就感和权威感，维护老人的自尊和在家庭中的地位。

（四）空巢综合征

"空巢"是指家庭中无子女或子女成人后相继离开家庭，只剩下老年人独自生活，形成老年人独守空房、缺乏交流的特点。西方国家称为"空巢"现象。空巢综合征是指老人处于"空巢"环境中，由于人际疏远、缺乏精神慰藉而产生被疏离、舍弃的感觉，出现孤独、空虚、寂寞、伤感、精神萎靡、情绪低落等一系列情感、心理和躯体不适综合征。随着外出工作人员的增多，空巢老人日益增加。目前，我国老龄人口正以每年3.28%的速度增长，约为总人口增长率的5倍，老龄人口占总人口的比例将迅速扩大。随着第一代独生子女的父母陆续进入老年，专家预计，到2030年我国老龄人口将近3亿，而空巢老人家庭比例或将达到90%，这意味着届时将有超过两亿的空巢老人。随着"空巢家庭"将越来越多，因"空巢"而引发的老年人身心健康问题也将越来越突出。

【护理评估】

1. 健康史

（1）是否存在家庭因素 随着社会发展，竞争压力不断加剧，使年轻人必须全身心地投入工作，导致与老人聚少离多；由于老年人与子女思想观念的不同，为了避免与子女发生代沟问题，老人宁可选择独自生活，追求自由的生活；此外，老年人深知子女的工作不易，宁愿选择独自生活来减轻子女负担。这些都是导致空巢综合征发生的原因。

（2）是否存在个人因素 一般个性较内向、人际关系紧张、兴趣爱好不多，全部心思都花在家庭工作及教育子女上的老年人，容易产生"空巢综合征"，一旦子女离开自己，便感到生活一下失去意义，陷入抑郁、孤独、悲观的心境中。还有某些老年人因为与现在居住环境产生了浓厚的感情，不舍离开老家去跟随子女到外地居住。这也促使空巢老人的逐渐增加。

（3）是否存在社会因素 一是随着社会经济发展，生活水平不断提高和住房条件改善，许多子女婚后拥有自己的住所组建家庭，与老人分开居住，造成空巢。二是为了寻求更好的机会，子女选择在外就业、出国留学不断提升自己，造成空巢。三是子女因婚姻而离开家乡异地成家，造成空巢。

2. 身体状况

（1）精神方面 精神空虚，无所事事。子女离家之后，父母原本多年形成的紧张而有规律的生活突然改变，转入松散的、无规律的生活状态，他们无法快速适应，进而出现情绪不稳、烦躁不安、消沉抑郁的心理状态。

（2）认知方面 多数老人出现自责倾向，认为自己失职，如对子女关心不够、照顾疼爱不够等。也有部分老年人有埋怨子女的倾向，如认为子女成人后对父母的回报、孝敬、关心和照顾不够。

（3）行为方面 可出现闷闷不乐、愁眉不展、少语或长吁短叹，甚至偷偷哭泣，常伴有食欲缺乏、睡眠紊乱等。对于体弱多病的老年人存在生理方面的障碍时（如活动受限），以上负性情绪可能加重，导致行为退缩、自信心下降、兴趣减退、不愿主动与人交往、懒于做事，严重者出现抑郁症状。

（4）躯体化症状 "空巢"不良情绪可诱发一系列的躯体化症状甚至疾病。如失眠、早醒、睡眠质量差、头痛、乏力、食欲不振、心慌气短、消化不良及心律失常、高血压、冠心病、消化性溃疡等并发症。

【护理措施】

1. 转变家庭观念 由于受中国传统文化思想的影响和独生子女政策的制约，与西方一些国家相比，中国父母更看重子女的养育，独生子女成为家庭的唯一支点，形成以子女为中心的家庭情感和生活格局。一旦子女成人后因工作或婚姻不得不"离巢"时，父母就会出现不适应。因此，对于进入中老年的家庭，应及早地将家庭关系的重心由纵向的父母与子女的关系（即亲子关系）转向横向的夫妻关系，适当减少对子女的感情投入和情感依恋，要做好他们终有一天会"离巢"的思想准备。另外，父母尽量做到不溺爱、不娇惯子女，理智地关心和爱护子女，充分培养其独立生活和学习的能力，善于应用现代通信工具（如电话、短信、微信等）保持与子女沟通。当家庭出现"空巢"时，也不至于产生空巢综合征。

2. 充实生活内容 正视"空巢"，寻找退休后生活的兴趣爱好是主要途径，如种花、垂钓、练习书法、欣赏音乐、适度的体育锻炼等，这样有利于老人转移注意力，有助于他们缓解焦虑等不良情绪。

3. 子女关心，精神赡养 子女要了解父母的心情，经常回家与父母进行感情和思想交流，并在生活上给予照顾，这是对处于孤独和空虚中老人的最大安慰。在异地工作的子女，应常与父母打电话，了解其身体状况、精神状况。对离异或丧偶的老人可遵照其意愿，帮助其重新组建新的家庭，或进入老年公寓，过上充实、愉快又丰富多彩的晚年生活。

4. 政府与社会的支持 随着我国老龄化程度的加剧，只靠子女来照料老人，几乎不可能。政府方面，主要是加快完善养老保障制度，积极发展老年医疗保健事业，加快建设并完善老年服务中心和老年护理中心等养老设施，并深入贯彻《中华人民共和国老年人权益保障法》，提供有效权益支持，切实维护空巢老年人合法权益等。社会方面，多组织开展老年人群体活动，引导老年人自尊、自立、自强，充实老年人精神文化生活。多鼓励邻里空巢老人互助、互动，加强他们与他人之间的沟通能力。此外，社区工作者应组织人员或义工定期电话联系或上门看望空巢老人，转移排遣空巢老年人的孤独寂寞情绪，并帮助他们解决困难。

（五）高楼住宅综合征

高楼住宅综合征是指因长期居住于城市的高层闭合式住宅，导致与外界交往和户外活动的减少，从而引起一系列生理和心理的异常反应。多发生于离退休后长期居住在高楼而深居简出的老年人和某些行动不便或不愿出门的老年人，是导致老年肥胖症、高血压病、冠心病、糖尿病和骨质疏松等症的常见原因。研究认为，高楼空气中负氧离子浓度偏低，长期在高楼的环境中，容易导致身体素质下降，一些人会出现头晕、眼花、手脚乏力、食欲不振、胸闷、耳鸣等状况，同时可能引发情绪压抑、心烦气躁等负面情绪，都可导致高楼住宅综合征。

【护理评估】

1. 健康史

（1）是否存在个人因素 个性较内向、人际关系紧张或行动不便住在高楼的老年人，缺乏和子女的沟通容易产生高楼住宅综合征。

（2）是否存在家庭因素 随着城市的发展，生活水平的提高，生活节奏的加快，生活方式的改变，子女忙于工作和自己的小家庭，无暇顾及老年人感受，与父母沟通来往减少，使住在高楼里的老年人有事无人商量，有话无处可说，引起孤独甚至抑郁等。

（3）是否存在社会因素 为了保障自身安全，住在高层的老人，由于电梯上下时间有限制，甚至存在发生故障的可能性，也在客观上限制了老人的活动范围。

2. 身体状况

（1）身体方面 高层住宅密闭性强，户外活动减少，老年人易出现全身或四肢无力。

（2）心理社会方面 由于居住在高楼，邻里交流甚少，存在明显的人际交流缺乏，造成心理孤独甚至抑郁。

【护理措施】

1. 增加人际交往，多参加社会活动 根据老年人自身身体条件，参与社区、居委会等组织的老年人活动，如书画、弹琴、唱歌、舞蹈等。平日，邻里间应经常走动，串串门，聊聊天，以增进了解，增进友谊，这样也有利于居住高楼老人的心理调适，消除孤独感。

2. 加强体育锻炼 老年人可以根据自己的爱好、条件和体力进行选择，如下棋、慢跑、散步、太极拳、跳广场舞等。居住高楼的老人，每天应坚持下楼到户外活动一两次，以通过活动增强体质，增进食欲，提高对活动的耐受力。

3. 增加户外活动 在天气晴朗的节假日，子女应尽可能带老人与孩子们到附近的公园去玩玩，去野餐，去呼吸新鲜空气，增加一些活动量，让老人享受家庭带来的快乐。此外，子女要多陪老人聊天，在精神上给予更多关心。

4. 保持乐观心态 平日生活中不如意的事时有发生，要保持良好心境，做到理智、冷静，自我协调。

（六）脑衰弱综合征

脑衰弱综合征是指由于某些慢性疾病所引起的类似神经衰弱的一系列临床症状。其发生、发展、病程经过及预后都取决于身体疾病本身。随着身体疾病的好转以及全身状况的恢复，类似神经衰弱的症状也随之消失。

【护理评估】

1. 健康史

（1）精神状态 询问老人是否存在长期烦恼、焦虑等情绪。

（2）生活状态 询问老人离退休后生活状态，是否过于清闲，生活环境是否过于安静、寂寞，人际关系是否紧张，接受信息是否及时等。

（3）躯体状态 询问老人是否存在某些身体疾病，如脑动脉硬化、脑外伤、慢性酒精中毒以及各种原因引起的脑缺氧等。

2. 身体状况

（1）情感障碍为脑衰弱综合征的典型症状。表现为情绪不稳、情感脆弱、情绪失禁，无法克制情感表达能力，无法控制情感反应，喜怒无常，变幻莫测。精神刺激敏感性增强，在微小的精神刺激下，即表现出明显的易伤感、易激动、易发怒，自感委屈甚至出现焦虑或抑郁等症状。

（2）躯体不适症状表现为头痛、头晕、全身无力、走路向一侧倾倒感、肌震颤、夜眠差、入睡困难、易醒、多梦等，这些症状常常作为主诉症状。

（3）思维及语言表达能力下降表现为注意力不集中、思维黏滞、反应迟钝、工作效率降低、主动性下降，害怕学习新的知识，记忆力下降，以近期记忆下降较明显。语言方面表现为明显的说话啰嗦、无主次之分等现象。

【护理措施】

1. 调节自身状态，丰富生活内容 正确认识自我，对自己的身体素质、知识才能、社交能力等要有自知之明，尽量做一些力所能及的事情，避免从事不适合自己体力和精神的活动。出现不良情绪时，可采用宣泄、放松、转移注意力、遗忘等方法调节，用积极乐观的心态克服消极悲观的不良情绪。帮助老人进行角色转换，建立离退休后有规律的生活作息制度。安排好家庭生活，养成良好的生活习惯。可参加一些有益的娱乐和适当的社会活动，培养自己的兴趣爱好，丰富生活内容，减少孤独感、寂寞感和空虚感。

2. 加强沟通   多与他们沟通，善于倾听他们的话语，尊重他们的情感，增加信任感。对于有社交障碍的老人，应鼓励他们以积极的态度对待生活，保持良好的心态。充分理解其情感，满足其需求。在其身体条件状态允许的条件下，扩大社交范围，增加人际交往。

3. 合理用脑，延缓衰老   老人应保证充足睡眠，合理用脑并注意大脑保健。科学研究发现，许多食物如核桃仁、大枣、葵花子、黄花菜、鸡蛋、牛奶、动物肝、脑、新鲜蔬菜、水果等，有健脑补益作用。科学家还认为，凡含有蛋白质、维生素、氨基酸及钙、磷、铁、锌、铬等元素的食品，都有预防脑细胞衰老和增强记忆力的功能。加强智力及感知活动的合理锻炼，也有延缓神经衰老的功能。

4. 做好预防，积极治疗心身疾病   定期开展体格检查，提高老人对各种精神障碍性疾病的认识。开展预防性精神卫生知识宣传，改变老人思想，树立"老有所用"的观点。教育其子女理解老人，以一颗宽容的心对待老人，帮助老人重新建立新的生活方式，培养新的兴趣爱好，逐步适应离退休后的新生活。用安慰、解释、启发、诱导等方法使老人正确对待疾病，主动配合治疗，病情严重者应给予药物治疗。

三、维护和促进老年人的心理健康

（一）老年人的心理健康

1. 心理健康的定义   第三届国际心理卫生大会定义：心理健康是在身体、智能以及情感上与他人的心理健康不相矛盾的范围内，个人心境发展成最佳状态。有学者提出：从广义上说，心理健康是一种持续且积极发展的心理状态。从狭义上说，心理健康是人的基本心理活动过程，即完美人格、智力正常、认知正确、情感适当、意志合理、行为恰当、能适应环境的良好状态。研究表明，强烈的不良情绪，可影响机体各器官生理功能，导致身心疾病的发生。

2. 老年人心理健康标准   良好的心理素质有益于增强体质，提高抗病能力。中国心理学家经过科学研究，制定出老年人心理健康的标准，包括以下几点内容。

（1）感知觉保持尚好，意识保持清晰。老年人的感觉随年龄的增加有所减退，但判断事物能力不常发生错误，稍有衰退者可通过适当的手段进行弥补，如戴眼镜、使用助听器等。

（2）记忆力良好，在日常生活中保持较好的状态，不总是要人提醒该记住的重要事情。

（3）逻辑思维健全，能处理日常生活中发生的问题，回答问题时条理清楚，说话不颠三倒四，对外界能进行正常的判断分析。

（4）情感反应适度，积极的情绪多于消极的情绪，能自我控制，情绪稳定，保有乐观心态。且具有良好的人际关系，态度和蔼可亲，平易近人。

（5）意志坚定、行为正常，保持正常的行为，坚持正常的工作、学习、生活和活动，办事有始有终，不轻易冲动，不经常抑郁，能经受得起悲欢离合。

（6）热爱生活，有兴趣爱好，接受新鲜事物能力尚可，始终坚持学习某一方面或几个方面的知识或技能。有正当的兴趣爱好。

（7）承受能力良好，对精神刺激或压力具有良好的承受力和抵抗力，有健康的心理状态，具有一定的耐受力和良好的适应能力。

（8）正常的心理活动，与大多数人的心理活动保持基本一致，遵守社会公认道德及伦理观念。

（二）老年心理健康的维护与促进

1. 维护和增进心理健康的原则

（1）适应原则   心理健康强调个体与环境保持和谐一致，不仅仅是简单的顺应、妥协，更重要的是积极、能动地对环境进行改造，以适应个体需要或通过改造自身以适应环境的需要。因而，需要积极主动地调节自身适应环境，减少环境中的不良刺激，学会协调人与人之间的关系，发挥自己的潜能，以维护和促进心理健康。

（2）发展原则 人和环境均在不断地发展变化中，心理健康要考虑到处于不同年龄阶段的个体心理，不同的环境变化，其心理状态不是静止不变的，而是一个动态发展的过程。

（3）系统原则 人是一个开放系统，是生物的人、社会的人，也是具有自我意识的人；而人所生活的环境也是一个历史发展的综合体。维护人的心理健康应从自然、社会、文化、道德、生物等多方面、多角度、多层次考虑和解决问题，才能达到系统内外的平衡。

（4）整体原则 每个个体都是一个统一的整体，身心相互影响。因此，通过积极的体育锻炼、培养良好的生活方式以增强体质和生理功能，将有助于促进心理健康。

2. 增进与维护老年人心理健康的措施

（1）树立正确的生死观 生老病死是自然规律，是每个物种都必须经历的过程，人也不例外。古往今来，没有人可以长生不老，也没有任何药物使人长生不老。老年人忌讳谈论衰老，需教育老年人树立正确的生死观，树立积极的生活态度，这有利于老年人以良好的态度面对日益逼近的躯体功能衰退，找到日常生活的意义和乐趣。

（2）树立正确的健康观 老年人随着年龄的增加，各身体器官功能减退，往往多病。有些老年人对疾病过分担忧，不能正确地评价自己的健康状况，往往自我评价过低，感到自己老而无用，会导致疑病症、焦虑、抑郁等心理精神问题，加重疾病和躯体不适感，加速衰老，对健康有害无益。而超高地评估自己的健康状况，去做超过自己能力的事情，常常容易发生意外。因此，应客观地评价自己健康状况，保持积极乐观的态度。

（3）正确面对离退休问题 随着年龄的增加，退休是必然的，这是一个自然、正常、不可避免的过程。要教育老年人有足够的思想准备，安排好离退休后的生活，使生活内容丰富多彩，才能生活得轻松愉快。

（4）树立老有所用的观念 老有所用，提高自身价值，尽可能根据自己的身体情况，在社区、单位以及家庭做一些力所能及的事情，把自己尚存的潜能发挥出来。

（5）培养良好的生活习惯 "饮食有节、身必无灾"。良好的生活习惯对老年人心理健康至关重要。老年人应做到劳逸结合，在生活中遇到烦心的事情时，应及时将不良情绪发泄出去，这样才能有益于身心健康。适当地修饰外貌，提升自信；适当扩大交友范围，多接触大自然，或欣赏音乐、艺术，都有助于克服消极心理，振奋精神。

（6）培养兴趣、爱好，丰富生活内容 坚持适量运动，如散步或慢跑、练气功或打太极拳等。运动既有益于改善老年人体质，增强脏器功能，又可使其感到轻松愉快，青春焕发。老年人还可以通过养鸟、垂钓、种花等来填补生活上的空白，增添生活的乐趣，使自己精神有所寄托，对推迟和延缓衰老起积极作用。

（7）创造良好的家庭环境 家庭和睦是老年人身心健康的基础。老年人时常感到孤独，希望得到家人的关心、爱护和照顾。因此子女要体谅父母的唠叨，倾听他们的声音，并应经常和老年人沟通，遇事与老人商量，使老人感到被尊重。帮助老人做好居室环境卫生，在室内作一些装饰和布置，使生活环境优雅、宁静，这都有助于克服不良情绪。丧偶的老年人独自生活会感到孤寂，因此子女应理解老年人的求偶需求，应支持老年人再婚，满足老年人的需要。

（8）社会支持 进一步树立和发扬尊老敬老的社会风气，发展和完善养老机构。老年人有从国家和社会获取物质帮助的权利，有享受社会服务和社会优待的权利。但随着社会的变革、生活成本的加大、人口的老龄化、家庭结构和年青一代赡养压力的改变，敬老养老的社会风气正面临着新的挑战。据统计，现在养老院存在住不起、等不起、床位配备不全、设施不全等问题。在当下应加强宣传教育，继续大力倡导养老敬老，促进健康老龄化，促进社会和谐健康发展。

第二节　老年期常见精神障碍患者的护理

⇒**案例引导5.2**

　　案例：患者，女，65岁，7月10日因家庭原因，出现焦虑，7月15日出现左下腹疼痛，感觉肠胃不舒服，于当日就诊，医生给予静脉输液，症状消失。出院后，自感睡觉有些困难。每晚9点入睡，凌晨2点苏醒。现经常讲话不停。说以往做错的事，很懊悔，认为自己是个罪人，有时还大声喊叫。

　　讨论：

　　1. 该患者目前的诊断是什么？有哪些临床表现？

　　2. 应该给予哪些治疗？

　　3. 应该给予哪些护理措施？

　　随着我国人口老龄化趋势日益加剧，老年人精神障碍的发病率也日趋上升，而老年人精神障碍的临床表现往往不典型或与青年、中年人表现明显不同。老年人常见精神障碍包括心境障碍、神经症、老年期痴呆等。

一、老年期抑郁症患者的护理

　　老年期抑郁症（depression in the elderly）是指首次发病于60岁以后，以持久的抑郁心境为主要临床表现的一种精神障碍。老年期抑郁症是一种负性、不愉快的情绪体验，以情绪低落、哭泣、悲伤、失望、躯体不适以及思维认知功能的迟缓为主要特点。情感低落是老年期抑郁症的核心症状。多数患者具有躯体症状，一般表现为沮丧、头晕、乏力、睡眠障碍、全身不适感等。有些伴有慢性疾病，如高血压、糖尿病及恶性肿瘤等，或有躯体功能障碍。一般病程较长，具有缓解和复发倾向，部分患者预后不佳，可发展为难治性抑郁。

　　抑郁症是老年人最常见的精神疾病之一。在各种老年精神问题中，老年抑郁占有较大比例，发病率也较高。据统计，国外65岁以上老年人抑郁症患病率在10%左右；国内调查显示，老年人抑郁症的发病率在7%左右，明显高于心脑血管疾病的发病率。

【护理评估】

1. 健康史

　　（1）是否存在遗传因素　发病年龄越早，遗传倾向越明显；发病年龄越晚，遗传倾向越不明显。

　　（2）是否存在生化变化　随着年龄的增长，中枢神经系统会发生各种生物化学变化，如5-羟色胺（5-HT）和去甲肾上腺素（NE）功能活性降低以及单胺氧化酶（MAO）活性升高，可影响情绪调节。

　　（3）是否存在神经-内分泌系统功能失调　下丘脑-垂体-肾上腺皮质轴功能失调，导致昼夜周期波动规律紊乱。

　　（4）是否存在生理因素　机体老化、脑细胞退化及老年人频繁遭受精神挫折也可产生或诱发抑郁症。

　　（5）是否存在社会心理因素　老年人由于失去工作、收入减少、亲友离世等因素可导致抑郁症的发生。人际交往缺乏，子女不在身边，配偶的离世，使老年人缺乏情感支持，也是导致老年抑郁症发生的原因。

2. 身体状况　老年抑郁症的临床症状群与青壮年期患者存在一些差别，其症状多样化、不典型。以认知功能损害与躯体不适感为主要症状，具体表现如下。

（1）疑病性　即疑病症状，以自主神经症状为主要表现的躯体症状。Alarcon（1964）报道，具有疑病症状者，男性患者为65.7%，女性患者为62%，大约1/3的老年患者以疑病为首发症状。患者对正常生理功能过度关注，对轻度疾病过分担忧，常常从一种不太严重的身体疾病开始。患者担心疾病，害怕癌变，尽管其身体状况日益好转，但是焦虑、不安、抑郁等情绪日益加重，因此反复去医院就诊，要求医生保证，如要求得不到满足则抑郁症状加重。患者疑病内容常涉及消化系统症状，如便秘、胃肠不适等，是此类患者最常见也是较早出现的症状之一。

（2）激越性　即焦虑激动。激越性抑郁症最常见于老年人。研究证实，激越性抑郁症发病率随年龄而增加，是严重抑郁症的继发症状，表现为焦虑、恐惧，终日担心自己和家庭将遭遇不测，自感大祸临头，常搓手顿足，惶恐不安；夜晚失眠；或反复追念以往不愉快的事情，责备自己做的错事导致家人和其他人的不幸，对不起亲人，对环境中的一切事物均无兴趣，轻者喋喋不休倾诉其遭遇，重度可出现冲动性自杀行为。

（3）隐匿性　即躯体症状化情感低落，是抑郁症的核心症状，但大多数老年抑郁症患者以躯体症状作为主要表现形式。常见的躯体症状有：①疼痛综合征，如头痛、胸痛、颈部痛、腰酸背痛、腹痛和全身的慢性疼痛；②消化系统症状，如腹胀腹痛、腹泻或便秘等；③心血管系统疾病症状，如胸闷、心悸等；④自主神经系统功能紊乱，如面色潮红、出汗、手抖等。此外大部分人还会表现为睡眠障碍，如入睡困难、易醒、早醒等；体重明显变化、性欲减退等。隐匿性抑郁症常见于老年人，在临床实践中对以上各种自诉躯体症状（尤其各种疼痛），往往查不出相应的阳性体征，但是服用抗抑郁药可缓解、消失。

（4）迟滞性　即行为阻滞，通常以思维联想缓慢、反应迟钝为特点，如肢体活动减少、面部表情减少、言语阻滞等。多数老年抑郁症患者表现为闷闷不乐、郁郁寡欢、愁眉不展、兴趣索然、思维内容贫乏。患者大部分时间处于缄默状态，行为迟缓；重则双目凝视，情感淡漠，无欲状态，对外界动向无动于衷。

（5）妄想性　有相关报道，大约有15%的患者可出现妄想或幻觉，在妄想状态中，以疑病妄想和虚无妄想为典型，其次为被害妄想、关系妄想、贫穷妄想、罪恶妄想。这类妄想基本以老年人的心理状态为前提，与他们的生活环境和对生活的态度有关。

（6）自杀观念和行为　是严重抑郁发作患者最危险的症状。抑郁症患者由于情绪低落、悲观厌世，严重时易产生自杀念头，特别是抑郁与躯体疾病共存的状态下，自杀的成功率较高。导致自杀的危险因素主要为孤独、罪恶感、疑病症状、激越、持续的失眠等。据统计，抑郁症患者的自杀率比一般人群高出20倍。自杀行为在老年期抑郁症患者中非常常见，往往计划周密，行动坚决，部分患者在下定决心自杀之后，表现出淡定自如，进行各种自杀前安排，寻求自杀的方法及时间等。也有患者会采取极其痛苦的方式来达到目的。这些表象使亲人疏于防范，易使自杀成为不可挽回的事实，因此患者家属需加强关注，严密防备。

（7）抑郁症性　抑郁症性假性痴呆为可逆性认知功能障碍，常见于老年人，经过抗抑郁治疗可以改善。

（8）季节性　有些老年人具有季节性情感障碍的特点。抑郁常于冬季发作，春季或夏季缓解，此类型用普通的治疗方法难以见效。

（9）其他　神经症性抑郁以表演样行为和强迫或恐怖症状为特点，在精神病性抑郁中也可以看到，但是年轻人的抑郁症在此方面没有报道。

3. 辅助检查　主要根据病史、家族史、临床表现、体格检查和实验室检查、病程及量表检测来进行。可采用标准化评定量表对抑郁的严重程度进行评估，如老年抑郁量表（GDS）、流调中心用抑郁量表（CES－D）、汉密尔顿抑郁量表（HAMD）、Zung 抑郁自评量表（SDS）、Beck 抑郁问卷（BDI），其中 GDS 较常用。也可借助影像学检查。

4. 心理社会状况　老年抑郁症产生跟老年期遭遇到的生活事件，如退休、丧偶、独居、子女外出、生活困难、身体疾病等相关。此外，敏感性性格的人比较容易发生抑郁症。老年期的抑郁情绪还与消极的应对方式，如自责、逃避等有关，积极的应对方式则有利于保持身心健康。

【护理诊断】

1. 个人应对无效　与情绪消极、无力解决问题、认为自己丧失工作能力等有关。

2. 睡眠型态紊乱　与精神压力有关。

3. 自我评价过低　与内心自责或有内疚感有关。

4. 有自杀的危险　与严重抑郁悲观情绪、自责自罪观念、有消极观念和自杀企图、无价值感有关。

5. 营养失调　与食欲减退，不能满足身体需要有关。

6. 生活自理缺陷　与意识减退有关。

【护理措施】

老年期抑郁护理的总体目标是：患者能减轻抑郁症状，减少复发率，提高生活质量，促进身心健康状况，减少医疗费用和死亡率。对于严重抑郁症患者应住院治疗，以药物治疗为主，配合心理治疗等。具体护理措施如下。

1. 心理护理

（1）阻断患者负向心理抑郁　患者常常会情不自禁地对自己或事情保持负性的想法，护士首先应该积极主动接触患者，协助患者确认这些负向的想法并加以取代和减少。其次，可以帮助患者回顾以前记忆，如以往在工作中取得的成绩及大家对其能力的肯定，增加正向的心理暗示。此外，要协助患者参与社交活动，增强生活自理能力，多安排患者参加一些外出活动，如逛公园、就近旅游等，以减少患者的负向评价，使老年抑郁患者唤起心理上的愉悦和满足感，提高他们的自尊心和自我价值，起到稳定情绪的作用。

（2）增加护患沟通并给予鼓励　与患者建立良好的护患关系，是全面准确收集资料的前提，同时有效的沟通也是减轻或消除老年患者抑郁情绪的重要措施之一。严重抑郁患者思维过程缓慢、思维量减少，有无用感，甚至有罪恶感或被遗弃感等不良情绪。护士应以耐心、缓慢、和蔼、热情的态度给以鼓励、关心与支持，并用亲切的语气鼓励患者说出内心的需求，耐心倾听患者的各种心理问题，同情其挫折，关心其病苦，使患者感到被尊重和理解。使患者重新找回自信和自我价值感，以积极的态度面对自己的疾病与健康状况。

（3）怀旧治疗　怀旧治疗顾名思义是通过引导老年人回顾以往生活的点点滴滴，找回封藏的记忆，重新体验过去的生活片段，并给予新的诠释，协助老年人了解自己，减轻失落感，增加自尊及增进社会化的治疗过程。其作为一种心理治疗方法在国外已经被普遍应用在老年抑郁症、焦虑及老年性痴呆的干预中，在我国的有些地区也初步运用，其疗效已经得到肯定。

（4）学习新的应对技巧　为患者创造更多与个人或团体接触的机会，以帮助患者改善处理问题、人际交往的方式，增强社会交往的技巧。

（5）鼓励子女与老人同住　老年人与子女同住可以在生活上得到细致的照顾并在精神上得到满足。

温馨的家庭环境，有助于预防和渡过灰色的老年期抑郁症。

（6）建立良好的社会体系 社区应建立健全的老年人活动场所，让老年人有地方可以相互交流，社区也可以组织一些老年人活动，如跳舞、下棋等；以及安排一些针对老年人常见心理问题的健康知识讲座。

自我及时强化法：自我及时强化法是心理治疗的有效方法之一。有些人之所以产生抑郁症，主要是他们本人对自己消极情绪和行为强化的结果。应用自我及时强化法，不断地及时地强化自己积极的情绪和行为，抑郁的情感体验就会减少，甚至消失。实施方法包括：①坚持平日的正常活动；②适当制定计划；③及时肯定自己；④拒绝一切消极言谈；⑤尽量多参加体育活动。

2. 日常生活护理

（1）保持合理的休息和睡眠 生活要有规律，家属要照顾好患者的生活起居，做到早睡早起，鼓励患者白天多参加集体活动和适量的体育锻炼，以扩展其社交圈子，增加情感支持。晚上入睡前喝热牛奶、热水泡脚或洗热水澡，以放松身体。此外，还应注意气候变化，积极预防躯体并发症。

（2）保证营养 饮食方面既要注意营养成分的摄取，又要保证食物的清淡。多吃高蛋白、高维生素的食物，如牛奶、鸡蛋、瘦肉、豆制品、水果、蔬菜，少吃糖类、淀粉类、煎炸类食物。

（3）增强自理能力 人类的大脑永远是用进废退，对于生活能力减弱的老年人，可以适当让其做些较轻松的事情，以增强其对生活的信心。

3. 用药护理 抗抑郁药（antidepressive drugs）是指一组主要用来治疗以情绪抑郁为突出症状的精神疾病的精神药物。其与兴奋药不同之处为只能使抑郁患者的抑郁症状消除，而不能使正常人的情绪改善。

（1）密切观察 应密切观察药物疗效和可能出现的不良反应，及时向医师反映。目前临床上应用的抗抑郁药主要有三大类：①三环类抗抑郁药（tricyclic antidepressants，TCA），常用药物有丙咪嗪（imipramine）、阿米替林（amitriptyline）、多虑平（doxepine）、氯丙咪嗪（chlorimipramine）等。主要适用于内因性抑郁症及其他疾病中出现的抑郁症状。这些药物应用时间较长，疗效肯定，副作用以外周性抗胆碱能作用为常见，如口干、便秘、视物模糊、排尿困难和体位性低血压。对血压的影响和对心脏的毒性较大，可引起心肌损害，应密切观察心律及心电图变化。此类药物还有诱发躁狂、双手细震颤及抗胆碱能性谵妄状态等副作用，故老年人慎用。②四环类抗抑郁药（tetracyclica），常用药物有麦普替林（maprotiline）、米安色林（mianserin），麦普替林有导致癫痫的危险性，对患有脑部病变的高龄老人要慎用。米安色林具有镇静和抗焦虑作用，同时无抗胆碱能作用，对心脏毒性较小，患者对该药的耐受性较好，更适用于老年或已有心血管疾病的抑郁症患者。③单胺氧化酶抑制剂（monoamine oxidase inhibitor，MAOI），是最早出现的抗抑郁药，主要通过抑制单胺氧化酶（MAO），减少中枢神经系统内单胺类递质的破坏，增加突触间隙的浓度，以起到提高情绪的作用。对于老年期抑郁症伴有焦虑、疼痛以及其他躯体化症状，应用MAOI均可获显著疗效。但是由于MAOI有高血压危象、限制饮食和限制药物等缺点，使其在老年人中的应用仍受到限制。新一代MAOI是可逆的，代表药物有吗氯贝胺，具有副作用小等优点。对阿尔茨海默病（Alzheimer）合并抑郁疗效独特。④选择性5-羟色胺再摄取抑制剂（SSRI），常用药物有氟西汀、帕罗西汀、氟伏沙明、舍曲林、西酞普兰及艾司西酞普兰6种。因为没有TCA具有的抗胆碱能、低血压和心脏不良反应。有学者认为，SSRI应为老年人抑郁症的首选药物。⑤其他新型抗抑郁药，代表药有文拉法辛（万拉法辛）、奈法唑酮（nefazodone）、米氮平（米他扎品），但用于老年人的报道尚不太多。这些药在年轻人的应用中均显示出有突出的抗抑郁疗效，且有较好的耐受性。

（2）护士用药指导 护士用药指导是保证治疗、缓解症状的基本条件。因抑郁症治疗用药时间较长，患者担心药物的不良反应，往往对治疗信心不足、不愿接受治疗、不按医嘱服药，表现为拒药、藏药或随意增减药物。要耐心说服患者不可随意增减药物，更不可因药物的不良反应而中途停服。另外，由于老年抑郁症易复发性，应强调长期服药，对于大多数患者应持续服药2年，而对于复发间隔时间短的患者，服药时间应该延长。

（3）家庭用药指导　家属应监督老人用药，以保证老人定时、定量、准确服药，避免老人藏药或随意增减药物，密切观察药物不良反应，及时向医生反应。

4. 安全护理　自杀观念与行为是抑郁患者最严重、最危险的症状。患者往往计划周密，行动坚决。部分患者在下定决心自杀之后，表现出淡定自如，甚至伪装病情好转以逃避医务人员与家属的注意，进行各种自杀前安排，以达到自杀的目的。

（1）识别自杀动机　首先应与患者建立良好的护患关系，并在与患者的接触中，应能识别患者的自杀动向，如在近期内曾经有过自杀未遂的行为；或出现焦虑、不安、失眠、沉默少语；或突然出现情感活跃等情绪；应细心观察患者睡眠情况，防止患者伪装入睡蒙骗医务人员，乘机寻找自杀和自伤的机会；对不能入睡者应引起高度的重视。护士应仔细观察患者一言一行，并及时给予心理上的支持与疏导，使他们振作起来，避免意外事情发生。

（2）环境布置　患者住所应光线明亮，空气流通，整洁舒适，并挂上患者喜爱的壁画，摆放适量的鲜花，以利于调动患者积极良好的情绪，焕发出对生活的热爱。

（3）专人看护　对于严重抑郁症患者，有自杀倾向者，应做到不离视线，必要时经解释后予以约束，以防意外。尤其在夜间、凌晨、午间、节假日等人少的情况下，要特别注意防范。

（4）工具及药物管理　自杀多发生于一刹那，应做到认真仔细检查不留死角。尤其保管好刀剪、火柴、绳子、玻璃等危险物品，以防患者利用其作为自杀工具。妥善保管好药物，以免患者一次性大量服用，造成急性药物中毒。

【健康指导】

1. 疾病知识指导　结合老年人的身体状况，用简洁明了的语言向患者及家属讲解疾病发生的原因、临床表现、治疗方法及相关护理知识。密切观察药物不良反应，家属监督用药，做好患者的安全管理。

2. 生活指导

（1）不脱离社会　老年人要正确对待现实，合理安排生活，培养兴趣爱好，与社会保持密切联系，常动脑，勤学习，并参加丰富多彩的集体活动，如跳舞、下棋等，以提高生活的情趣。

（2）鼓励老人与子女同住　老年人与子女同住可以在生活上得到细致的照顾并在精神上得到满足。温馨的家庭环境有助于预防和缓解老年期抑郁症。

（3）遵医嘱服药　为保证治疗效果，降低复发率，要耐心说服患者不可随意增减药物，更不可因药物不良反应而中途停服。

（4）家庭护理指导　饮食应保证营养成分的供应，多吃高蛋白、高维生素的食物，如牛奶、鸡蛋、瘦肉、豆制品、水果、蔬菜，少吃糖类、淀粉类、煎炸类食物。保证充足睡眠。良好的家庭干预是预防复发的重要因素，指导患者及家属观察病情变化、疾病特点，发现问题及时与医院联系。

3. 康复指导　建立良好的生活方式，避免过度劳累和紧张，家属做好心理疏导，也可结合中医针灸疗法，如针刺印堂、百会、大椎等穴位，以达到治疗的目的。

二、老年期痴呆患者的护理

痴呆是指因器质性疾病引起的一组严重认知功能缺陷或衰退的临床综合征，以缓慢出现的智能减退为主要表现，伴有不同程度的人格改变。

老年期痴呆是发生于老年期的以痴呆为主要表现的一组慢性精神衰退性疾病。老年期痴呆包括阿尔茨海默病（Alzheimer disease，AD）、血管性痴呆（vascular demenfia，VD）及混合性痴呆等。目前认为，老年期痴呆是由于慢性或原发性大脑结构的器质性损害引起的高级大脑功能障碍的一组症候群，是患者在意识清醒的状态下，出现的持久的、全面的智能减退，表现为记忆力、计算力、认知能力、注意力、抽象思维能力、语言功能减退，情感和行为障碍，后天获得的知识丧失，工作和学习能力下降或丧失，独立生活的能力丧失。随着寿命的延长、老龄人口数量不断增加，老年期痴呆的患病率也在逐年增加，给许多家庭带来巨大的痛苦，同时也为整个社会带来经济负担。老年期痴呆中最常见的是阿尔茨海默病，也是难以治愈的痴呆类型。本节主要讲解阿尔茨海默病的护理。

阿尔茨海默病是一种发生在老年和老年前期的一种病因未明、以进行性认知功能障碍和行为损害为特征的中枢神经系统退行性病变。临床表现为记忆障碍、失语、失用、失认、定向力障碍、抽象思维和计算力损害以及人格和行为改变等。AD 患者认知功能衰退是不可逆的，治疗困难，目前认为采用综合治疗（非药物治疗、药物治疗、并发症支持对症治疗）和生活护理有可能减轻病情和延缓发展的作用。

【护理评估】

1. 健康史

（1）是否有高龄及性别因素　流行病学调查已经证实，阿尔茨海默病的患病率随年龄的增长而增加，特别是 65 岁开始，患病率呈急剧上升趋势，女性的发病率稍高于男性。

（2）是否有遗传因素　据国外研究表明，遗传是 AD 的主要病因之一，家庭中有患阿尔茨海默病的患者其直系亲属的患病的概率增加。家族性 AD（familial alzheimer's disease，FAD）包括两种类型：早发型 FAD 和晚发型 FAD，早发型 FAD 与第 21、14、1 号染色体存在基因异常有关，晚发型 FAD 与第 19 号染色体载脂蛋白 $\varepsilon4$（Apo E$\varepsilon4$）存在基因异常有关。

（3）是否有神经递质乙酰胆碱含量的降低　其影响记忆功能、认知功能、调节和神经保护的功能。

（4）是否有不良的个人行为及生活方式　良好的生活习惯可延缓衰老。流行病学研究表明，规律的生活、适当的脑力活动、对新鲜事物充满好奇、兴趣爱好广泛、均衡的营养有助于降低患 AD 的风险。相反离群独居、不参加社交活动、缺乏体力及脑力锻炼的人患 AD 的风险加大。

（5）是否文化水平低　阿尔茨海默病的患病率与接受教育程度有关，文化程度越低、从事越简单工作的人患病风险越高。

（6）是否有躯体疾病　甲状腺功能低下、免疫系统疾病、头部外伤、癫痫等与 AD 的发生有一定关系。

（7）是否有铝的蓄积　随饮食摄入大量的铝是 AD 发生的重要危险因素。

AD 的发病机制假说：最为普遍的假说是 β - 淀粉样蛋白级联假说。Aβ42 蛋白增加并形成寡聚体（淀粉样斑块），对神经细胞具有直接毒性且可破坏神经递质传递。另一个特征则是神经纤维缠结（NFT），由不溶性 Tau 蛋白所致。过度磷酸化的 Tau 蛋白可损伤轴突，与淀粉样斑块相比，神经纤维缠结与神经元丢失及认知功能损坏的关系更为密切。

2. 身体状况　该病起病缓慢或隐匿，患者及家属常常说不清何时发病。多见于 70 岁以上的老人，也有少数患者是在躯体疾病、外伤或精神受到刺激后症状迅速体现。女性多于男性。一般发现已是中期，一旦确诊大多数在 7～10 年死亡，症状进行性加重。主要表现为记忆障碍、行为障碍和精神症状，日常生活能力的逐渐下降。根据病情变化，可分为以下三期。

第一期（健忘期）　发病 1～3 年，为疾病早期。①首发症状为近期记忆减退，表现为刚发生的事、说过的话不能记忆，忘记熟悉的人名，但对远期记忆相对清楚；②判断能力下降，复杂问题处理困难，表现为对事物无法进行分析、思考、判断；③语言能力下降，命名困难，如近期接触过的人名、地点和数字无法用语言表达出来；④出现时间定向障碍，空间定向困难，表现为对所在的场所和人物能做出定向，对所在地理位置定向困难；⑤情绪不稳，波动较大；⑥情感淡漠，易激惹或悲伤，活动减少、自私、孤僻、对周围环境兴趣减少、敏感多疑。

第二期（混乱期）　发病 2~10 年，为疾病中期。①学习和回忆能力丧失，远期记忆力受损，但未完全丧失；②时间、空间定向障碍加重，常去向不明或迷路，甚至出现神经症状如失语、失用、失认、失写、计算能力丧失；③注意力无法集中；④自理能力下降，不能独立进行室外活动，如穿衣、个人卫生等方面需要别人的协助；⑤情感冷漠，甚至对亲人漠不关心，言语粗暴，无故打骂家人，行为不顾社会规范，不知整洁，随地大小便；⑥行为紊乱，如精神恍惚，无目的徘徊，甚至出现攻击行为等。此期是本病护理照管中最困难的时期。

第三期（严重痴呆期）　发病 8~12 年，为疾病晚期。①生活已完全不能自理，大小便失禁；②严重记忆力丧失，仅存片段的记忆；③无自主运动，呈现肢体僵直，查体可见锥体束征阳性，存在某些原始反射，最终昏迷，一般死于感染等并发症。

3. 辅助检查

（1）影像学检查　对于 AD 患者，CT 或 MRI 显示脑皮质萎缩明显，脑室扩大，特别是海马及内侧颞叶萎缩，且进行性加重；正电子发射体层摄影（PET）、单光子发射计算机断层摄影术（SPECT）可见顶叶、颞叶和额叶尤其双侧颞叶的海马区血流和代谢降低。PET 可见脑内的 Aβ 沉积。PET 对 AD 病理学诊断有极高的敏感性和特异性，已成为一种实用性较强的工具，尤其适用于 AD 与其他类型痴呆的鉴别诊断。

（2）脑脊液　可发现 β - 淀粉样蛋白 42（$A\beta_{42}$）蛋白水平降低，总 Tau 蛋白和磷酸化 Tau 蛋白增高。

（3）脑电图　早期主要是波幅降低和 α 波节律减慢，少数患者早期就有 α 波明显减少，甚至完全消失，随病情进展，可出现广泛的 θ 活动，以额叶、顶叶明显。晚期表现为弥漫性慢波。

（4）基因检查　有明确家族史的患者可进行 APP、PS1、PS2 基因检测。

（5）心理测验　常用简易精神状态检查量表（mini-mental state examination，MMSE）、长谷川痴呆量表，可用于筛查痴呆；韦氏成人智力量表可进行智力测查；韦氏记忆量表和临床记忆量表可查记忆。国际痴呆研究小组最新研制的 10/66 诊断程序是一个不受教育程度影响、敏感度较高的诊断工具。

4. 心理 - 社会状况

（1）心理方面　患者由于记忆、认知功能障碍大多数时间限制在家里，除非家人陪同外出，常常感到寂寞、孤独、羞愧甚至抑郁，从而产生自杀行为。

（2）社会方面　痴呆患者病程长、自理能力下降、人格障碍，需家人付出大量的时间和精力进行照顾，给子女带来很大的烦恼，也给社会添加了负担，有些家属开始失去信心，甚至冷落、嫌弃老人。

【护理诊断】

1. 自理缺陷　与认知功能障碍有关。

2. 记忆受损　与记忆进行性减退有关。

3. 睡眠型态紊乱　与白天活动减少有关。

4. 语言沟通障碍　与思维障碍有关。

5. 照顾者身心疲惫　与老人病情进行性加重有关。

6. 有自杀的危险　与老人外出活动减少有关。

【护理措施】

护理的总体目标是最大限度地发挥痴呆者的记忆力和沟通能力，提高日常生活自理能力，减少问题行为。阿尔茨海默病重在预防，早期治疗已知的血管病变和防止卒中危险因素。具体护理措施如下。

1. 心理护理

（1）关爱老人　应主动与老人交流沟通，说话要缓慢，简单明了，多关心老人，不能歧视老人，聊天时耐心倾听，鼓励家人多陪伴老人，如外出散步，或参加一些学习和力所能及的社会、家庭活动，使其感到家庭的温馨和生活的快乐。当遇到老人情绪悲观时，应耐心询问原因，给予解释，以恢复其正常情绪。

（2）维护老人的自尊　痴呆患者最需要的是安全的环境，生活中要尊重患者的人格，不要伤害患者的自尊心，更不能嘲笑患者的病态，尽量满足老人合理的需求，经常用抚摸动作和亲切的话语给予关心和爱护，多鼓励、表扬、肯定患者在自理和适应方面作出的任何努力。

2. 日常生活护理

（1）穿衣　为患者选择柔软舒适宽松的内衣，最好是选纯棉的，以免化学纤维对老人皮肤造成不适；选择不用系鞋带的鞋子，并以舒适为主；尽量不使用拉链，最好用按扣或布带代替，防止拉链拉伤患者；说服患者接受合适的衣着，并按穿着的先后顺序叠放，不要与之争执，慢慢给予鼓励让其接受。

（2）饮食护理　进餐前，协助患者清洗双手，可使用一些特殊的碗筷，以减低患者使用的困难，避免使用铝制炊具及食用含铝的食物，以免加重病情；进食时，如果患者同意，可以带上围嘴布防止把衣服弄脏；进食应定时定量，选择软滑、小块的食物，避免过多、过快和过急，应将固体和液体食物分开，以免患者不加咀嚼就把食物吞下而可能导致窒息；进食后，应给予少许开水，以防食物残渣留在口腔内，以保持口腔内清洁。饮食应给予易消化又富含营养的食物，以保证摄入足够的维生素、蛋白质和矿物质，注意控制含嘌呤较多的食物，如瘦猪肉、牛肉、动物的内脏、海味食物、豆类以及香菇等，可多食用益智的食物，如坚果类。患者时常分不清自己是否喝过水，就会不停地喝水，护理人员要控制饮水量和水温。如有义齿，护理人员必须安装正确并每天清洗。

（3）居住　居室要宽敞、整洁、设施简单、光线充足，室内无障碍物，以免绊倒患者。地面要防滑，床边要有护栏，刀、剪、药品、杀虫剂等危险物品要收好，煤气、电源等开关要有安全装置，不要让患者随意打开。睡觉前让患者先上厕所排空大小便，可避免半夜醒来；根据患者的具体情况，白天适当让他们做一些感兴趣的活动及简单的家务，不要让患者白天睡得太多；给予患者轻声安慰，必要时给予轻音乐，帮助患者入睡；如果患者昼夜不分，可陪伴患者一段时间，再劝说其入睡，必要时可给予"安定"助眠。

3. 用药护理　痴呆患者需要长期服用药物，目的在于改善认知功能，控制伴发的精神症状，延缓疾病进展，以口服为主。改善认知功能药物按药理作用可分为作用于神经递质的药物、脑血管扩张剂、促脑代谢药等。控制精神症状类药物有抗焦虑药、抗抑郁药、抗精神病药。作用于神经递质的药物，如胆碱酯酶抑制剂多奈哌齐（donepezil）等在疾病的早期阶段可暂时改善学习记忆功能，银杏制剂可改善AD患者的记忆丧失与其他症状。照料老年痴呆患者服药应注意以下几点。

（1）全程陪伴　痴呆老人常常忘记吃药、吃错药，或忘记了重复服用，所以老人服药必须认真仔细检查，服用时必须有人在旁陪伴，帮助患者将药全部服下，以免遗忘或错服。痴呆患者常常不能接受自己有病，或者因幻觉、多疑而认为给的是毒药，所以常常拒绝服药。需要耐心说服并向患者解释，可以将药研碎拌在汤中吃下；对拒绝服药的患者，一定要亲眼看着患者把药吃下，让患者张开嘴，观察是否咽下，防止患者在无人看管时将药物吐掉。

（2）重症患者服药　对于吞咽困难的患者不宜服用药片，尽量研碎后溶于水中服用；昏迷的患者通过胃管注入药物。

（3）药品管理　服药后将剩余药品整理好存放到安全的地方，防止患者误服、多服、乱服而导致中毒。对伴有抑郁症、幻觉及自杀倾向的患者，一定要注意把药品管理好，放到患者拿不到或找不到的地方。

（4）药物不良反应　因认知和语言障碍，老人不能正确表述用药后的不适，照顾人员要细心观察患者有何不良反应，及时报告医师，调整给药方案。

4. 安全护理

（1）生活环境　要求环境应固定，家庭尽量避免搬家，当患者要适应一个新地方时，最好能有他人陪伴，直至患者熟悉消除不安。

（2）外出管理　老人外出活动或散步时应有家人陪同，可为患者制作写有姓名和家属联系电话的卡片放在口袋里，或给患者配戴定位感应器，以防患者迷路走失。

（3）物品安全管理　患者常常发生跌倒、烧伤、烫伤、误服、自伤或伤人等意外。家人应将老人的日常生活用品放在容易看见的地方，减少室内物品位置的换动；地面要防滑，以防跌伤。不要让患者单独承担家务，如使用煤气等，以免发生煤气中毒、火灾等意外。患者洗澡时，照顾者应把水温调到37℃以下，以防烫伤。把药品、电源、打火机、热水瓶、剪刀等危险物品放在安全不易拿到的地方。有毒、有害物品应放入加锁的柜中，以免误服中毒。尽量避免患者的单独行动，锐器、利器应放在隐蔽处或加锁，以防痴呆患者因不愿给家庭增加负担或在抑郁、幻觉或妄想的支配下发生自我伤害或伤人的危险。对于家里的危险物品，应反复向患者多次强调，以加强记忆。

（4）异常情绪处理　当不满足患者要求时，可能出现抗拒心理，要劝阻或分散其注意力。当患者不愿配合治疗护理时，不要强迫患者，待情绪稳定后再进行。当患者出现暴力行为时，保持镇定，尝试引开患者的注意力，找出原因，针对原因采取措施，防止类似事件再次发生。如果暴力表现频繁，应与医师商量，必要时给予药物控制。

5. 益智训练

（1）智力训练　通过图片、色彩、故事、物品分类及识字、计数等活动，对一些图片、实物做归纳和分类，进行由易到难、由少到多、由小到大的数字及量概念等的训练。

（2）记忆训练　包括瞬时记忆、短时记忆和长时记忆。痴呆患者的前两种记忆功能损害最大。家人应经常向患者询问刚刚发生过的事情，比如刚刚谁来了、吃过什么、看过什么电视，鼓励老人回忆过去的生活经历，帮助其认识目前生活中的人和事，以巩固患者远期记忆，加强近期记忆，进而提高患者的认知能力，延缓智能衰退。家人可制作卡片，设立提醒标志，帮助患者记忆。

（3）体能训练　很多老年性痴呆患者不出门，长此以往对改善病情无益。可进行散步、爬山、打太极、做保健操、跳交谊舞、室内活动四肢等，做力所能及的家务，促进体能恢复。

（4）情感障碍训练　对情感障碍的患者应反复进行强化训练，多给予信息及语言刺激训练，对患者关心、体贴，多与其交流沟通，寻找患者感兴趣的话题；对思维活跃及紊乱的患者，可改变话题方向，分散其注意力，保持情绪平稳使思维恢复至正常状态。

（5）娱乐爱好训练　通过唱歌、跳舞等活动增加老年人之间沟通和联系，舒缓情绪，活跃大脑功能，改善自我封闭状态。

（6）语言能力训练　对老年性痴呆患者来说，语言功能受损是个严重问题。一定要鼓励患者多交流、多表达，以修复语言能力。

（7）社会适应能力训练　根据老年患者个体的身体机能特点，针对日常生活中可能遇到的问题，训练老人自行解决，如日期、时间概念，生活中必须掌握的常识，应在日常生活中结合实际训练。

【健康指导】

1. 疾病知识指导　为老人及家属讲解疾病的发生、发展与治疗、护理过程。密切观察药物不良反应，家属监督用药，做好患者的安全管理。

2. 生活指导

（1）要养成良好的生活习惯 改变不良生活习惯，限制吸烟、饮酒、控制体重。应保证营养均衡，食物品种多样化，多吃富含锌、锰、硒的健脑食物，适当补充维生素E；起居规律，充足睡眠，保证每天睡眠不少于8小时；戒烟限酒，多吃绿叶蔬菜和水果；积极防治各种慢性疾病，如糖尿病、高血压、动脉粥样硬化、高脂血症等；平时应加强锻炼，增强体质，选择一些适合老年人的体育锻炼，如散步、打太极拳、游泳、玩棋牌等；培养老年人的兴趣爱好，广泛交友，保持心情舒畅，摒弃"老而无用"等观念。

（2）勤用脑，多思考 调查发现，学习能增加大脑神经细胞间的信号传导，增加神经突触的数量，文化程度越高的人相对来说患病率就越低。所以，需劳逸结合，活到老学到老，不断接受新的信息，使思维常处于活跃状态，从而促进脑细胞代谢，减缓脑功能衰退的进程。

（3）关爱老人 家人应多给老人以关爱，时常陪老人聊天、散步，对老人丢三落四、物品总放错、说话不理解等情况需理解包容。排除焦虑情绪。如发现有异常症状及早带老人去医院检查。

（4）炊具选择 尽量不用铝制炊具，过酸过咸的食物在铝制炊具中存放过久，就会使铝进入食物而被吸收。

3. 康复指导 子女配合医生利用个性化的认知锻炼方式，使生活尚可自理的父母维持病情，延缓病情发展。也可应用中医特色治疗方法，如按摩、针灸或艾灸某些穴位，如神阙、气海、关元，命门、大椎、肾俞、足三里等，均有补肾填精助阳、防止衰老和预防痴呆的效果，大量研究表明按摩太阳、神庭、百会、四神聪等穴位可有效提升认知功能或延缓认知功能的衰退。

目标检测

答案解析

1. 简述老年人空巢综合征的预防和护理要点。
2. 老人年常见心理问题包括哪些？
3. 老年抑郁症的发病原因有哪些？
4. 如何预防老年性痴呆？
5. 如何保证老年性痴呆患者的安全？
6. 老年人心理活动特征包括哪些？

（邓科穗 陈 莉）

书网融合……

本章小结

微课

题库

第六章　老年人的日常生活护理

PPT

📖 **学习目标**

知识要求：

1. 掌握　老年人的饮食与排泄；休息与活动；老年人的清洁卫生、衣着要求；老年人跌倒、疼痛及压力性损伤等问题的护理；老年人安全保护措施。

2. 了解　老年人日常生活护理的注意事项。

技能要求：

1. 能正确指导老年人的饮食与营养；休息与活动；安全性保护。

2. 能识别老年人跌倒、疼痛及压力性损伤等问题的相关护理措施。

3. 能为老年人排泄异常等问题实施整体护理。

素质要求：

护理人员要以高度的责任感关注老人，不论其地位高低，都应一视同仁，以充分的爱心、耐心对待老人，全身心地投入到老年人的护理过程中。

第一节　老年人的饮食与排泄

⇒ **案例引导6.1**

案例： 姚某，65 岁，男，丧偶，子女均在国外。去年退休。退休前为一家杂志社的编辑。除外出购物，不爱活动。白天大部分时间在家看书报或电视节目。喜欢吃肉，不爱吃蔬菜，嗜辣。最近一次体检是在一个月前。检查结果显示，除血脂偏高外，无其他异常。最近一段时间自觉排便困难，每周排便 2～3 次，大便干结，自己曾到药房购买酚酞片服用，但自觉效果不佳，食欲略有下降，故前来就诊。

讨论：

1. 根据现有资料，考虑姚某出现了什么问题？其原因是什么？

2. 应该如何帮助其纠正？

一、饮食与营养

饮食与营养是维持生命和健康的基本需要，随着年龄增长，老年人机体各种生理功能减退，都可能直接或间接影响营养的吸收以及对体内毒素、代谢产物的排泄。因此，改善饮食和营养，对于维护老年人的身体健康至关重要。

《中国居民膳食指南科学研究报告（2021）》指出：近年来，老年人膳食和营养状况得到了明显改善，但老年人群存在的营养与健康问题也不容乐观。一方面，有一部分老年人存在能量或蛋白质摄入不足，维生素 B_1、维生素 B_2、叶酸、钙摄入不足的比例均高于 80%，80 岁以上高龄老年人低体重率为

8.3%，贫血率达到10%，农村老年人营养不足问题更为突出。另一方面，由于膳食不平衡造成老年人肥胖以及营养相关慢性疾病问题依然严峻，老年人肥胖率为13.0%，高血压患病率近60%，糖尿病患病率近15%。亟需重视老年人的健康状况，实施老年营养支持策略，增强体质和抵御疾病的能力，避免疾病的发生，提高老年人的生存质量。

（一）营养需求

1. 碳水化合物 碳水化合物是我国居民膳食能量的主要来源，随着年龄增长，人体的糖耐量降低，胰岛素分泌减少，对血糖的调节作用减弱，容易发生高血糖，故老年人不宜摄入过多的碳水化合物，每日碳水化合物的供给以占总热量的50%~65%为宜。但应注意，日常能量摄入不足也会导致各种营养不良问题的发生。研究发现，我国65岁及以上居民中超过半数的老年人碳水化合物摄入不合理，主要问题是碳水化合物摄入不足，供能比低于50%。

2. 蛋白质 蛋白质能维持机体的正常代谢，增强机体对疾病的抵抗力，还与骨骼肌健康及功能密切相关。随着年龄增加，肌肉力量和肌肉功能会呈现衰减趋势，老年人需要足量的蛋白质来补充组织蛋白的消耗，但由于其体内的胃胰蛋白酶分泌减少，过多的蛋白质可加重老年人的消化负担，因此蛋白质的摄入原则应该是优质少量，应尽量保证优质蛋白占蛋白质摄入总量的50%以上。国外研究发现，老年男性每餐蛋白质摄入量为30~35g，老年女性每餐蛋白质摄入量为35~50g时，将有助于维持更好骨骼肌力量与身体机能。《中国居民膳食指南（2022）》中建议老年人每日应吃足量的肉、鱼、禽、蛋，增加奶制品和大豆及其制品的摄入量，保证从膳食中获取足量优质蛋白质。对于部分无法从膳食中获取充足蛋白质的老年人，可选择医用营养品或蛋白粉，以保证肌肉蛋白质的合成，增强肌力。

3. 脂肪 《中国居民膳食指南（2022）》指出，成年人脂肪的摄入量应以占总能量的20%~30%为宜，饱和脂肪酸的供比不应超过10%，胆固醇的摄入量不得超过300mg。老年人新陈代谢减慢，耗热量降低，脂肪组织所占比例增加，故控制老年人对膳食脂肪的摄入量非常必要，尤其是控制饱和脂肪酸和胆固醇的摄入。脂肪摄入过量不仅会导致肥胖，而且会增加心脑血管疾病发生的危险。近年来，我国居民的脂肪供能比持续增加，老年人脂肪摄入量过多，大大增加了肥胖、冠心病、糖尿病和肿瘤等慢性疾病的患病风险。因此，关注老年人的脂肪摄入问题是降低膳食脂肪、预防慢性疾病的重要手段。

4. 无机盐 无机盐又称矿物质，是构成机体组织的重要成分，与骨质疏松症、肾脏疾病、心脑血管疾病等具有密切关系。老年人由于钙的吸收率降低，钙的利用和储存能力变差，容易出现钙代谢的负平衡，往往会导致骨质疏松的发生。因此，老年人应多进食含钙丰富的食物，并增加户外活动，以促进钙的吸收。由于老年人味觉功能下降，往往喜欢偏咸的食物，容易引起钠摄入过多但钾不足，钾的缺乏则可使肌力下降而导致人体有倦怠感。因此，保证无机盐的正常供给将有助于维持人体稳定的内环境。

5. 维生素 足量的维生素D对于维持骨密度、预防骨折非常重要；B族维生素对于保护心血管系统、改善脂质代谢以及延缓衰老具有特殊意义，B族维生素摄入不足会影响老年人的心血管功能，导致认知能力下降和痴呆；维生素E具有抗氧化和延缓衰老的作用。此外，还应合理补充铁、锌等微量元素，保证老年人各种维生素的摄入量充足。

6. 膳食纤维 膳食纤维存在于蔬果、坚果、谷物等食物中，对于改善肠道功能、降低血糖和胆固醇、控制体重、预防肠道恶性肿瘤而言具有重要意义。流行病学研究显示，高膳食纤维摄入量可降低老年人患多种慢性炎症性疾病的风险。膳食纤维在老年人健康饮食中的作用越来越受到重视。德国的研究人员发现，膳食纤维与中老年人的骨骼关节健康以及肌肉强度存在某种关联；美国的一项横断面研究指出，在40岁的人群中，较高的膳食纤维摄入量与更好的体质、糖稳态以及骨骼肌质量和力量相关。因此，增加膳食纤维摄入量可能是预防衰老相关的骨骼肌问题的可行策略。

7. 水分 水是人体物质代谢的载体，具有保障机体细胞代谢、维持体液正常渗透压及电解质平衡、调节体温等作用，因此，老年人要重视饮水。随着年龄增长，人们需要喝更多的水来弥补体温调节变化。老年人由于机体含水量降低、渴觉中枢敏感性下降以及肾功能减退等原因，若不能及时补充水分，容易引起电解质失衡、脱水等现象。德国的研究者建议，不管是否口渴，老年人都应该适量摄入更多水分来补偿体温调节。《中国居民膳食指南（2022）》中推荐的中老年每日饮水量为 1.5～1.7L。西班牙的研究人员也建议 65 岁以上老年人每日饮水量应在 1.5～2L 之间，但强调老年人应避免摄入过多水分而使血容量剧增，加重心肾负担。

（二）影响老年人营养摄入的因素

1. 生理因素　机体在老化的过程中往往会伴随感觉功能降低，出现咀嚼、吞咽反射功能、消化能力下降等问题。感觉功能降低使老年人嗜好味道浓重的菜肴，特别是摄入过多的盐和糖，对健康不利；咀嚼、吞咽反射功能的下降可能会导致膳食营养素摄入不足；消化吸收能力的下降则会影响对摄入食物的吸收利用，容易发生便秘、腹胀、食欲减退等。此外，老年人容易患各种口腔疾病，例如牙齿脱落、口腔溃疡、假牙不适、下颌疼痛等，均可影响营养的摄入。

2. 心理因素　孤独、情绪低落以及精神状态异常均会影响老年人的进食行为；排泄功能异常而又无法自理的老年人，有时考虑到照顾者的辛苦，往往会自己控制饮食的摄入量。

3. 疾病因素　自身疾病是影响食物摄入及消化吸收的重要因素。特别是患有消化道疾病、糖尿病及骨质疏松症等疾病的老年人，很容易感到食欲不振而影响进食的积极性，从而导致营养物质的摄入不足。患有阿尔茨海默病的老年人，因逐渐失智，容易对吃饭失去兴趣和期待，可能会产生饮食过量、过少或异食等行为，若无照顾者约束则会使其营养状况越来越差。此外，长期服用某种药物的老年人也可因药物的不良反应而导致营养不良的发生。

4. 社会因素　老年人的经济条件、社会地位、生活环境以及认知水平均会影响营养的摄入。经济条件受限可导致老年人的饮食种类与数量减少。研究发现，我国农村老年人膳食结构不合理的现象较为严重，特别是蛋白质的摄入量不足。文化程度高的老年人往往具有良好的饮食习惯；营养学知识缺乏可导致老年人偏食或反复食用同一种食物，容易造成营养失衡；受传统习俗、陈旧观念以及宗教信仰影响的老年人可能会在饮食上限制自己的需求，从而影响身体健康。

（三）老年人饮食原则

1. 平衡膳食　老年人的膳食应多样化，做到细粗搭配、主副搭配、荤素搭配、酸碱搭配。主食中包括一定量的粗粮、杂粮，适当限制热量的摄入，每日热能摄入满足基本需要即可；脂肪比例要恰当，每日脂肪摄入量应限制在总能量的 20%～25%，尽量给予含胆固醇较少而含不饱和脂肪酸较多的食物；保证蛋白质的质与量；适时补充水分，老年人每日饮水量应控制在 2L 以内，避免饮水量过多而增加心脏和肾脏的负担；适当补充钙、磷、铁、锌、碘等微量元素；多进食新鲜的蔬果，为机体提供多种维生素、矿物质和膳食纤维。

2. 合理选择食物　老年人消化功能降低、咀嚼肌力下降，宜进食细软且易消化食物，以提高食物的消化吸收率；注意低脂、低糖、低盐、高维生素及富含钙、铁饮食的原则，应限制采用"高脂肪、高盐、高糖"的方法加工的食物，如糖果类、水果罐头、蜜饯、炼乳、甜饮料等。

3. 保持良好习惯　老年人应保持规律的饮食习惯，做到定时定量、少食多餐，进食宜缓，要避免暴饮暴食或过饥过饱；食物温度要适中，过热或过冷容易损伤消化道黏膜而诱发疾病；老年人储存肝糖原的能力变弱，对低血糖的耐受能力差，容易饥饿，可在两餐之间适当增加点心。

（四）老年人的饮食护理

1. 烹饪要求　应结合老年人的自身状况合理烹饪食物，满足不同个体的饮食需求。对于味觉、嗅觉等感觉功能低下的老年人，饭菜应经常变换花样，注意食物的色、香、味，可用醋、姜、蒜等调料来刺激食欲，使之适合老年人的口味，但应注意避免使用过多的盐和糖；对于咀嚼、消化功能低下的老年人，蔬菜要细切，肉类可制成肉末，宜采用煮或炖的方法，必要时可捣碎，尽量使食物变得松软而易于吞咽和消化；对于吞咽功能低下的老年人，应掌握合适的进食量与进食速度，保证进餐的安全性，以免造成憋呛或误吸，尽量避免或减少进食一些黏稠度极高的食物，如汤圆、年糕、糍粑等。

2. 进食护理

（1）一般护理　餐厅要定时通风，保持空气新鲜无异味；尽量让老年人与家人共同进餐，并鼓励其自行进食；对于卧床患者，根据病情采取相应措施，可使用床上餐桌等辅助工具进餐；不能自行进食者，应由照顾者协助喂饭，但要尊重其生活习惯，掌握适当的喂饭速度并与老人相互配合。

（2）上肢功能障碍老年人的护理　老年人上肢患有麻痹、变形、挛缩、肌力低下、震颤等功能障碍时，可能导致用餐困难，可选用老年人专用餐具，尽量维持老年人自行进餐的能力。

（3）视力功能障碍老年人的护理　对于视力障碍的老年人，照顾者首先应告诉老年人餐桌上食物的种类和位置，并协助其用手触摸确认，注意进餐速度不宜过快。视力障碍的老年人可能会因看不到食物而引起食欲减退，因此，食物的味道尤为重要。还可让老年人与家人或他人共同用餐，制造良好的进餐氛围，以增进其食欲。

（4）吞咽功能低下老年人的护理　吞咽功能低下的老年人容易发生食物误吸入气管，尤其是长期卧床的老年人。因此，进餐时应选择合适的体位，一般采取坐位或半坐位比较安全，偏瘫老年人可采取健侧卧位。进食过程中照顾者应时刻观察，防止发生意外。老年人的唾液分泌相对减少，口腔黏膜的润滑作用减弱，可在进餐前先喝水少许湿润口腔，对脑血管障碍及神经功能失调老年人更要如此。

二、排泄

排泄是维持健康和生命的必要条件，而排泄行为的自立则是保持人类尊严和社会自立的重要条件。机体在老化的过程中往往会伴随胃肠及膀胱功能的下降，发生有关排泄的健康问题，如便秘、腹泻、尿潴留、大小便失禁等现象。排泄问题会对老年人的身体健康、生活质量等方面产生负面影响，同时也给照护者带来压力，因此，护理人员应重视老年人的排泄问题，要体谅老年人，尽力给予帮助。

（一）如厕的护理

卫生间是老年人使用频率较高的空间，同时也是发生各种意外伤害的高危区域，因此，老年人如厕的安全防护与注意事项应当引起我们重视。基本的原则就是降低安全风险，并给予他们自由、尊重与体面。厕所不宜选择内推门，门应向外开或选择平移门，便于突发情况的及时救护；厕所内有必要设置呼叫器，并安置在容易接触的地方；卫生间地面应保持干燥，必要时可放置防滑垫或考虑做地面防滑处理，避免老年人滑倒；宜选用坐式马桶，并根据坐便器的位置及使用者习惯设置扶手，以便于老年人蹲坐和起身；对于患有骨关节疾病或术后康复的老年人，可以考虑增高坐便器或提供垫脚的凳子；对于患有高血压、冠心病、脑梗死等心血管疾病的老年人，用力屏气排便可诱发心绞痛、心肌梗死及脑溢血等，上厕所时最好有人陪伴，并做好健康教育，指导其勿用力排便，大便时宜取坐位，便后站起时应缓慢，以防发生猝死等意外事件。

（二）便秘的护理

便秘表现为排便次数减少、粪便干结和（或）排便困难，在老年群体中发生率较高。研究发现，我国60岁及以上老年人群慢性便秘的发生率为15%～20%，70岁以上为23%，80岁以上可达38%，接受长期照护的老年人中，慢性便秘的发生率甚至高达80%；国外研究指出，60岁以上的人群中有30%～40%的人会受到慢性便秘的影响，活动量减少以及不合理用药可能是导致其发生的主要原因。由此可见，便秘已成为影响老年人健康状况不容忽视的问题，应及时防治。针对便秘发生或可能发生的原因及临床表现，可采取以下护理措施。

1. 积极治疗原发病 尽量减少或解除便秘的诱发因素。

2. 改进生活方式 老年人应形成科学合理的饮食结构，多进食新鲜的蔬菜瓜果和粗粮谷物，确保摄入充足的膳食纤维，以增强胃肠蠕动；养成定时和主动饮水的习惯，不要在感到口渴时才饮水，每日饮水量以 1.5~2L 为宜；避免久坐，坚持适度的活动锻炼，以安全、不感觉劳累为原则。

3. 建立规律的排便习惯 应为老年人提供良好的排便环境，以满足其私密空间的需求；指导老年人定时排便，形成条件反射；对于无法蹲位排便的老年人，可于双脚下放置小板凳；对于卧床或坐轮椅的老年人，可做肢体活动，并定时翻身和进行腹部按摩。

4. 药物治疗 经调整生活方式仍无法改善的便秘患者，可遵医嘱使用通便药物治疗。

5. 健康教育 根据老年人产生便秘的不同原因，进行针对性的健康教育。

（三）大便失禁的护理

大便失禁（fecal incontinence，FI）通常是指患者不能自主控制固体或液体粪便，粪便不时地流出。在老年人、重危患者及瘫痪卧床的患者中具有较高的发生率。老年人的肛门括约肌松弛，容易发生大便失禁，且通常伴随便秘或小便失禁。国外研究表明，大便失禁在全球的患病率为 4.4%~50%，且男性患病率高于女性。我国的调查数据显示，农村地区的老年人大便失禁的患病率较高。大便失禁患者常因肛门会阴区长期潮湿不洁，污染衣裤、床单等而影响生活质量，不仅给患者带来严重的心理压力，而且造成极大的家庭负担与社会负担。因此，如何减少老年人大便失禁的发生频率，提高患者生活质量，是我们亟待解决的重要问题。针对大便失禁发生或可能发生的原因及临床表现，应采取以下护理措施。

1. 积极治疗原发病 必要时遵医嘱对症处理。

2. 饮食护理 饮食做到定时定量，不可忽多忽少；注意饮食质量，给予清淡、易消化食物，多吃新鲜的水果与蔬菜，鼓励患者多饮水，每日饮水量以 1.5~2L 为宜；腹泻时因机体大量水分丢失，易造成水及电解质紊乱，应保持适当休息，并积极查找引起腹泻的原因，及时治疗。

3. 皮肤护理 积极采取预防性措施，发现臀部有发红现象时，可涂凡士林或氧化锌软膏等，夏天可酌情使用爽身粉；保持皮肤干燥，便后及时清洗会阴及肛门周围皮肤；稀便流出不止者，可用纱布堵住肛门口；保持被褥清洁干燥，污染的被褥及时更换。

4. 心理护理 根据患者的疾病进展、个性以及需求等提供相应的支持，满足其对疾病相关知识和对物质情感方面的需求；尊重和理解患者，给予他们精神上的支持，及时处置大便失禁的困窘，帮他们渡过难关；及时肯定患者的进步，增加其信心，促使其以乐观的心态积极配合治疗和护理，提高其自我价值感。

5. 健康教育 了解每位患者的背景及心理状况，制定有效的健康教育计划和实施措施，采用多种形式对老年人进行指导。

（四）尿失禁的护理

尿失禁（urinary incontinence，UI）是指任何情况下尿液不自主地流出，是老龄化过程中不可避免的现象，是导致老年人功能丧失和不能自理的重要原因之一，尤其是在老年女性中具有较高的患病率。文献报道显示，中国成年女性尿失禁的患病率高达 31%，大多集中在中年和老年妇女。尿失禁容易引起泌尿道反复感染，严重者可影响肾功能；尿失禁使皮肤暴露于尿液所致的损伤中容易产生刺激性皮炎、阴部湿疹和溃疡等；尿失禁会引起身体异味，使老年患者产生自卑、压抑、忧郁等情绪，严重影响老年人正常的社交生活，并增加了照料者负担。因此，做好尿失禁老年人的日常护理尤为重要。

1. 皮肤护理 做好日常皮肤护理，每日用温开水清洗皮肤；保持皮肤清洁干燥，勤换衣裤和床单，并在太阳下照晒；对于重度尿失禁患者，建议使用成人尿不湿，或者在床上铺橡胶单和中单；根据老年患者的皮肤状况，积极采取措施防止压力性损伤的发生。

2. 重建排尿功能护理 根据尿失禁的类型与严重程度采取适合的方法指导或协助老年患者重建排尿功能。

（1）观察患者的排尿反应 建立排尿习惯，定时使用便器，确定初始排尿频率，以后逐渐延长排尿时间，促进排尿功能的恢复。

（2）盆底肌训练 《2014 版中国泌尿外科疾病诊断治疗指南》推荐的盆底肌锻炼方法如下：持续收缩盆底肌 2~6 秒，松弛 2~6 秒，如此反复 10~15 次为一组，每天锻炼 3~8 组，持续 8 周以上或更长。

3. 留置导尿的护理 长期尿失禁的患者应进行留置导尿术，定时夹闭或开放尿管以引流尿液，锻炼膀胱肌张力，恢复膀胱储存尿液的功能。

4. 心理护理 家属应鼓励老年患者积极应对尿失禁，给予心理支持，帮助其树立信心，消除自卑心理；对于长期卧床的患者，通过改善排尿环境、保护隐私、加强生活护理等方式缓解其不良情绪。

（五）尿潴留的护理

尿潴留是指尿液潴留在充盈的膀胱内不能自行排出，往往是在排尿困难的基础上进一步发展而来，是泌尿系统疾病常见的伴随症状。机械性梗阻所致的尿潴留应给予对症处理，非机械性梗阻所致的尿潴留可采取以下护理措施。

1. 环境要求 提供舒适且隐蔽的排尿环境，老年人排尿时应关闭门窗，用屏风遮挡，请无关人员回避，以保护其自尊；卧床老年人不习惯床上排尿者，应协助其采取舒适的排尿姿势，如协助坐起或抬高上身；对于因手术或病情需要绝对卧床的老年人，应有计划地训练床上排尿，预防尿潴留的发生。

2. 干预措施 利用条件反射，如听流水声或用温水冲洗会阴等诱导排尿。

3. 心理护理 给予解释和安慰，稳定老年人的心态，消除焦虑和紧张情绪。

第二节 老年人的休息与活动

→ 案例引导6.2

案例：刘某，61 岁，女，自去年退休（原为某高校教授）以来一直觉得睡眠情况不好，医院体检示无明显器质性病变。追问平时作息习惯，自诉以前工作较忙，每日睡眠时间在 7 小时左右，目前晚间睡眠时间变少，多梦，早醒，为弥补夜间睡眠的不足，现每日下午睡眠达 2~3 小时，不参加锻炼。

讨论：
1. 刘某的睡眠状况可能与哪些因素有关？
2. 采用哪些措施可有效改善刘某的睡眠状况？

一、休息与睡眠

（一）休息

休息是指在一定时间内相对地减少活动，使机体在生理和心理上得到放松，从而消除或减轻疲劳，以恢复精力。休息并不意味着不活动，有时变换一种活动方式也是休息，只有适当的休息与合理的活动相结合，才能使老年人更好地保持健康。老年人相对需要较多的休息，并应注意以下几点。

1. 休息质量 有效的休息应满足三个基本条件，即充足的睡眠、心理的放松和生理的舒适，通过卧床来限制老年人的活动可能并不能保证其处于休息状态。

2. 卧床时间 长期卧床会导致老年人的运动系统功能减弱，甚至会导致压力性损伤、静脉血栓、坠积性肺炎等并发症的发生。尤其是对于长期卧床者，应适当调整其休息方式。

3. 起床活动 老年人睡醒后不应立即起床活动，需在床上休息片刻，伸展肢体，再准备起床，以免发生体位性低血压或跌倒。

4. 视力保护 看书或看电视的时间不宜过长，应适时闭目养神来调节视力；长时间的光线刺激会引起眼睛疲劳，所以不宜离电视或电脑太近，同时注意观看的角度。

（二）睡眠

老年人的睡眠具有以下特点。

1. 睡眠时间缩短 老年人受各种生理因素的影响，如大脑皮质功能减退、新陈代谢减慢、体力活动减少等，所需的睡眠时间也随之减少。美国国家睡眠基金会建议，65 岁以上的老年人每日睡眠时间以 7~8 小时为最佳。

2. 睡眠质量下降 研究发现，躯体疾病、精神疾病、社会家庭等因素都可能影响老年人的生活节律，进而影响其睡眠质量，导致入睡困难、夜间易惊醒，醒后不易入睡等现象发生。中国睡眠研究会发布的《2021 年运动与睡眠白皮书》显示，目前，我国超过 3 亿人存在睡眠障碍，成年人失眠发生率约为 38.2%，其中老年人睡眠障碍的发生率高达 56.7%。睡眠质量下降可引发烦躁、精神萎靡、食欲减退、疲乏无力等健康问题，甚至会诱发各种疾病，对老年人的生活质量造成了严重影响。因此，充分合理的睡眠对老年人的身体健康十分重要。

3. 睡眠节律改变 相较于年轻人，老年人的深度睡眠时间明显减少，浅睡眠时间明显增加，且往往伴随睡眠时相提前的表现，如白天睡眠时间长，夜间睡眠时间少，夜间容易惊醒，醒后不易入睡，容易出现早醒等，这可能与老年人核心体温节律的变动幅度减少和时相提前有关。

（三）睡眠的一般护理

1. 全面评估 找出其睡眠质量下降的原因并及时处理。

2. 睡眠环境 维持卧室环境安静，调节光线和温度，居室要经常通风，以保证室内空气新鲜；选择软硬适中的睡床和枕头，保持床褥干净整洁，衣物松紧适宜。

3. 睡眠习惯 提倡早睡早起、保持午睡的习惯；限制白天睡眠时间并缩短卧床时间，以保证夜间睡眠质量。老年人的睡眠存在个体差异，对于已养成特殊睡眠习惯者，不可强迫其立即纠正，需多解释并进行诱导，尽量使其睡眠时间正常化。

4. 不良因素 晚餐避免进食过饱、过油腻；睡前不饮用咖啡、浓茶、酒或大量水分，并提醒老年人于睡前如厕，以避免夜尿多而干扰睡眠；使老年人保持平稳的心情，避免睡前情绪激动；卧室内留一盏夜灯，必要时床旁备有便器。

5. 用药护理 必要时可在医生指导下服用安眠药或镇静剂，避免私自停药或改变剂量。

6. 心理护理 多与老年人交谈，劝导老年人避免把精力和注意力都集中到睡眠上；不要过分计较睡眠时间的长短，以顺其自然的态度去对待睡眠；根据老年人不同的情况，采用针对性的心理支持和疏导，以安慰患者情绪，消除其焦虑感。

（四）睡眠障碍的护理

睡眠障碍是指睡眠的数量、质量、时间和节律紊乱，包括：失眠、嗜睡、睡眠异态以及睡眠节律紊乱等。长期的睡眠障碍可导致免疫力下降、记忆力下降、白天精神不支等，严重影响生活和健康。

1. 护理评估 评估老年人的病史、身体状况、心理－社会状况等，及时发现老年睡眠障碍的相关原因，有针对性地进行护理干预。

2. 一般护理 护理措施参照睡眠的一般护理。

3. 专科护理

（1）失眠 了解诱发失眠的因素并采取针对性的改善措施。如精神症状导致的失眠，可遵医嘱给予镇静、安眠药；心理因素导致的失眠，可采取不同的谈话方式，如移情法、释疑法等消除老年人的失眠顾虑；消除环境中的不良刺激，避免睡前过度兴奋；建立良好的睡眠习惯，日间除必须卧床患者外，应督促老年人起床活动。

（2）嗜睡 对嗜睡患者的护理主要在于保证安全，消除或减轻诱因，以减少发作次数，消除其恐惧心理。嗜睡患者要避免从事可能因睡眠障碍而导致意外的各种工作和活动，如高空作业、开车等。对于伴有睡行症的老年人，要保证夜间睡眠环境的安全，及时给门窗加锁，以防止其睡行时外出、走失或发生意外；消除居住环境中的障碍物，以防止患者跌倒或摔伤。

（3）睡眠呼吸暂停综合征 积极控制原发病，如肺心病、糖尿病、脑血管疾病等；加强睡眠过程的监护，严密观察睡眠时呼吸的节律、深浅度，警惕心脑血管意外的发生；鼓励患者采取仰卧位睡姿，以防止舌根后坠；必要时遵医嘱采取持续正压道通气（CPAP），以提高动脉血氧饱和度，改善症状；禁吸烟及饮酒，以避免诱发因素。

二、活动

WHO强烈建议所有老年人定期身体活动，但老年人应在自身能力允许的范围内进行身体活动，并根据自己的健康水平调整活动强度，以便于增强和改善脏器功能，促进身体健康，延缓衰老进程。

（一）影响老年人活动的因素

1. 心血管系统的变化 主要体现在最快心率和心脏排血量的下降。

（1）最快心率下降 老年人心室壁弹性减弱，心室再充盈所需时间延长，做最大限度活动时，其最快心率要比成年人低。

（2）心脏排血量下降 老年人动脉血管弹性差，心脏后负荷增加，当老年人的活动量增加时，血管舒张能力下降，导致回心血量减少，心排血量减少。

2. 肌肉骨骼系统的变化 老年人由于肌肉细胞减少和肌肉张力下降，导致骨骼支撑力下降，活动时容易跌倒，使得老年人活动量减少。

3. 神经系统的变化 老年人神经系统呈退行性变化，前庭功能减退，机体调节能力下降，平衡感缺失，在活动中易失去平衡；老化所导致的脑组织血流量减少以及神经传导速度减慢，则会延长老年人对刺激的反应时间，使其反应速度明显减慢。

4. 其他因素 老年人患有各种慢性疾病如帕金森病、骨质疏松症等会导致其活动量减少或不愿活动；药物的副作用以及不良情绪等也是影响老年人活动的因素之一。此外，手机上网、看电视、乘坐电梯上下楼等都会减少老年人的活动量。

（二）老年人活动能力的评估

尽管活动对老年人的健康有益，但活动不当很容易对身体造成危害，甚至危及生命，因此，活动之前首先应评估老年人的活动能力。

1. 身体状况 检查老年人身体的基本情况，主要包括骨骼系统、心血管系统和神经系统等，特别是身体的协调性和步态，评估老年人现存的活动能力。

2. 心理状况　评估老年人有无孤独、焦虑、抑郁等负性情绪，甚至离退休综合征、空巢综合征等心理问题，以便采取针对性的心理疏导。

3. 活动习惯　包括目前活动程度及承受能力、过去的活动习惯、对活动的态度及相关知识等，便于为老年人制定活动计划。

4. 合理用药　作为活动后用药的参考。

5. 耐受性　每次活动后都要评估老年人对该项活动的耐受性，比如，是否感到疲倦，有无呼吸、心率加速等情况；可与老年人同制定活动目标，以恢复自我照顾能力或增加对活动的耐受性等。

6. 适应性　更换不同的运动项目时，运动项目之间要有一定的休息时间；活动计划的制定要有个体差异，应根据老年人的适应能力进行调整。

（三）老年人活动的基本原则

1. 选择正确运动项目　指导老年人根据自己的年龄、体质、兴趣、场地、气候等选择合适的运动项目，应在老年人的能力范围之内。

2. 循序渐进　老年人应从少量身体活动开始，逐渐增加频率、强度和持续时间。

3. 强度适度　心率是衡量老年人运动量的重要指标，可通过运动后最高心率来控制运动量。运动后最适宜的心率 = 170 - 年龄；身体健壮者运动后最适宜的心率 = 180 - 年龄。WHO 建议，老年人每周至少应该进行 150 ~ 300 分钟中等强度的有氧运动，或 75 ~ 150 分钟的高强度有氧运动，或等量的不同强度的组合活动，以获得巨大的健康收益。

4. 把握时间　以老年人的生活习惯和身体状况选择不同的运动时间，运动时间以每次半小时左右为宜，每日运动时间不超过 2 小时；晨练时间不宜过早，以免诱发气管和血管的痉挛；饭后不应立即运动，以免影响食物的消化吸收，甚至引起消化系统疾病；睡前 1 ~ 2 小时不宜做强度过大的运动，以避免锻炼后过度兴奋而影响入睡。

5. 自我监测　若老年人运动后精力充沛，睡眠质量提高，食欲佳，则表明运动量适宜；若运动时出现严重的胸闷、气喘、心律失常等情况，则表明运动量过大，应立即停止运动，必要时请医生检查；若运动后出现疲劳、头晕、心悸、气促、睡眠不良等现象，则应及时调整活动量。此外，应做好安全防护，防止跌倒和损伤。

（四）患病老年人的活动

老年人常因自身疾病而影响运动功能，特别是长期卧床不活动者，可导致失用性肌萎缩和压力性损伤等多种并发症。因此，应指导患病老年人适度活动，维持和增强其日常活动的自理能力。

1. 瘫痪　对于瘫痪老年人，家属应在环境和设施上为其创造条件，帮助其进行被动或辅助活动，可根据患者的偏瘫部位、程度以及活动场景选择合适的辅助器具，如手杖、步行器等。

2. 制动状态　采取制动状态的老年人很容易产生肌力下降、肌肉萎缩、手足下垂等并发症，应了解其最小制动范围，在不影响治疗的前提下尽量做肢体被动运动或按摩，争取早日解除制动状态。

3. 畏惧活动　有些老年人因担心疾病恶化而不愿活动，应做好心理疏导，耐心解释活动的重要性，共同制定锻炼活动计划并鼓励老年人积极参与。

4. 痴呆　应为痴呆老年人提供适当的活动机会，鼓励其照料自己的生活，加强自理能力锻炼；鼓励其参与日常社会活动，如在照顾者陪同下去公园散步、与家人一同看电视等，不断接受外界的各种刺激，以防止智力进一步衰退。不应过多限制痴呆老年人的活动。

第三节　老年人的其他日常生活护理

➡案例引导6.3

　　案例：张某，男，72岁，既往从未有过脑卒中发作。近2年来逐渐出现记忆力减退，起初表现为新近发生的事容易遗忘，如经常失落物品，经常找不到刚用过的东西，看书读报后不能回忆其中的内容等。症状持续加重，近半年来表现为出门不知归家，忘记自己亲属的名字，把自己的媳妇当作自己的女儿。言语功能障碍明显，讲话无序，不能叫出家中某些常用物品的名字。个人生活不能自理，有情绪不稳和吵闹行为。体格检查未发现神经系统定位征，CT检测提示轻度脑萎缩。

　　讨论：

　　1. 此患者最可能的诊断是什么？有何依据？

　　2. 请列出主要护理诊断/问题。

　　3. 请列出护理措施要点。

一、清洁卫生与衣着

（一）清洁卫生

　　随着年龄增长，老年人的皮肤生理结构逐渐发生退行性变化，屏障功能逐渐减退，各种皮肤疾病的发病率明显增加。因此，保持皮肤卫生对老年人来说尤为重要。

　　1. 手卫生　有效洗手能清除手上99%的暂居菌，应协助老年人认真做好手卫生。注意避免用未清洁的手触摸口、眼、鼻；打喷嚏和咳嗽时使用纸巾遮住口、鼻或采用肘臂遮挡；在制备食品前后、饭前便后、碰触任何可疑污染物后均应洗手；在洗手的过程中，揉搓双手的时间至少持续15秒，才可达到有效清洁；建议使用洗手液清洗双手，以加强清洗效果，洗手后最好及时涂抹护手霜；洗手时应注意洗净指甲、指尖、指甲缝及指关节等；首饰较容易藏污纳垢，因此要特别注意彻底清洗佩戴戒指、手表和其他装饰品的部位；在无洗手设备的情况下，可以使用含有乙醇的消毒湿纸巾或快速手消毒剂等含乙醇的消毒品擦拭双手。

　　2. 皮肤清洁　老年人由于新陈代谢低下，皮肤较为干燥，洗澡频次不宜过多，可根据自身习惯和地域特点选择合适的沐浴频率。皮脂腺分泌旺盛、出汗较多的老年人可适当增加沐浴次数，建议沐浴的室温调节在24~26℃，水温不宜过高，不应超过40℃，以免引起心脏不适；沐浴时间以10~15分钟为宜，以免时间过长发生胸闷、晕厥等意外；注意避免使用强碱性肥皂或沐浴液清洁皮肤，以免破坏皮肤的保护屏障；饱食或空腹均不宜沐浴，以免影响食物的消化吸收或引起低血糖、低血压等不适症状。

　　3. 头发清洁　头发与头部皮肤的清洁卫生也很重要。老年人的头发多干枯且容易脱落，做好头发的清洁保养，可减少脱落，改善自我形象。应根据自身特点定期洗头，注意洗头水温在40℃左右，洗完后要立刻吹干，以免着凉；头皮和头发干燥者清洁次数不宜过多，可适当应用护发素、发膜等护发产品。另外，老年人应尽量减少烫、染发的次数，如果要进行染发，尽量选择正规公司的产品，注意染发剂中化学成分的浓度不宜超过安全标准，使用前务必进行皮肤测试，以免出现过敏反应；老年人留长发者应注意头皮卫生，若出现头皮瘙痒、头屑过多或其他头皮异常时，应尽早去医院检查。

　　4. 口腔卫生　随年龄增长，老年人的口腔在解剖形态和生理功能方面均会发生退行性改变，容易患一些口腔疾病，如牙周病、龋齿、牙本质过敏、牙托性口炎、牙齿缺损、口干等。老年人应每日早晚定时刷牙、漱口，或使用牙线来清理牙缝，以减少细菌在口腔内的生长繁殖，避免引起口腔内局部炎症；佩戴假牙者，应做到每日清洁假牙，吃东西后及时摘下冲洗，饭前饭后漱口，睡觉前将假牙浸泡于冷水中，并定期前往专业医院复查；老年人应定期进行口腔检查，至少每半年检查一次，有条件者可三个月检查一次，主要检查有无龋齿、牙周病、黏膜疾病等口腔疾患，做到早发现、早治疗；定期洗牙，以有效清除牙石和牙菌斑。

特殊人群的口腔护理：生活不能自理、需要他人照护的老年人患口腔疾病的风险较高，要尽早评估其口腔情况，以保持口腔健康、预防口腔疾病。主要包括以下几个护理项目。

（1）评估老年人的症状和体征，包括牙齿和软组织的早期改变。

（2）确定目前的口腔保健方法和预防口腔疾病的措施。

（3）了解患者全身性疾病及医疗和伤残情况。

（4）将老年人的全身健康和口腔健康联系起来，早期提供口腔保健和预防措施。

5. 会阴卫生　由于免疫衰老、皮肤屏障功能受损、神经系统疾病等原因，老年人皮肤瘙痒症的发生率较高；对于自理能力缺陷及大小便失禁的老年人，会阴部皮肤经常受到大小便的浸渍，导致皮肤抵抗力下降，极易引发局部潮红、糜烂、湿疹、感染等严重的皮肤问题。因此，应注重老年人会阴部皮肤护理，及时评估老年患者的会阴情况，可通过清洁会阴、做好腹泻及大小便失禁的护理等措施保持老年人会阴卫生。

（二）衣着

老年人服装的选择应以方便、实用、舒适、美观为原则。款式方面，宜宽大而得体，便于穿脱，不妨碍正常活动以及便于变换体位；内衣应选用质地柔软、透气性好、不刺激皮肤的棉制品；外衣应根据季节变化以及个人体质而选择；衣服款式要美观、简洁、大方；同时，在尊重老年人原有生活习惯的基础上，注意衣服的款式和色彩要适合其个性、年龄以及社会活动需求；条件允许时可鼓励老年人的服饰可适当考虑流行时尚。

（三）鞋子

老年人鞋子的选择应注意以下几点：鞋码大小合适，鞋码过小，可因压迫和摩擦造成皮肤破损，糖尿病患者应尤其注意；避免鞋底太薄、太硬、太平，鞋底应有一定厚度，以增加脚部舒适度，减轻足弓压力；此外，还应考虑鞋子的防滑效果，有条件者可选择有防滑功能的鞋，以免发生跌倒。

二、环境的调整与布置

应结合老年人的心理和生理特点，为其提供舒适、便利、安全的环境。

（一）室内环境

室内环境应满足舒适和安全原则，保持室内适宜的温度和湿度，室温应以 22～24℃ 为宜，适宜的湿度则为 50%～60%；同时兼顾采光、通风和照明等方面，定期开窗通风，保持室内空气流通，但注意窗口通风不宜直吹老年人，避免其着凉感冒，应根据室温变化及时增减衣服；保持适当的夜间照明，有条件者可在走廊和厕所安装声控灯。

（二）室内设备

室内环境布局应尽量符合老年人的生活习惯，室内布置无障碍物，家具的选择与摆设应以使用方便、安全舒适为原则，物品摆放在易拿取的位置，尽量避免使用梯子、凳子等攀高；床的高度应便于老年人上下床及活动，同时注意床头灯应放置于易触及的地方。

（三）卫生间

卫生间是老年人使用频率较高但容易发生意外的地方，设计时不仅要注意安全，还要考虑到不同老年人的需要。卫生间地面宜采取防滑处理，做到干湿分区，以降低老年人跌倒的风险；厕所应设在老年人卧室附近，出入口地面避免台阶或其他障碍物；最好使用坐便器并安装扶手；浴室应根据老年人淋浴习惯设计，周围应设有扶手，地面铺以防滑砖；浴室温度应保持在24～26℃，并设有排风扇将蒸汽排出，以免湿度过高而影响老年人的呼吸；卫生间应设有夜灯，有条件者可安装紧急报警装置。

（四）厨房

厨房布局宜紧凑便捷，以尽可能减少老年人的移动操作；操作台的高度应适合老年人的身高；煤气开关应尽可能便于操作；还应设置烟雾报警装置。

三、性需求与性生活卫生

性是人类的基本需要，性生活是夫妻生活的重要组成部分，健康和适度的性行为有助于增强老年人的生命活力，对老年夫妻双方的生理与心理、社会健康都有好处。随着我国人口老龄化速度明显加快，如何正确认识性衰老，正确对待老年人的性需求，保证老年人的性健康，已成为老年医学研究的重要课题。

（一）影响老年人性生活的因素

1. 生理因素 随着年龄增长，男性生殖器官衰退，雄性激素生成减少，神经传导速度减慢，勃起所需时间增加，勃起持续时间缩短，生精能力下降，精子活力减少，性激素分泌减少，导致性欲下降；女性在老化的过程中则表现为雌激素水平下降，生殖器官功能减退，腺体分泌不足，高潮期时间变短，性敏感度下降，在性交过程中会产生疼痛的感觉。上述生理变化都会导致性交不适，影响性生活的质量。

2. 心理因素 老年人常因身体部位的外观改变而对自身的性吸引及性能力失去信心，加之老年人缺乏科学的性知识，容易将性交过程中的正常生理现象误认为是性功能障碍或丧失，产生了不必要的心理负担，逐渐失去了对性生活的信心和兴趣。

3. 社会文化及环境因素 受传统社会观念的束缚，我国老年人对性爱的渴望容易被社会忽视，许多老年人在思想深处认为性生活是件不光彩的事情，长期压抑自己，严重者甚至会采取过激行为。另一方面，担心涉及性问题会引起子女及他人的笑话，甚至可能因性要求得不到子女及周围人的理解，而感到烦恼和压抑。此外，有些老年人把性功能与生殖功能等同起来，认为生殖能力的消失就意味着性功能的丧失，这些观念都会影响老年人的性生活。

4. 疾病因素 据调查，高血压、糖尿病、妇科疾病、泌尿生殖系统疾病、某些器质性和精神疾病等均可能导致老年人的性功能障碍。因此，在对高血压、糖尿病等老年患者进行诊疗和护理时，应关注并评估其性功能状况，以便于及时发现和治疗。此外，患有心肌梗死、慢性阻塞性肺疾病等的老年人或其配偶常常认为性生活会导致疾病的复发甚至死亡，对性活动产生了恐惧心理，应做好心理疏导。

5. 药物的副作用 老年人因疾病需要长期服用某些药物，而有些药物长期服用可能会导致性欲降低和性功能衰退，影响正常的性生活。

（二）老年人性生活的护理与指导

1. 一般老年人的性卫生指导

（1）树立健康的性观念 告知老年人及其配偶，身体衰老并不意味着性欲和获得性高潮的能力减退和消失，使其认识到老年人的性生活是正常生理需求。要根除陈旧观念，克服传统文化和社会舆论的偏见，消除思想顾虑以及心理上的障碍。

（2）加强夫妻间的沟通　有效沟通是保持良好性关系的关键。鼓励老年人与其配偶之间坦诚相待，相互理解和信任，以维系和谐的性生活。

（3）营造合适的环境　为老年人提供夫妻生活的基本条件，建立私密空间以保证性生活过程中不被干扰。

（4）开展性健康教育　老年人应注意性生活频度、性生活的清洁以及性生活的安全性。老年人的性生活频度以第二天不感觉身体疲劳、精神愉快为宜；男女性生活前后均要清洁外阴，避免引起泌尿、生殖系统的感染；告知老年人安全套的正确使用方法，同时增强对老年人防艾滋病知识教育和艾滋病监测。此外，老年人在性活动过程中应避免突然直立，防止低血压造成眩晕或晕厥，也不宜在饱食后立即性生活。

2. 患病老年人的性卫生指导

（1）患心脏病的老年人　应避免过度兴奋和剧烈运动，性生活过度兴奋会增加心脏负担，容易发生意外。若性交时或性交后出现心悸、胸闷、心前区疼痛等需暂停性生活并及时求医。还应避免在劳累、暴食及饮酒后进行性生活，以免加重心脏负担。也可遵医嘱在性生活前 15～30 分钟服用硝酸甘油，以达到预防效果。

（2）患前列腺炎或阴道炎的老年人　可使用抗生素、温水坐浴及前列腺按摩等治疗手段来减轻症状。女性阴道干涩者性生活前可使用水溶性润滑剂。

（3）患呼吸系统疾病的老年人　可选择使用雾化吸入治疗后或充分休息后进行性生活，以提高患者的安全感。在体位上，宜选择呼吸不受限的体位，以减轻负担。

（4）其他老年人　患糖尿病的老年人可以通过药物和润滑剂的使用来改善疼痛；患关节炎的老年人可由改变姿势和服药来改变不适程度，或性生活前 30 分钟泡热水澡，使关节达到放松状态。

第四节　老年人日常生活问题的护理

⇒ 案例引导6.4

　　案例： 李某，女，81 岁，独居，傍晚时分邻居发现其跌倒在家门外，当即不能站立。老人诉左髋部疼痛异常，送往医院。有高血压史 20 余年，一直服用 2 种降压药，具体不详。有慢性青光眼病史，视力较差。双膝骨关节炎 10 余年。前一次跌倒是在 2 个月前的如厕后，当时可站立和行走，无其他不适。体格检查：体温 37.1℃，脉搏 80 次/分钟，呼吸 20 次/分钟，血压 140/85mmHg，全身体检未见明显异常。X 线摄片检查，显示李某股骨颈头下型骨折，完全移位。

　　讨论：

　　1. 李某发生跌倒的危险因素可能有哪些？

　　2. 李某出院以前，护士应该从哪几个方面指导患者和家属预防其再跌倒？

本节就老年人常见的健康问题，如跌倒、压力性损伤、疼痛及其护理进行介绍。

一、跌倒 🅴 微课

跌倒（fall）是一种不能自我控制的意外事件，指个体突发的、不自主的、非故意的体位改变，脚底以外的部位停留在地上、地板上或者更低的地方。老年人跌倒的发生率较高，复发性跌倒也很常见，是老年人发病率和死亡率较高的主要原因。国外数据显示，65 岁及以上的老年人中有 28%～35% 每年至少跌倒一次，75 岁及以上的老年人中约有 42% 每年至少跌倒一次，80～90 岁的老年人跌倒率高达

50% 。近年来，我国≥60 岁的老年人的跌倒发生率明显上升，≥80 岁的老年人已成为跌倒的高危人群。反复跌倒引发的恐惧和心理创伤易导致"跌倒后综合征"的产生，不仅会影响老年人的身心健康，而且也给社会和家庭造成巨大的负担。因此，控制老年人跌倒的发生受到世界各国的高度重视。

（一）老年人跌倒的风险因素

1. 内在因素

（1）生理因素

①中枢神经系统：老年人智力、肌力、肌张力、感觉、反应能力、反应时间、平衡能力、步态及协同运动能力降低，使跌倒的危险性增加。

②感觉系统：老年人的视力、视觉分辨率、视觉的空间/深度觉及视敏度下降；老年性传导性听力损失、老年性耳聋甚至耳垢堆积影响听力，老年人很难听到有关跌倒危险的警告声音；老年人触觉下降，前庭功能和本体感觉退行性改变，导致老年人平衡能力降低；从而增加跌倒的危险性。

③步态：步态的稳定性下降也是引发老年人跌倒的主要原因。老年人缓慢蹒跚行走，造成步幅变短、行走不连续、脚不能抬到一个合适的高度。

④骨骼肌肉系统：老年人骨骼、关节、韧带及肌肉的结构、功能损害和退化是引起跌倒的常见原因。老年人骨质疏松会增加与跌倒相关的骨折发生率，尤其是跌倒导致的髋部骨折。

（2）病理因素

①导致视力障碍的眼部疾病：患有视力障碍的老年人对环境危险因素变化的灵敏度变弱，感觉信息传导出现异常，所以造成意外跌倒的发生。2016 年，美国一项针对 140762 例≥65 岁老年人的多中心研究发现，与没有严重视力障碍的老年人相比，存在视力障碍的老年更易发生跌倒。章欣怡等通过调查我国 1034 名≥60 岁老年人发现白内障（OR = 1.727，95% CI：1.187 ~ 2.512）、青光眼（OR = 2.507，95% CI：1.105 ~ 5.684）等影响视力的眼部疾患是老年人跌倒的危险因素。此外，导致老年人视力障碍的常见疾病还包括偏盲、黄斑变性等。

②平衡功能失调及骨骼肌肉系统疾病：平衡功能失调是导致老年人跌倒的直接原因，骨折、骨关节炎、骨质疏松等骨骼肌肉系统疾病会使老年人的肌肉力量、本体感觉的灵敏度和站立位平衡能力减弱，也是引起老年人跌倒发生的危险因素。

③老年人慢性疾病及退行性疾病：老年人退行性疾病及慢性疾病可能是跌倒发生的共同危险因素。高血压、糖尿病等慢性疾病会增加老年人跌倒发生的危险性，其原因可能是慢性病会影响机体的感觉、中枢神经功能以及骨骼肌肉的力量，身体容易发生失衡，导致跌倒的发生。一项针对我国 11912 例老年人病例对照研究的多因素 Logistic 回归分析模型结果显示，患高血糖与普通跌倒发生风险存在关联（OR = 1.43，95% CI：1.13 ~ 1.81，P = 0.002），患脑卒中与跌倒就医发生风险存在关联（OR = 1.34，95% CI：1.03 ~ 1.75，P = 0.031）。此外，神经系统疾病（如脑卒中、帕金森、脊椎病、小脑疾病、前庭疾病、外周神经系统病变等）、心血管疾病（直立性低血压、脑梗死、小血管缺血性病变等）等慢性疾病均会增加老年人跌倒风险。

④跌倒恐惧：跌倒恐惧是指在进行某些活动时，为了避免跌倒而出现的自我效能或信心降低的心理，在老年人中普遍存在，尤其是有跌倒史的老年人。老年人常因为害怕跌倒而减少活动，导致身体活动能力和对外界环境的适应能力降低，从而增加跌倒风险。

⑤其他：晕厥、眩晕、惊厥、偏瘫、足部疾病及足或脚趾的畸形等都会导致神经反射时间延长和步态紊乱；感染、肺炎及其他呼吸道疾病、血氧饱和度下降、贫血以及电解质平衡紊乱会导致机体的稳定能力受损；老年人泌尿系统疾病或其他伴随尿频、尿急、尿失禁等症状的疾病常使老年人如厕增加或发生排尿性晕厥等而增加跌倒的危险。

（3）药物因素　老年人在服用某些药物时，由于对药物的敏感性和耐受性发生改变，其意识、神志、视觉、步态和平衡功能等受到影响而容易发生跌倒。可能引起跌倒的药物有以下几类。

①精神类药物：抗抑郁药、抗焦虑药、催眠药、抗惊厥药等。

②心血管药物：降压药物、利尿药、血管扩张药等。

③其他：降糖药、非甾体类抗炎药、镇痛剂、多巴胺类药物、抗帕金森病药等。

（4）心理因素　老年人存在沮丧、抑郁、焦虑、恐惧等心理时均会增加跌倒的风险。沮丧可能会削弱老年人的注意力，潜在的心理状态混乱也与沮丧相关，都会导致老年人对环境危险因素的感知和反应能力下降。另外，害怕跌倒也使行为能力降低、活动受限，影响步态和平衡能力而增加跌倒的危险。老年人的认知能力和精神状态也与跌倒的发生有关。

2. 外在因素

（1）既往史　了解老年人有无跌倒史及最近一次跌倒的情况，有无跌倒的恐惧心理，既往疾病及诊治、用药等情况，此次跌倒是否与上述因素有关。

（2）环境因素　室内环境因素：如灯光昏暗、地面湿滑不平坦、不合适的家具高度和摆放位置、楼梯台阶、卫生间无扶手等都可能增加跌倒的危险。户外环境因素：照明不足、路面不平、人行道缺乏修缮、路人拥挤、雨雪天气等均可能引起老年人跌倒。个人环境：居住环境发生改变、不合适的穿着、使用行走辅助工具、家务劳动、照顾小孩、交通损伤（惊吓、惯性）等可引起跌倒。

（3）社会因素　老年人受教育程度和收入水平、卫生保健水平以及享受社会服务、卫生服务的路径，还有老年人是否独居、与社会交往和联系的程度等都会影响其跌倒的发生。

（二）跌倒损伤严重程度分级

0级：无伤害。

Ⅰ级：不需或只需稍微治疗和观察病情的轻度伤害，如挫伤、擦伤、不需缝合的皮肤小撕裂伤等。

Ⅱ级：需要采用缝合、外固定等医疗措施的伤害程度，如扭伤、大或深的撕裂伤、挫伤等。

Ⅲ级：需要医疗处置及会诊的伤害，如骨折、意识丧失、精神或身体状态改变等。

Ⅳ级：死亡。

【护理评估】

1. 既往史　评估了解老年人过去是否有跌倒史以及最近一次跌倒的情况，例如跌倒环境、跌倒性质、跌倒时着地部位、老年人能否独立站起、现场诊疗情况、可能的跌倒预后和疾病负担、有无惧怕跌倒的心理，也可询问现场其他人员看到的跌倒相关情况。询问跌倒后有无意识丧失、受伤和大小便失禁，能否站立，处理方式，有无目击者等；跌倒前有无饮酒或服用导致跌倒的可疑药物，有无头痛、头晕、心慌、气短、胸痛、感觉障碍、肢体无力、共济失调等先兆症状；有无与跌倒有关的疾病及其诊治情况等。老年人跌倒并不是一种意外，常由于潜在疾病或某些疾病的症状或体征，如晕厥、脑血管意外、高血压、冠心病、糖尿病、帕金森病、小脑功能不全等。不明原因的跌倒往往提示患者有潜在的心血管病变等。

2. 跌倒风险综合评估　国内外有多种用于跌倒风险评估的量表，选择预测能力好、灵敏度高、特异度强的跌倒风险评估工具，对预防跌倒以及由此带来的损伤有重要意义。国外常用的老年住院患者的跌倒风险评估量表包括 Morse 平衡量表（MFS）、托马斯跌倒风险评估工具（St Thomas' risk assessment tool，STRATIFY）、Hendrich Ⅱ跌倒风险评估模型（Hendrich Ⅱ fall risk model，HFRM）、约翰霍普金斯医院跌倒危险评定量表（Johns Hopkins fall risk assessment tool，JHFRAT）、昆士兰大学跌倒危险因素评估表（falls risk assessment tool，FRAT）等；用于社区（居家）老年人的跌倒风险评估量表包括社区老年人跌倒危险评估工具（falls risk for older people in the community screening tool，FROP-Com）、居家跌倒风险筛查工具（home falls and accidents screening tool，HOME FAST）等。此外，我国自主设计的老年人跌倒风险评估量表《老年人跌倒干预技术指南》中的老年人跌倒风险评估量表、跌倒风险评估量表（fall risk questionnaire，FRQ）、住院患者跌倒风险评估量表等。

Morse 跌倒评估量表（morse fall scale，MFS）是公认的专为评估住院患者跌倒风险而设计的标准引用评估工具。MFS 是由美国宾夕法尼亚大学 Janice Morse 教授于 1989 年研制并在医院推广使用的，它是一个专门用于预测跌倒可能性的量表，已被译成多种语言并在美国、加拿大、瑞典及澳大利亚等多个国家的医疗机构广泛使用。国外已证明该量表有明确的有效性和可靠性，并已被国内很多地区和医院引用并采用 45 分作为临界点，获得了满意的灵敏度和特异性。（表 6 - 1）

表 6 - 1　跌倒风险评估量表（Morse 评估表）

评估内容	分值		
下列因素自动入高风险（45 分）	中深度镇静及手术后（除局麻外）的麻醉过程及复苏后 6 小时/产妇产后 24 小时内/步态不稳/肢体无力/晚期妊娠（≥28 周）/重度贫血（Hb≤60g/L）/视物不清/意识障碍/头晕/眩晕/精神状态差		
近 3 个月内有无跌倒史	0	25	
	无	有	
多于一个疾病的诊断	0	15	
	无	有	
使用行走辅助用具	0	15	30
	不需要/卧床/护士辅助	拐杖、助行器、手杖	依扶家具行走
静脉输液	0	20	
	否	是	
步态/移动	0	10	20
	正常/卧床	虚弱无力	功能障碍
认知状态	0	15	
	量力而行	高估自己能力、忘记自己受限制	

备注：0～24 分无风险；25～44 分低风险；≥45 分高风险

评估时机：①首次评估，患者入院后 2 小时内完成评估，如遇急诊手术等特殊情况，术后及时完成评估。②再次评估，病情变化（手术前后、疼痛、意识、活动等改变）；使用特殊药物（如影响意识、活动、易导致跌倒的药物：抗胆碱药、镇静催眠药、降压药、抗癫痫药、缓泻药、降糖药等）；转病区后；发生跌倒事件后；特殊检查治疗后；高风险患者解除后。

3. 躯体功能评估　随着年龄的增长，老年人的各项生理功能的减退均会增加跌倒的风险，因此，对于老年人日常活动能力、平衡能力的评估对于识别跌倒高风险的老年人尤为重要。老年人常用的躯体功能评估量表包括日常生活活动能力（ADL）评估量表（Barthel 指数）、计时起立 - 行走测试（times up and go test）、Berg 平衡量表（Berg balance scale，BBS）、Tinetti 步态和平衡测试量表（Tinetti balance and gait analysis）等。

4. 跌倒相关心理评估　除了客观的躯体因素，老年人的心理健康状况与跌倒的发生也同样相关，如害怕跌倒的恐惧。存在跌倒史的老年人，跌倒再次发生的风险较高，同时其害怕跌倒的恐惧心理较为明显。外界环境和支持系统的缺乏会引起老年人的心理问题，导致跌倒的发生。目前常用的老年人跌倒相关的心理量表有跌倒效能量表（FES）、修正版跌倒效能量表（MFES）、国际跌倒效能量表（FES - I）、特异度活动平衡信心量表（ABC）等，这些量表信效度均较高，预测能力好，对老年人跌倒自我效能的评价有重要意义。

5. 环境评估　不良的环境因素是引起老年人跌倒的重要危险因素，生活环境的个性化改善可以有效减少老年人跌倒的发生，而个性化改造的前提就是对家庭环境进行评估《中国老年人跌倒风险评估专家共识（草案）》建议使用居家危险因素评估工具（home fall hazards assessments，HFHA）进行评估，该工具包括对居室内的灯光、地面（板）、厨房、卫生间、客厅、卧室、楼梯与梯子、衣服与鞋子、住房外环境等 9 个方面、53 个危险因素的评估，并且对每个条目都给出了干预的建议。

【护理诊断】

1. 受伤的危险　与跌倒有关。

2. 急性疼痛　与跌倒后损伤有关。

3. 恐惧　与害怕再跌倒有关。

4. 自理能力缺陷　与跌倒后造成功能障碍有关。

【护理措施】

1. 预防　老年人跌倒的危险因素中，有些是可以预防和改善的，如相关疾病的治疗，减少药物的不良反应，增加体力，改善家庭生活环境的安全设施等。

（1）一般护理　包括经常测量血压，改善视力、听力、认知、情绪；如有直立性低血压，则需要抬高床头，穿弹性袜子，早上起床时在床上稍事活动再起身，调整可能引起直立性低血压的药物，避免或减少镇静剂和安眠药的使用。有步态、平衡、肌肉力量的问题要进行康复训练和运动。

（2）避免攀高取物　老年人前庭功能减退和本体感觉障碍引起站立时摇摆不稳和头晕，平衡能力差而易跌倒，要将常用的物品如食品、药品和日常用品放在老年人视野内且易取放的地方，不要过高，避免老年人做攀高的动作。

（3）保证良好的睡眠质量　睡眠不良可导致思维和判断力下降，易发生跌倒。老年人畏寒，习惯关闭门窗，使室内空气不流通，加上老年人白天活动少，睡眠过长，夜间睡眠少或睡眠质量差，所以老年人冬春季跌倒的发生率较高。应指导老年人经常开窗通风，白天增加活动量，改善夜间睡眠质量，使头脑清醒，避免跌倒的发生。

（4）环境与衣着的改善　帮助老年人加深对环境的记忆，活动范围内要采光充足、通风、地面平整、无障碍物、衣裤和鞋子适合，特别是裤子不要过长，以免影响走路，要穿布鞋，不要穿拖鞋。穿脱袜、鞋和裤子时要把脚抬高。卫生间安装坐便器，安装扶手，浴盆不宜过高，浴盆底铺防滑胶垫，以防滑倒。房间通道要安全通畅，服降压药和安眠药的老年人床边备便器。

2. 跌倒后的护理

（1）评估

①跌倒后身体状况：老年人跌倒后，不要急于扶起，首先应进行评估。主要检查是否出现与跌倒有关的损伤。老年人跌倒后可并发多种损伤，如骨折、关节脱位、软组织损伤和内脏器官损伤等；跌倒时头部可引起头部外伤、颅内血肿甚至出现脑出血的症状；跌倒时臀部着地易发生股骨颈骨折，表现为局部剧烈疼痛，不能直立行走。因此，需要对老年人的头部、胸腹部、四肢等进行全面的体格检查，注意观察意识状态和生命体征，对跌倒后受伤的部位及常见的外伤部位应作重点检查。

②辅助检查：根据需要做影像学及实验室检查，明确跌倒造成的损伤情况以及引发跌倒的现存或潜在健康问题。辅助检查包括：影像学检查、实验室检查、诊断性穿刺等。

（2）紧急处理

①正确搬运：如需搬运应保证平稳，尽量保持平卧姿势。

②有外伤、出血者，立即止血包扎并进一步观察处理。

③如果老年人试图自行站起，可协助其缓慢起立，坐位或卧位休息，确认无碍后方可放手，并继续

观察。

④查找跌倒危险因素，评估跌倒风险，制订防治措施及方案。

⑤对跌倒后意识不清的老年人，应特别注意：①有呕吐者，将头偏向一侧，并清理口腔、鼻腔呕吐物，保证呼吸通畅；②有抽搐者，移至平整软地面或身体下垫软物，防止碰、擦伤，必要时使用牙间垫等，防止舌咬伤，注意保护抽搐肢体，防止肌肉、骨骼损伤；③如发生呼吸、心跳停止，应立即进行胸外心脏按压、口对口人工呼吸等急救措施。

（3）跌倒后的长期护理　大多数老年人跌倒后伴有不同程度的身体损伤，往往导致长期卧床。对于这类患者需要提供长期护理，具体有以下几项。

①根据患者的日常生活活动能力，提供相应的基础护理，满足老年人日常生活需求。

②预防压疮、肺部感染、尿路感染等并发症。

③指导并协助老年人进行相应的功能锻炼、康复训练等，预防废用综合征的发生，促进老年人身心功能康复，回归健康生活。

④除了解老年人的一般心理和社会状况外，要特别关注有跌倒史的老年人有无跌倒后恐惧心理，有这种心理的老年人往往因害怕再次跌倒而减少活动和外出，导致活动能力降低、活动范围缩小、人际交往减少，既增加了再跌倒的危险，也会对老年人的身心产生负面影响，致使其生活质量下降。若存在恐惧再跌倒的心理，应分析其恐惧的原因，共同制订针对性措施，以帮助其克服恐惧心理。

【健康教育】

1. 介绍相关知识　加强防跌倒知识和技能的宣教，了解跌倒的原因及危险因素，同时告知老年人及其家属跌倒时不同情况的紧急处理措施，以及如何寻求帮助等，以做到有备无患。

2. 定期检查身体　可及时发现能引起跌倒的疾病；对因治疗疾病需长期服药者以及可引起患者跌倒的药物，应及时提醒患者及照顾者，以免发生跌倒。

3. 进行预防跌倒的康复训练　鼓励老年人多运动，坚持参加适宜的、规律的体育锻炼，以训练肌力和身体平衡能力，从而减少跌倒的危险因素。适合老年人的运动包括太极拳、散步、慢跑、游泳、平衡操等。

【护理评价】

经过治疗和护理，是否达到：跌倒得到正确、有效的处理和护理；老年人日常生活需求得到满足；老年人和（或）照顾者理解跌倒的危险因素，主动进行自我防护或他护；老年人对跌倒的恐惧心理好转或消除。

⊕ **知识链接**

养老机构的行业标准

为推进《养老机构服务安全基本规范》的贯彻实施，民政部、国家市场监督管理总局、国家标准技术委员会围绕《养老机构服务安全基本规范》的基本要求，研究制定了一系列配套行业标准。包括：涉及防跌倒的《养老机构老年人跌倒预防基本规范》、涉及防噎食的《养老机构膳食服务基本规范》、涉及污染织物清洗消毒处置的《养老机构洗涤服务规范》三个行业标准，以及《养老机构老年人营养状况评价和监测服务规范》《养老机构服务礼仪规范》《养老机构岗位设置及人员配备规范》《养老机构接待服务基本规范》《养老机构康复辅助器具基本配置》等五项行业标准，共计八项行业标准。为养老机构标准化、规范化、规模化发展提供支撑，提升入住老年人的安全感、幸福感、获得感。

二、压力性损伤

2016 年，美国国家压疮咨询委员会（NPUAP）更新了压疮的定义和分期，将"压疮"这一术语调整为"压力性损伤"，是指由多个因素引起的复合性损伤，因强烈和（或）长期的压力或压力联合剪切力所致的骨突出部位软组织受压，从而导致局部由缺血、缺氧，进而引起局部细胞和组织坏死。软组织对压力和剪切力的耐受性可能受到局部微环境、自身营养状况、血流灌注以及合并症等影响以及软组织自身状态的影响。随着年龄增长，老年人皮肤胶原纤维萎缩，皮脂腺活动降低，导致皮肤容易干燥；且老年人大脑反应迟钝，感觉减退，神经营养障碍，痛阈降低。尤其是老年人患病后抵抗力严重降低，皮肤屏障作用极大减弱，更易发生压力性损伤。老年人是压力性损伤的高发人群，调查显示，70% 以上的压力性损伤患者来源于 70 岁以上的老年人，且住院老年患者中合并压力性损伤往往会造成不良后果，其病死率更超过 50%，严重威胁老年人的生命健康。

（一）压力性损伤的分期

1. 1 期 指压不变白红斑，皮肤完整。

局部皮肤完好，出现压之不变白的红斑，深色皮肤表现可能不同；指压变白红斑或者感觉、皮温、硬度的改变可能比观察到皮肤改变更先出现。

2. 2 期 部分皮层缺失伴真皮层暴露。

部分皮层缺失伴随真皮层暴露。伤口床有活性，呈粉色或红色、湿润，也可表现为完整的或破损的浆液性水疱。脂肪及深部组织未暴露。无肉芽组织、腐肉、焦痂。该期损伤往往是由于骨盆皮肤微环境破坏和受到剪切力，以及足跟受到的剪切力导致。

3. 3 期 全层皮肤缺失。

全层皮肤缺失，常常可见脂肪、肉芽组织和边缘内卷。可见腐肉和（或）焦痂。不同解剖位置的组织损伤的深度存在差异；脂肪丰富的区域会发展成深部伤口。可能会出现潜行或窦道。无筋膜、肌肉、肌腱、韧带、软骨和（或）骨暴露。如果腐肉或焦痂掩盖组织缺损的深度，则为不可分期压力性损伤。

4. 4 期 全层皮肤和组织缺失。

全层皮肤和组织缺失，可见或可直接触及筋膜、肌肉、肌腱、韧带、软骨或骨头。可见腐肉和（或）焦痂。常常会出现边缘内卷，窦道和（或）潜行。不同解剖位置的组织损伤的深度存在差异。如果腐肉或焦痂掩盖组织缺损的深度，则为不可分期压力性损伤。

5. 不可分期 全层皮肤和组织缺失，损伤程度被掩盖。

全层皮肤和组织缺失，由于被腐肉和（焦痂）掩盖，不能确认组织缺失的程度。只有去除足够的腐肉和（或）焦痂，才能判断损伤是 3 期还是 4 期。缺血肢端或足跟的稳定型焦痂（表现为：干燥，紧密黏附，完整无红斑和波动感）不应去除。

6. 深部组织损伤 持续的指压不变白，颜色为深红色、栗色或紫色。

完整或破损的局部皮肤出现持续的指压不变白颜色为深红色、栗色或紫色，或表皮分离呈现黑色的伤口床或充血水疱。疼痛和温度变化通常先于颜色改变出现。深色皮肤的颜色表现可能不同。这种损伤是由于强烈和（或）长期的压力和剪切力作用于骨骼和肌肉交界面导致。该期伤口可迅速发展暴露组织缺失的实际程度，也可能溶解而不出现组织缺失。如果可见坏死组织、皮下组织、肉芽组织、筋膜、肌肉或其他深层结构，说明这是全皮层的压力性损伤（不可分期、3 期或 4 期）。

（二）老年人压力性损伤的特点

1. 比较隐蔽 老年人由于感觉减退、反应迟钝、痴呆等原因不能早期发现压力性损伤。

2. 易继发感染　老年人由于机体免疫力下降，压力性损伤局部及其周围组织易继发感染，严重者可并发全身感染而危及生命。

3. 全身反应不明显　老年人因感觉迟钝、身体虚弱及机体免疫力低下，即使继发全身感染时，中毒表现也常不典型，易贻误治疗时机。

4. 愈合困难　老年人由于营养不良、皮肤老化、组织修复能力差、合并慢性病等原因，发生压力性损伤很难愈合。

（三）压力性损伤发生的原因

1. 外部因素

（1）力学因素　包括压力、摩擦力和剪切力。持续性的垂直压力直接作用于皮肤，是引发压力性损伤的最主要原因。当持续性的垂直压力超过正常毛细血管压时，会阻断毛细血管血液对组织的灌注，导致组织缺血、缺氧，继而发生溃烂或坏死。摩擦力是皮肤与其接触的表面相互移动而产生的，但摩擦力并不直接导致压力性损伤。摩擦力作用于皮肤后易损害角质层，使皮肤的表层脱落，增加对压力性损伤的敏感性，一旦受到潮湿等刺激，受损的皮肤更易发生压力性损伤。剪切力指施加于相邻组织的表面，引起相反方向的进行性平行滑动的力量，它由压力和摩擦力相加而成，与体位有密切的关系。剪切力发生时，会牵拉、扭曲、撕裂毛细血管，切断较大区域的血供，引起血液循环障碍，导致深层组织坏死。通常是 2～3 种力联合作用所致。

（2）潮湿与刺激　汗液、尿液、大小便、伤口渗液及引流液等的浸渍、刺激等均会导致皮肤抵抗能力下降，局部皮肤易破损而发生压力性损伤；加之床单不平有皱褶，床上有碎屑等，极易损伤皮肤组织发生破溃，进而引发压力性损伤。

（3）石膏绷带、夹板使用不当　使用石膏绷带、夹板或牵引固定时，松紧不适宜，衬垫不当，致使局部血循环不良，组织缺血坏死。

2. 内部因素

（1）健康状况　长期卧床、严重疼痛、感觉功能障碍、糖尿病、药物因素和极高年龄等多种因素均会使感知觉减弱或丧失，使老年人不能及时发现皮肤受压或疼痛，受压部位皮肤易发生破溃。

（2）营养不良　老年人常因营养物质摄入或吸收不足而导致蛋白质合成减少，皮下脂肪减少，肌肉萎缩，皮肤受压后缓冲力降低，局部缺血缺氧严重，易发生压力性损伤，过度肥胖者卧床时体重对皮肤的压力较大，也容易发生压力性损伤。

（3）活动性与姿势　不活动是形成压力性损伤的主要原因，对于无法调整体位的老年人，要常规进行体位干预；对于服用镇静剂后，机械通气的或者无法活动的老年人，要频繁调整头部位置，以调整身体局部组织的受压部位，避免形成压力性损伤。

【护理评估】

1. 健康史　仔细询问老年人有无伴有与长期卧床相关的疾病或因素；平素的饮食营养状况、活动情况。了解老年人的现病史与既往史，以及饮食营养、精神状态及活动情况；卧位、姿势、体位及其交换的频率与次数；室内的温度和湿度；被褥及衣物的材质、清洁情况。

2. 压力性损伤的风险评估　选择合适的评估量表对患者的状况进行客观评估，是预防压力性损伤的关键环节。通过早期筛查，可对压力性损伤的高危人群的预防起到积极作用。临床上常用的有 Braden 压力性损伤风险评估量表、Norton 压力性损伤风险评估量表和 Waterlow（1988）的压力性损伤危险评分表。

（1）Braden 压力性损伤风险评估量表（表 6-2）　由 6 个被认为是压力性损伤发生最主要的危险因素构成，即从患者的感觉、移动、活动能力三个因素和影响皮肤耐受力的三个因素（皮肤潮湿、营养状况、摩擦力和剪切力）共六个方面来进行评估。总分值范围为 6～23 分，得分越低，说明发生压力性损伤的危险性越高。Braden 量表经研究验证信、效度较稳定，美国压力性损伤指南中也推荐将其应用于临床机构中。

压力性损伤的风险评估及评估频率：①低危，15～18 分，每 7 天评估一次；②中危，13～14 分，每 3 天评估一次；③高危，10～12 分，每天进行评估；④极高危，≤9 分，每天进行评估。

表 6 - 2　Braden 压力性损伤风险评估量表

项目/分值	1 分	2 分	3 分	4 分
感觉：对压力相关不适的感受能力	完全受限	非常受限	轻度受限	未受限
潮湿：皮肤暴露于潮湿环境的程度	持续潮湿	潮湿	有时潮湿	很少潮湿
活动力：身体活动程度	限制卧床	坐位	偶尔行走	经常行走
移动力：改变和控制体位的能力	完全无法移动	严重受限	轻度受限	未受限
营养：食物摄取状态	非常差	可能缺乏	充足	丰富
摩擦力和剪切力	有问题	有潜在问题	无明显问题	/

（2）Norton 压力性损伤风险评估量表（表 6 - 3）　评估五个方面的压力性损伤危险因素：身体状况、精神状态、活动能力、灵活程度及失禁情况，特别适用于对老年患者的评估。总分值范围为 5～20 分，分值越少，表明发生压力性损伤的危险性越高。评分≤14 分，提示有发生压力性损伤的风险。由于此评估表缺乏营养状态的评估，故临床使用时需要补充相关内容。

表 6 - 3　Norton 压力性损伤风险评估量表

项目/分值	身体状况	精神状态	活动能力	灵活程度	失禁情况
4 分	良好	思维敏捷	可以走动	行动自如	无失禁
3 分	一般	无动于衷	需协助	轻微受限	偶尔失禁
2 分	不好	不合逻辑	坐轮椅	非常受限	经常失禁
1 分	极差	昏迷	卧床	不能活动	二便失禁

压力性损伤的高危人群有：肥胖者、胸腹水或水肿者、身体衰弱或营养不良者、大小便失禁者以及患有神经系统疾病的老年人。这些都是压力性损伤的高发人群，应识别出高危人群进行重点照护与管理。

【护理诊断】

1. 皮肤完整性受损　与局部组织长期受压、营养不良、伤口愈合困难有关。

2. 舒适度的改变　与疼痛有关。

3. 焦虑与担心　与压力性损伤的预后有关。

4. 潜在并发症　出血、感染，与局部组织缺血坏死、营养不良、机体抵抗力下降有关。

【护理措施】

1. 去除危险因素　鼓励和协助长期卧床的老年人定时改变卧位，减少局部组织受压时间，一般每 2 小时翻身一次，必要时每 1 小时翻身一次；利用软海绵垫等垫起或架空受压部位；积极治疗原发病。

2. 避免摩擦力和剪切力　在给卧床老年人床上翻身或更换床单与衣物时，应避免推、拉、拖的动作；使用便盆时，要垫上软纸或布垫，抬高老年人的臀部，轻轻放置，不可硬塞、硬拉，防止擦伤皮肤。

3. 保持皮肤及床上物品干燥、清洁　定期为老年人温水擦浴，经常检查受压部位，大小便失禁及分泌物多的老年人更应该注意保持皮肤、床上物品干燥、清洁和床单平整。长期卧床的老年人每天进行全身关节的运动，以维持关节的活动性和肌张力。

4. 增加营养　充分的营养供给是压力性损伤愈合的重要条件。对于压力性损伤患者，应给予高蛋白、高热量、高维生素和高微量元素饮食，以增加身体抵抗力和组织修复能力。水肿患者限制钠、水的摄入，遵医嘱给药，促进压力性损伤愈合。

5. 防治并发症　压力性损伤处理不及时或处理不当，易并发全身感染，可引起败血症。护理人员应严密观察、处理压力性损伤的局部皮肤，动态监测生命体征，评估有无感染的发生，感染后遵医嘱应用抗生素等药物。

【健康教育】

1. 介绍相关知识，如加强压力性损伤预防的相关知识和技能的宣教，使老年人、家属及照顾者了解压力性损伤发生的原因及危险因素、临床表现、预防措施、进展规律和护理要点，并指导其护理。

2. 定时变换体位。长期卧床的老年人应定时翻身并变换体位，从而达到间歇性解除压力的目的，还可使用辅助用具保护容易受压部位，避免局部组织长期受压。

3. 保持皮肤清洁干燥。及时更换、清洗污染的衣物、床单、被褥等；受压部位皮肤每日擦洗两次，局部被分泌物或污染物浸湿后要及时清洁、擦干，避免摩擦力、剪切力、局部潮湿等不良刺激。

4. 调整饮食结构，增加营养。

5. 适当运动，保持良好心情。

【护理评价】

1. 是否有效消除了产生压力性损伤的因素，老年人未发生压力性损伤；或经过积极有效的处理，压力性损伤愈合，老年人感觉舒适，皮肤保持完好状态。

2. 老年人及家属学会了预防压疮的相关知识和技能，并能参与到压疮的自我护理。

⊕ **知识链接**

压力性损伤分期

　　欧洲压力性损伤咨询小组（EPUAP）、美国国家压力性损伤咨询小组（NPIAP）、泛太平洋压力性损伤联合会（PPPIA）联合制定并颁布了《压力性损伤的预防与治疗：临床实践指南》。指南中建议将压力性损伤分为 1 期压力性损伤、2 期压力性损伤、3 期压力性损伤、4 期压力性损伤、不可分期压力性损伤、可疑深部组织损伤、器械相关压力性损伤以及黏膜压力性损伤。

三、疼痛

2020 年 7 月 16 日，国际疼痛学会（The International Association for the Study of Pain，IASP）对疼痛的定义进行了修改，指出疼痛是一种与实际或潜在的组织损伤相关的不愉快感觉和情绪情感体验，或与此相似的经历。随着全球人口的老龄化，加之老年人存在各种生理变化、认知障碍、合并症和伴随用药等因素，越来越多的老年人正在经受慢性疼痛所带来的痛苦，疼痛将成为一个越来越严重的健康问题。调查数据显示，我国 ≥60 岁的老年人中慢性疼痛患病率为 49.8%；还有研究发现，我国大约 30% 的人口受到慢性疼痛的困扰，其中 ≥65 岁的老年人中有 80%～85% 患有疼痛相关疾病。

（一）疼痛的分类

1. 根据起病缓急和持续时间分类

（1）急性疼痛　有明确原因引起的急性发作，如骨折、手术等，持续时间少于 3 个月。常伴有自主神经系统症状，如心跳加快、出汗，甚至血压轻度升高等。

（2）慢性疼痛　指持续或反复发作超过 3 个月的疼痛。指持续或反复发作，慢性疼痛的发生、发展涉及生物、心理和社会等多种因素。

2. 根据发病机制分类

（1）原发性疼痛　源自身体单个或多个部位的疼痛，其特征是显著的情绪情感异常或功能障碍。

（2）躯体疼痛　源自皮肤、骨筋膜或深部组织的疼痛，定位比较明确，性质为钝痛或剧痛。

（3）内脏疼痛　源于头颈部以及胸部、腹部或盆腔区域的疼痛，疼痛位置较深且定位不清，性质为压榨样疼痛，可伴牵涉痛。

（4）神经性疼痛　性质为放射样烧灼痛，常伴有局部感觉异常。常见原因是斑疹后神经痛、糖尿病性周围神经病变，椎管狭窄、三叉神经痛、脑卒中后疼痛。

（二）老年人疼痛发生的特点

1. 慢性疼痛的发病率较高，且常伴有疼痛程度的加重。

2. 病因不明确，老年人通常会伴有心脑血管、肾脏方面等多种基础疾病，其中任何一种疾病都可导致疼痛的发作。

3. 骨骼肌疼痛的发生率增高。

4. 老年人对疼痛的反应不敏感。

5. 老年人对疼痛的治疗不积极。

6. 功能障碍与生活行为受限等症状明显增加，治疗比较困难，往往需要多种药物联合治疗。

【护理评估】

1. 既往史　询问老年人的健康史，包括现病史和既往史，包括疼痛的部位、性质、程度、发作规律、诱发原因、伴随症状、目前治疗方法、疼痛加重和缓解的因素、既往疼痛经历、用药史等。

2. 身体状况　要明确疼痛发生的详细位置，如头面部疼痛，要询问位于哪一侧，是额部、顶部、后枕部，还是眼部、唇部、下颌部等。要问清老年人疼痛的部位与范围，除分清大的解剖部位如头、颈、胸、腹、四肢外，在评估疼痛部位时，还必须注意疼痛是局限性的、弥散性的，还是沿神经走行分布的。当确定疼痛的位置后，还必须了解是深部疼痛还是表浅疼痛。还应观察老年人是否出现减轻疼痛的被迫体位，如身体蜷缩等；是否有烦躁、紧张、恐惧等情绪反应；是否有高血压、高脂血及重要脏器的功能改变等。运动系统应检查关节、肌肉、肌腱、韧带和脊柱等的病变是否与疼痛有关，明确疼痛的部位和原因。

老年人的短期记忆能力下降，使用各种疼痛量表可量化评价老年人的疼痛情况，以便于对疼痛状况有较为准确的了解。常见的疼痛评估方法有以下几种。

（1）单维度疼痛强度评估量表

①数字评分法（numeric rating scale，NRS）　用数字 0～10 代替文字来表示疼痛的程度，即将一条直线等分为 10 段，按 0～10 分次序评估疼痛程度。0 分表示无痛，10 分表示剧痛，中间次序表示疼痛的不同程度。口述："过去 24 小时内最严重的疼痛可用哪个数字表示，范围从 0 到 10"。书写方式为：在描述过去 24 小时内最严重的疼痛的数字上画圈。此评分法宜用于疼痛治疗前后效果测定的对比。

②视觉模拟评分法（visual analogue scale，VAS）　用一条直线，不做任何划分，仅在直线的两端分别注明"无痛"和"剧痛"，请患者根据自己对疼痛的实际感觉在直线上标记疼痛的程度。这种评分法使用灵活方便，患者有很大的选择自由，不需要仅选择特定的数字或文字。适用于任何年龄的疼痛患者，且没有特定的文化背景或性别要求，易于掌握，不需要任何附加设备。对于急性疼痛的患者、儿

童、老年人及表达能力丧失者尤为适用。

③面部表情疼痛评定法（face pain scale，FPS） 采用面部表情来表达疼痛程度，适用于儿童、老人、文化程度较低，甚至可以用于表达困难、意识不清及有认知功能障碍的患者。有研究人员认为，FPS 是老年患者疼痛评估的首选。FPS 共包含六张面部表情，从左往右表示疼痛的程度越来越重，患者根据自己的疼痛程度选择相应的数字，0 表示无痛，10 表示最剧烈的疼痛，但不一定哭泣。（图 6 - 1）

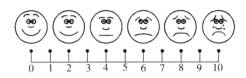

图 6 - 1　面部表情疼痛评定法

（2）多维度疼痛强度评估量表

①简明疼痛量表（brief pain inventory，BPI） BPI 是最常用的多维度疼痛评估工具之一。最初是由 WHO 癌症护理评估合作中心疼痛研究小组为评估癌性疼痛而开发的。目前临床上普遍使用 BPI 简版量表，包含 9 个内容。BPI 主要用于评估过去 24 小时或过去 1 周内的疼痛，评估的主要内容包括疼痛的程度（0 无痛到 10 非常疼痛）、疼痛性质（如刀割痛和闪电痛）和疼痛对日常生活功能的影响（0 无影响到 10 非常影响）。需要指出，国际公认 BPI 不能用于神经病理性疼痛的诊断。

②整体疼痛评估量表（global pain scale，GPS） GPS 是一个全面综合性疼痛评估工具，包含 20 个条目，分为疼痛、情绪感受、临床表现、日常行为（即疼痛影响）四个部分，见表 6 - 4。其中疼痛部分是对疼痛的强度进行评估；情绪感受部分是对害怕、沮丧、精疲力竭、焦虑、紧张等进行评估；临床表现部分包括对睡眠质量、独立工作能力、整体躯体感受等进行评估；日常行为部分对日常生活的影响，例如对购物、人际关系等进行评估。GPS 能够较好地反映慢性疼痛患者近期的心理状态以及疼痛对其日常生活的影响，适用于对疼痛进行全面评估。

表 6 - 4　整体疼痛评估量表（GPS）

	请您根据最近一周的疼痛情况，在相应数字上打√										
A. 疼痛	1. 我目前的疼痛	0	1	2	3	4	5	6	7	8	9	10
	2. 过去一周，我最轻的疼痛	0	1	2	3	4	5	6	7	8	9	10
	3. 过去一周，我最严重的疼痛	0	1	2	3	4	5	6	7	8	9	10
	4. 过去一周，我感到的平均疼痛	0	1	2	3	4	5	6	7	8	9	10
	5. 过去三个月，我感到的疼痛	0	1	2	3	4	5	6	7	8	9	10
B. 情绪感受	6. 过去一周，我因疼痛感到害怕	0	1	2	3	4	5	6	7	8	9	10
	7. 过去一周，我因疼痛感到沮丧	0	1	2	3	4	5	6	7	8	9	10
	8. 过去一周，我因疼痛精疲力竭	0	1	2	3	4	5	6	7	8	9	10
	9. 过去一周，我因疼痛而焦虑	0	1	2	3	4	5	6	7	8	9	10
	10. 过去一周，我因疼痛而紧张	0	1	2	3	4	5	6	7	8	9	10
C. 临床表现	11. 过去一周，疼痛影响我的睡眠	0	1	2	3	4	5	6	7	8	9	10
	12. 使我感觉不舒服	0	1	2	3	4	5	6	7	8	9	10
	13. 使我不能独立完成某些事情	0	1	2	3	4	5	6	7	8	9	10
	14. 使我无法工作	0	1	2	3	4	5	6	7	8	9	10
	15. 我需要更多的药物	0	1	2	3	4	5	6	7	8	9	10

续表

	16. 疼痛使我不能去商场购物	0	1	2	3	4	5	6	7	8	9	10
	17. 无法做家务劳动	0	1	2	3	4	5	6	7	8	9	10
D. 日常行为	18. 无法和家人、朋友愉快相处	0	1	2	3	4	5	6	7	8	9	10
	19. 无法锻炼包括散步	0	1	2	3	4	5	6	7	8	9	10
	20. 无法参加最喜欢的业余爱好	0	1	2	3	4	5	6	7	8	9	10

3. 辅助检查 根据疼痛原因及部位等选择辅助检查，如影像学（X线、CT、MRI、造影等）以及实验室检查等。

4. 心理－社会状况 老年人的疼痛多为慢性疼痛，会影响老年人的休息与睡眠，还会伴随消极情绪，应及时评估老年人的心理精神状态和社会因素，如有无抑郁、焦虑，是否有社会适应能力下降，老年人的个性以及注意力，家庭和社会支持情况。

【护理诊断】

1. 急性疼痛/慢性疼痛 与组织损伤、肌肉痉挛、慢性病及退行性病变有关。

2. 焦虑 与紧张、疼痛、担心治疗预后有关。

3. 抑郁 与长期慢性疼痛而对治疗丧失信心等有关。

4. 舒适度减弱 与疼痛有关。

5. 睡眠型态紊乱 与疼痛有关。

【护理措施】

1. 去除疼痛的原因 应设法减少或消除引起老年人疼痛的原因，避免诱因。

（1）外伤、手术导致的疼痛 应酌情给予止血、包扎、固定、处理伤口等措施；胸腹部手术后的患者，咳嗽或呼吸容易引起伤口疼痛，术前应指导其术后深呼吸和有效咳嗽的方法，术后可协助患者按压伤口进行深呼吸和咳痰，防止肺部感染和肺不张发生。

（2）骨与关节疾病引起的疼痛 通过调整饮食，补充矿物质（如钙质），以及通过针灸、推拿、按摩、理疗或手术等治疗原发病，以减轻疼痛。

（3）肿瘤引起的疼痛 根据疼痛的程度遵医嘱使用止痛药物。

2. 遵医嘱合理使用镇痛药物 药物止痛是最基本、最常用的止痛方法之一。老年人应选择能缓解疼痛、侵入性小、最安全的途径给药，同时注意用药后观察止痛效果和药物的副作用。药物治疗的原则：①在诊断未明确前不应随意使用镇痛药，以免掩盖真实的体征和症状，延误疾病的治疗。②对于慢性疼痛的患者，应掌握疼痛发作的规律，最好在疼痛发作前给药，这比疼痛发生后投药量小，给药效果好；同时，还应将护理活动安排在药物起效的时间段内，使患者容易接受。③疼痛缓解或停止时应立即停药，以减少和防止副作用和耐药性的产生；对于那些长期应用可致成瘾性的药物，更应慎重使用。

3. 止痛技术的应用护理 冷热疗法、按摩、针灸、推拿、理疗等均为有效减轻疼痛的方法，但使用时应严格观察疗效和不良反应。

4. 运动锻炼 运动锻炼对于缓解慢性疼痛非常有效，不仅可改善全身状况，而且可以调节情绪、振奋精神、缓解抑郁症状。应当鼓励老年患者进行适当活动并参与自我护理。但如果被动活动会增加患者疼痛，应立即停止活动。在急性疼痛期间，运动则应更加谨慎，如发生病理性骨折，应避免做任何形式的负重锻炼。

5. 心理护理 心理护理对于患有慢性疼痛的老年人尤为重要，家属及照护者应认真倾听老年患者的主诉，给予适当安慰，减轻他们的心理负担，以稳定情绪、放松精神。

【健康教育】

对于长期服用阿片类药物导致的便秘可选用麻仁丸等软化粪便。心血管药、降糖药、利尿药及中枢神经系统药物都是老年人常用的药物，止痛药物与这些药物合用时，应注意药物的相互作用可能带来的影响。同时，教会患者和家属使用常用的疼痛评估方法，以便调整药物而得到正确、有效的镇痛。

【护理评价】

通过治疗和护理后，效果是否达到：①疼痛得到正确评估；②患者的疼痛改善，生活未受到明显的影响，表现为睡眠良好，饮食、活动均正常进行；③患者接受现实，能说出并被证实急、慢性疼痛的存在；④患者正确服药，并掌握非介入性止痛方法等处理疼痛。

> ⊕ **知识链接**
>
> ### 慢性疼痛的分类
>
> WHO 于 2018 年重新修订了国际疾病分类（ICD－11），慢性疼痛首次作为独立的疾病列入分类目录。ICD－11 将慢性疼痛分为慢性原发性疼痛、慢性癌症相关性疼痛、慢性术后和创伤后疼痛、慢性继发性肌肉骨骼疼痛、慢性继发性内脏痛、慢性神经病理性疼痛和慢性继发性头痛或颌面痛七大类。

第五节 老年人日常生活护理注意事项

> ⇒ **案例引导6.5**
>
> 案例：白某，男，93 岁，因脑梗死入院，患者平卧位进食馒头，当时吞咽困难，家属用水送服，之后出现呛咳，面色发绀，呼吸逐渐减弱，家属报告医务人员，检查后考虑馒头阻塞气道引起窒息，立即予气管插管夹出馒头。
>
> 讨论：
>
> 1. 老年人易发生误吸的原因有哪些？
>
> 2. 如何预防老年人发生误吸？

老年人的日常生活护理不仅包括基本日常需要（饮食、排泄、个人卫生、衣着、居室环境、活动与休息等），还包括生活照料和精神慰藉。因此，对老年人的日常生活护理，应注重补充、维持和提高老年人的日常生活功能，满足其生理、心理和社会等需求。

一、日常活动自理能力

鼓励老年人充分发挥自理能力。日常活动自理能力是维持基本生活的能力，自理能力的丧失被视为老年人最主要的健康问题，也是衡量健康老龄化的重要指标，老年人自理能力的好坏将直接关系到老年人的健康、家庭的幸福以及社会的发展。虽然随着年龄的增长，老年人的生理功能和各方面的能力都处于逐渐衰退的过程中，但是老年人照护应遵循独立性原则，鼓励老年人坚持力所能及的活动，最大限度地维持老年人的功能，让老年人作为独立的个体参与家庭和社会生活，满足其精神需求，维护其自尊和价值感，提高生活质量。

二、安全保护

身体机能退化、疾病影响以及生活环境中的不安全因素都可能威胁老年人的健康甚至生命安全。老年人常见的安全问题有：跌倒、坠床、服错药、交叉感染及用电安全等，护理人员以及照护者应意识到其危险性并积极采取有效措施，以保证老年人的安全。

1. 防跌倒 详见本章第四节。

2. 防坠床 经过评估有坠床危险的老年人，应由专人陪护或定时巡视。意识障碍的老年人应加床挡；对于身材高大或睡眠翻身幅度较大的老年人，应在床旁设有相应床挡或护挡；发现老年人靠近床边缘时，要及时护挡，必要时把老年人挪动到床中央，以防坠床摔伤。

3. 防交叉感染 老年人免疫能力低下，对疾病的抵抗力弱，应注意预防感染。不宜经常出入公共场合。不宜过多会客，必要时谢绝会客，尤其是呼吸道感染或发热的老年人不宜到人群密集处。

4. 防误吸 合理调整饮食种类，以细软而易消化为原则；老年人进食时，要创造安静、整洁、舒适、安全的进餐环境，便于集中注意力；进食体位要合适，尽量给予坐位和半卧位，且进餐后不要过早改变体位，保持原有体位30分钟，再更换体位；对于容易噎呛的老年人，应把食物制成糊状再食用；尽量避免进食易噎呛的食物，如年糕、汤圆、糍粑等；加强照顾者对老年人进食时的安全健康教育工作，了解噎呛发生时的前兆和症状并学会简单的抢救方法。

5. 用药安全 详见第七章内容。

6. 用电安全 向老年人宣传安全用电常识，增强其自我保护能力。定期请专业人员维修或更换电器与供电线路，并安装漏电保护装置；尽量少给老年人添置或减少老年人接触比较复杂的电器，购置新型电器时，应评估老年人是否能正确掌握使用方法，以消除安全隐患；对记忆力明显减退的老年人，外出时容易忘记拔下电水壶等家用电器插头，应通过各种方式设置提醒标识，以减少意外的发生。

⊕ **知识链接**

海姆立克腹部冲击疗法

海姆里克腹部冲击法（Heimlich maneuver）也称为海氏手技，是美国医生海姆里克先生发明的。1974年他首先应用该法成功抢救了一名因食物堵塞了呼吸道而发生窒息的患者，从此该法在全世界被广泛应用，拯救了无数患者，因此该法被人们称为"生命的拥抱"。本法主要用于呼吸道异物的排除或抢救溺水患者。具体步骤为：成人急救时，救护者站在被救者身后，从背后抱住其腹部，双臂围环其腰腹部，一手握拳，拳心向内按压于被救者的肚脐和肋骨之间的部位（脐上两横指）；另一手成掌捂按在拳头之上，双手急速用力向里向上挤压，反复实施，直至阻塞物吐出为止。

三、隐私保护

日常生活方面，老年人的部分生活行为，如排泄、沐浴、性生活等，需要在私人空间中进行，应为其提供适当的独立空间，以保护老年人的隐私；信息安全方面，要加强针对保障老年人的个人信息安全的执法力度和个人隐私保护水平，切实保障老年人安全使用智能化产品、享受智能化服务；养老机构方面，注意遵循个体化的原则，依据老年人的具体情况和家庭环境加强隐私保护。养老护理员应对老年人及来访者信息保密，如生理缺陷、精神疾病、性病等要保密。老年人不愿意陈述的内容不要追问，更不能向他人散布。应配备能提供相应服务的环境和设施设备，注意保护老年人隐私。

答案解析

目标检测

1. 如何对尿潴留老年人进行护理？
2. 老年人活动的原则是什么？
3. 预防老年人跌倒的措施有哪些？
4. 老年人慢性疼痛的护理措施有哪些？

（曹英娟　颜　艳）

书网融合……

本章小结　　　　　微课　　　　　题库

第七章 老年人的用药安全和护理

PPT

第一节 老年人的药动学和药效学特点

⇨ 案例引导7.1

案例：患者，女，86岁，有高血压、冠心病史20年，并发脑梗死。定期口服药物：阿司匹林每次1片，每日一次；硝苯地平每次1片，每日二次。近两个月来常感到胃部不适，两天前开始出现黑便。

讨论：

1. 分析患者出现胃部不适及黑便的原因可能是什么？

2. 应该如何加强患者用药方面的指导？

随着年龄的增长，老年人各脏器组织结构及生理功能逐渐出现退行性改变，对药物的吸收、代谢和排泄能力下降，影响药物有效浓度的维持时间和疗效。同时，老年人常因一体多病，需要同时使用多种药物，导致有些药物用量增大，不良反应发生率增高。因此，了解老年人的药物代谢特点，观察老年人用药过程的反应，合理指导老年人安全用药是老年护理工作的重要内容之一。

一、老年人药物代谢动力学特点

药物代谢动力学（pharmacokinetics）简称药动学，是研究机体对药物处置的科学，即研究药物在体内的吸收、分布、代谢和排泄过程及药物浓度随时间变化规律的科学。老年人由于机体各种功能的降低，对药物代谢与排泄速度均降低，血药浓度增高，因此在临床工作过程中，需了解老年人药物代谢和药效学的特点，为老年人安全用药提供重要保障。

（一）药物的吸收

药物的吸收是指药物从给药部位进入人体血液循环的过程。药物的吸收速度影响着药物产生作用的快慢，吸收的程度则影响着药物作用的强弱。口服给药是老年人最常用的给药途径，因此老年人的药物使用常受到胃液的酸碱度、胃的排空速度、肠蠕动等情况的影响。老年人因肠蠕动减弱，胃液分泌减少，胃排空时间延长，胃肠道血流量减少，这些变化会影响药物在胃肠道的吸收，从而影响老年人的用药效果。

（二）药物的分布

药物分布是指药物吸收进入体循环后向各组织器官及体液转运的过程。其与药物储存、蓄积及清除密切相关，影响药物效应。影响老年人药物分布的因素有以下几种。

1. 细胞内液减少　由于老年人细胞内液减少，机体总水量减少，一些水溶性药物，如乙醇、吗啡等分布容积减少，导致血药浓度增加。

2. 脂肪组织增多　由于老年人脂肪组织增多，非脂肪组织减少，一些脂溶性药物，如地西泮、利多卡因等在组织中分布的体积增大，导致药物作用持续较久，半衰期延长。

3. 血浆白蛋白含量减少　老年人血浆白蛋白减少，一些与血浆白蛋白结合高的药物，如苯妥英钠、地高辛、华法林等，游离成分增加，分布容积增大，导致药效增强，容易引起不良反应。

（三）药物的代谢

药物代谢是指药物在体内发生化学变化的过程。肝脏是药物代谢的重要器官，由于老年人肝脏血流量减少、功能性肝细胞减少以及肝合成蛋白质的能力和药物代谢酶活性降低，导致药物代谢减慢，半衰期延长，使主要经肝脏代谢灭活的药物蓄积，因此，老年人用此类药物时应注意减量，用药间隔时间也应延长，一般用成人量的 $1/3 \sim 1/2$。

有研究表明，老年人使用利多卡因、普萘洛尔、保泰松和异戊巴比妥后，血药浓度增高，半衰期延长。因此，不能采用一般肝功能检查来预测老年人肝脏代谢药物能力改变的情况，因为肝功能正常不一定说明肝脏代谢药物的能力正常。一般认为，血药浓度可反映药物作用强度，血浆半衰期可作为预测药物作用和用药剂量的指征。但还需注意的是，血浆半衰期并不能完全反映出药物代谢、消除过程和药物作用时间。如米诺地尔作为长效降压药，其半衰期为 42 小时，但降压效果可持续 $3 \sim 4$ 天。这主要是因为药物与血管平滑肌结合，使其作用时间远远超过根据血浆半衰期所预测的时间。

（四）药物的排泄

药物排泄是指药物在体内经吸收、分布、代谢后，以药物原型或其代谢物的形式通过排泄器官或分泌器官排出体外的过程。肾脏是药物排泄的重要器官，随着年龄的增加，肾血流量减少，肾小球滤过及肾小管分泌、重吸收能力降低，肾功能减退，导致一些通过肾脏排泄的药物消除延缓，半衰期延长，容易引起药物蓄积性中毒，因此，老年人在使用经肾排泄的药物时应注意减量。

二、老年人药物效应动力学特点

药物效应动力学（pharmacodynamics）简称药效学，是研究药物对机体的作用及作用机制的科学。老年人由于机体效应器官对药物的反应随着年龄增长而发生改变，故其药效学特点主要体现在以下两个方面。

（一）药物敏感性

随着年龄增大，机体对药物的敏感性会改变。老年人对大多数药物的敏感性增高，药物作用增强；对少数药物的敏感性降低，药物作用减弱。这可能与老年人心脏血流量减少、组织纤维化、受体功能降低有关。老年人在使用药物过程中发生药物敏感性增强，就会出现使用常规药量时发生超量反应，如对甲状腺素、洋地黄等药物；如发生药物敏感性降低则会对药物作用不敏感，如对异丙肾上腺素、普萘洛尔（心得安）等药物。在敏感性的改变方面，老年人个体差异较大，同龄人的用药剂量甚至可相差数倍，极易发生药物不良反应，这也降低老年人的用药依从性。

（二）药物耐受性

药物耐受性是指机体对药物反应的一种适应性状态和结果。老年人由于机体效应器官功能的衰退，使之对大多数药物的耐受性降低，主要表现有以下几点。

1. 联合用药耐受性明显下降　老年人单一种类用药或少数药物合用比多种药物合用的耐受性好，如利尿剂、镇静剂、催眠药单一种类用药时，耐受性良好，能很好地发挥其预期疗效。若同时合用，患者则不能耐受，容易出现直立性低血压。

2. 对易引起缺氧的药物耐受性差　老年人由于呼吸系统、循环系统功能下降，在使用一些对呼吸或循环功能有影响的药物时，会加重相应系统的功能负担，因此应该尽量避免使用或慎用此类药物，如哌替啶对呼吸有抑制作用，老年人在使用时应慎重。

3. 对排泄慢或易引起电解质紊乱的药物耐受性下降　老年人由于肾脏调节功能和酸碱代偿能力变差，使机体对排泄慢或易引起电解质紊乱的药物耐受性下降。在使用此类药物时应注意剂量宜小、间隔时间宜长，并关注药物的肌酐清除率。

4. 对肝脏有损害的药物耐受性下降　老年人肝脏功能下降，在使用此类药物时应该谨慎，如利血平、异烟肼等药物。

此外，由于老年人大脑耐受低血糖的能力较差，并且对胰岛素的耐受性也下降，因此老年糖尿病患者在使用胰岛素过程中，要注意识别低血糖的症状，避免发生低血糖昏迷。

⊕ **知识链接**

老年人用药中的"三查""七对""一注意"

"三查"是指护士在用药时，要做到操作前检查、操作中检查、操作后检查。

"七对"是指在用药时，要做到对床号、对姓名、对药名、对药物剂量、对药物浓度、对用药方法和对用药时间，避免发生用药差错和事故。

"一注意"是指注意观察用药后的疗效和不良反应。

第二节　老年人安全用药的原则和护理

⇒ **案例引导7.2**

案例：患者，男，80岁，确诊高血压20年，糖尿病8年。定期服用卡托普利、螺内酯降压，胰岛素降血糖。血压一般控制在140/80mmHg左右，空腹血糖一般控制在8mmol/L左右。1天前患者外出运动后出现头晕、手脚发抖、出冷汗。平时患者因为失眠常自行服用地西泮等镇静药。

讨论：

1. 如何对患者的用药情况进行评估？

2. 根据评估结果，如何指导患者安全用药？

老年人由于各器官储备功能及身体内环境的稳定性逐渐衰退，对药物的耐受程度和安全幅度明显下降。有研究表明，在 41～50 岁的患者中，药物不良反应的发生率为 12%；而 80 岁以上的患者高达 25%。因此，老年患者在使用药物时应根据疾病的种类、患者的身体状况等，选择最佳药物及其制剂或调整给药方案，以保证安全用药。

一、老年人用药特点和用药原则

（一）老年人用药特点

1. 用药种类复杂，不良反应多　老年人常患多种疾病，接受多种药物治疗，加上老年人药物动力学改变的特点，故在用药时不良反应发生率非常高。

2. 服药依从性差　老年人由于记忆力减退、用药知识缺乏、认知理解能力下降、经济及家庭等原因，导致其服药依从性很差。在服药过程中也常常存在一些误区，如疾病控制不佳时随意加药、换药；轻信各类广告、药商的宣传及他人的介绍，自行服用没有经过医生批准的药物；认为药物越贵越好，越补越好，越新越好；漏服药后下次加倍补服等现象。

3. 对抗生素耐药　老年人由于免疫力低下，并且预防性或长期广泛应用抗生素，导致对抗生素的耐药性增加，容易发生多重感染。

4. 个体差异大　老年人由于遗传因素和老化进程有很大差别，各组织器官老化改变不同，所患疾病不同等原因，导致老年人用药常存在个体差异大的现象，即出现不同患者用同一种药物、同一剂量不都能达到相同血药浓度，同一血药浓度有时也不能达到相同药效的情况。

（二）老年人用药原则

根据老年人药动学、药效学和用药特点，老年人在使用药物时，应遵循以下原则，充分权衡利弊，保证用药的安全。

1. 受益原则　要求老年人在使用药物治疗时，要权衡利弊，做到安全、有效和经济，用药遵循总体原则即受益原则，受益必须明显超过风险时才可用药，即受益/风险＞1，并且要有明确的用药指征。同时还要选择疗效确切而毒副作用小的药物。此外，虽有适应证，但是受益/风险＜1时，不能用药。

2. 对症用药，合理选药原则　正确诊断是合理用药的必要前提。老年人发现身体不适时，应及时找医生明确诊断，而后根据病情参考医生建议对症用药。同时在选择药物时应注意"五先五后"原则，即先非药物疗法，后药物疗法；先老药，后新药；先外用药，后内服药；先内服药，后注射药；先中药，后西药。

3. 5 种药物原则　许多老年人存在多病共存的现象，故常需要多种药物联合使用。但是过多使用药物不仅增加经济负担，而且增加药物相互作用及不良反应。有研究表明，2 种药可使药物相互作用增加 6%，5 种药增加 50%，8 种药增加 100%。联合用药品种越多，药物不良反应发生的可能越大。因此，对患有多种疾病的老年人，不宜盲目使用多种药物，能够使用单一种类药物的，绝不联合使用多种药物。用药种类尽量简单，最好 5 种以下，治疗时注意区分轻重缓急和药物间潜在的相互作用。

4. 小剂量原则　《中华人民共和国药典》规定，老年人用药为成人用药量的 3/4，一般开始用成人量的 1/4～1/3，再根据患者用药后的临床反应调整剂量，直至达到满意疗效且无药物不良反应为止，找到每个人的最佳剂量，做到剂量个体化。

5. 择时原则　某些疾病的发作、加重和缓解都常具有昼夜节律的变化，比如变异性心绞痛、哮喘和脑血栓多在夜间发生，而类风湿性关节炎则常在清晨出现关节僵硬等，同时药物的药动学和药效学也有昼夜变化的规律。因此，宜根据药物的药动学和药效学的变化规律，结合所患疾病的特点，为老年人选择最合适的用药时间进行治疗，以提高疗效和减少毒副作用。

6. 暂停用药原则　老年人长期服药的现象最为常见。在用药期间应注意观察病情变化及用药的情况，密切注意药物不良反应。如果病情发展出现新情况，考虑可能是药物不良反应或病情加重，若为不良反应需立即停药，为病情加重的则考虑增加药量。但一般情况下，在病情出现新变化时，停药受益可能比加药受益大，因此暂停用药是最简单、有效的措施。

⊕ **知识链接**

> ### 《中华人民共和国药典》
>
> 　　《中华人民共和国药典》（简称《中国药典》）是国家对药品规格、标准所制定的法规文件，规定了比较常用的且有一定防治效果的药品与制剂的标准规格和检验方法。是国家管理药品生产、供应、使用与检验的依据，由政府颁布施行。凡《中国药典》收载的药物，其质量在出厂前需要按《中国药典》规定的方法检验，不符合《中国药典》规定标准的不得出厂，更不允许销售和使用。同时《中国药典》对毒、剧药品也有极量限制和使用规定。护士在为老年人进行用药护理时应予以重视。

二、老年人用药常见不良反应

　　药物不良反应（adverse drug reaction，ADR）是指在常规剂量下，由于药物或药物相互作用发生的与防治目的无关、对机体不利或有害的反应。包括药物副作用、毒性作用、过敏反应和后遗效应等。药物不良反应对老年人危害越来越大，受到了越来越多人的关注。有数据表明，在住院患者中，发生药物不良反应的概率约为3%，其中60岁以上的占40%，发生率高出青年组15倍。当老年人发生药物不良反应时，其程度往往比较严重，严重者会出现晕厥、跌倒甚至死亡。而且老年人发生 ADR 的表现常不典型，与原发病不易鉴别，有些药物矛盾反应多见，甚至会出现与用药治疗效果相反的特殊不良反应，在护理过程中应重视。

（一）老年人用药不良反应的特点

　　1. 发生率高　老年人因为各种原因，对药物的代谢和反应发生了改变，使机体对药物的耐受性降低，药物的代谢、排泄能力下降，不良反应发生率升高。导致发生率升高的主要原因有：①生理原因，老年人肝肾功能减退，对药物的代谢、排泄能力下降，半衰期延长，药物容易在体内蓄积，产生毒性反应。②病理原因，老年人由于年老多病，各脏器功能受到疾病的影响逐渐出现衰退，因而对药物的耐受性和疾病的反应性均下降，容易导致误诊误治。③药物原因，老年人通常会存在多病共存，同时服用多种药物的情况。有一些药物之间会发生相互作用，使不良反应的发生概率大大增加。有研究表明，药物不良反应发生率与用药的种类成正比。同时老年人服药依从性差，不能严格按照医嘱进行服药，也是不良反应发生率升高的原因。

　　2. 程度和后果较为严重　老年人由于药动学及药效学的变化特点及各器官功能和身体内环境的改变，一些常用的药物都可使其发生体位性低血压，出现晕厥、跌倒，甚至死亡等严重的不良后果。

　　3. 表现特殊　老年人在用药治疗过程中，容易出现与药物治疗效果相反的特殊不良反应。如应用硝苯地平治疗心绞痛，反而会发生心绞痛；用激素抗过敏，会引起过敏反应等。另外，发生不良反应所出现的症状不够典型，常表现为特有的"老年病五联症"，即精神异常、大小便失禁、跌倒、不思活动和生活能力丧失。其中最为常见的是精神异常（如时间、人物、地点、定向力障碍、精神错乱、情绪不稳定等）和继发于体位性低血压的晕厥和跌倒。这些症状常与老年人常见疾病的症状相似而容易发生混淆，不利于对药物不良反应和病情的观察。

（二）老年人用药不良反应的常见原因

1. 同时接受多种药物治疗 老年人常因同时患有多种疾病而接受多种药物治疗，药物之间容易发生相互作用。老年人用药不良反应的发生率与用药种类之间的关系已被证实，即随着用药种类的增多，药物不良反应的发生率也相应增高。据有关数据统计，同时服用 5 种以下药物者，药物不良反应发生率为 6% ~8%，同时服用 6 ~10 种药物时，发生率上升至 40%，服用 15 ~20 种以上时，发生率可高达 70% ~80%。

2. 机体功能发生改变 老年人由于机体内环境稳定性下降，中枢神经系统对某些药物的敏感性增加，一些镇静药容易引起中枢过度抑制；同时，老年人由于免疫功能下降，使药物的变态反应发生率增加。此外，根据老年人药动学改变的特点，药物在老年人血液和组织内的浓度会发生变化，使药物作用增强或减弱，影响临床医生对药物剂量的准确判断，而容易发生药物不良反应。

3. 滥用非处方药 部分老年人由于用药知识缺乏，相信各类广告、药商的宣传，认为药物越贵越好，越补越好，擅自滥用一些滋补、保健及抗衰老等非处方药物，而容易发生药物不良反应。

（三）老年人用药常见不良反应

1. 体位性低血压 老年人血管运动中枢调节功能的灵敏性下降，压力感受器功能发生障碍，即使在没有服用药物的情况下，也可能因为体位突然改变而产生头晕。因此，在使用一些药物，如降压药、三环类抗抑郁药等时，易发生体位性低血压。临床上给老年人使用这些药物时要特别注意。

2. 精神症状 老年人中枢神经系统对某些药物的敏感性增高，因此在使用此类药物时，容易发生神经系统毒性反应。如在使用中枢抗胆碱药盐酸苯海索片时，即使小剂量也会发生精神错乱；老年痴呆患者使用左旋多巴或金刚烷胺时，可引起大脑兴奋，加重痴呆症状；长期服用苯巴比妥类镇静催眠药可导致惊厥，产生身体及精神依赖，停药会出现戒断症状。另外，有报道表明，老年人服用洋地黄、硝酸异山梨酯、皮质激素等可引起抑郁症。临床上给老年人用药时，还应注意观察其认知、情感等方面的变化。

3. 耳毒性 老年人内耳毛细胞数量减少，使用某些药物时容易受到影响而发生前庭和耳蜗的损害。前庭损害主要表现为眩晕、头痛、恶心和共济失调；耳蜗损害则常出现耳鸣和耳聋。年老体弱者在应用氨基糖苷类抗生素等药物时容易引起听神经损害，由于毛细胞损害后难以再生，故可产生永久性耳聋。老年人最好避免使用氨基糖苷类抗生素和其他引起内耳功能损害的药物，如必须使用则应减少用药剂量。

4. 尿潴留 老年男性常患前列腺增生等疾病，在应用三环类抗抑郁药和抗帕金森病药时，更容易发生因副交感神经阻滞而导致的尿潴留。故患有前列腺增生或膀胱颈纤维病变的老人，使用此类药物时，开始应以小剂量分次服用，然后逐渐加量。另外，对于前列腺增生的老年人，使用呋塞米等强效利尿剂时也会发生尿潴留，在使用时也要加以注意。

5. 药物中毒 老年人各个重要器官生理功能均有所减退。肝脏的解毒功能、肾脏的排泄功能都有所下降，此外，由于窦房结内起搏细胞数目的减少，也会使心脏的传导系统及心功能发生障碍。因此，老年人在使用药物时容易发生肝毒性反应、肾毒性反应及心脏毒性反应。

⊕ **知识链接**

中药是否都是安全的

长期以来，人们认为中药都是天然的动植物成分，不会像西药化学制品那样具有毒性。其实在《神农本草经》中有对中药毒性的明确描述，中药的毒性可以影响机体的心血管系统、中枢神经系统、消化系统、呼吸系统、泌尿系统、造血系统等。《中国药典》中收载有毒中药 83 种，其中有大毒者 10 种、有毒者 42 种、有小毒者 31 种。

三、老年人安全用药的护理

老年人由于记忆力减退，认知理解能力下降，对药物治疗的目的、用药时间、用药方法等常不能正确理解，往往会影响老年人用药的安全性和药物治疗的效果。因此，在临床工作过程中，要根据老年人的用药特点，遵循老年人的用药原则，正确指导老年人准确、安全地用药。并且在用药过程要密切观察疾病变化情况及用药不良反应，保证老年人的用药安全。

【护理评估】

1. 用药史

（1）用药情况　详细询问老年人以往及现在的用药情况，如药物名称、剂量、用法、服用时间、效果和不良反应，建立完整的用药记录，尤其要详细了解、记录曾引起过敏或不良反应的药物。

（2）服药能力　评估老年人的视力、听力、理解力、记忆力、阅读力、口腔状态、吞咽功能及手足运动功能等，用于判断其区别药物种类，准时、准量用药，坚持用药，自行取药，及时发现不良反应以及恰当停药的能力，由此提出适当的给药途径、辅助手段和观察方法。

2. 身心状况

（1）症状　全面评估老年人各系统各脏器的功能状况，观察是否存在呼吸系统、神经系统以及心脑血管系统相关疾病的表现；观察是否出现老年病常见症状，如精神异常、大小便失禁、跌倒、不思活动和生活能力丧失等，以明确药物使用过程中应观察的事项，判断所用药物是否合理，如肾功能明显减退者，应避免给予经肾排泄的药物。

（2）体征　注意观察与疾病和药物不良反应相关的体征。

（3）辅助检查　了解老年人一些相关检查的结果，如 B 超、心电图、脑电图、胸片、CT 等，对其各脏器功能进行全面评估，为正确指导老年人安全用药提供依据。

（4）心理、社会状况　了解老年人的家庭、经济状况、饮食习惯、文化程度，对目前治疗方案和护理计划的了解、认识程度和满意度，家属的支持情况，对药物有无依赖、期望、反感、恐惧或其他心理等。

【护理诊断】

1. 执行治疗方案无效　与老年人理解力、记忆力减退，经济困难等有关。

2. 不依从行为　与老年人的健康观、与治疗方案有关的知识和技能缺乏、照顾者的支持照顾不够及经济紧张等有关。

3. 潜在并发症　药物不良反应与老年人生理功能减退、用药种类多、个体差异大等有关。

【护理措施】

1. 密切观察和预防药物不良反应　在临床工作过程中，护士要密切观察和预防药物的不良反应，提高老年人的用药安全。

（1）密切观察老年人所用药物的治疗效果及用药反应　了解药物的治疗作用及药动学特点，对于一些个体差异大，药物代谢与肝肾功能密切相关，有效药物浓度范围狭窄的药物，如氨茶碱、地高辛、利多卡因、普鲁卡因酰胺、阿米替林、庆大霉素、水杨酸等，需通过血药浓度进行监测。注意观察老年人用药后的反应和病情变化，一旦发生异常，立即停药，及时送诊。

（2）密切观察药物的副作用　了解药物不良反应的表现，以及老年人用药需特别注意的问题。对使用降压药的老年人，应注意提醒其在改变体位时动作要缓慢，避免出现体位性低血压。由于老年人反应较迟钝，脏器的储备能力差，而且个体差异大，药物不良反应的表现可能较为隐匿和更为复杂，加上老年人常存在沟通障碍,特别是脑卒中后遗症、阿尔茨海默病的患者。因此,必须细心观察。

(3)注意观察药物特殊不良反应　老年人在用药过程中,容易出现与药物治疗效果相反的特殊不良反应。如应用硝苯地平治疗心绞痛,反而会加重心绞痛,甚至诱发心律失常;用激素抗过敏,会引起过敏反应等。因此,使用此类药物应仔细观察,一旦出现药物矛盾反应,立即停药并及时送诊或根据医嘱改用其他药物。

(4)注意从小剂量开始用药　老年人用药一般从成人用药量的1/4开始,逐渐加大至1/3→1/2→2/3→3/4。同时必须注意个体差异,对病情进行动态观察,一旦发现问题,应立即进行处理。

(5)控制影响药效和药动学的因素　观察老年用药者是否能按时、按剂量用药,以及其生活嗜好和饮食习惯是否会对药效和药动学产生影响。如吸烟可以显著降低茶碱、普萘洛尔的血药浓度,影响利多卡因在体内的分布;饮酒可加速巴比妥类的代谢;在服用阿司匹林时胃肠道出血增多;许多药物与浓茶、牛奶、豆浆等同时服用,会影响药物的吸收;长期低蛋白饮食导致的血浆蛋白降低会导致蛋白结合率高的药物游离血药浓度增高;高钠饮食会降低利尿剂的治疗效果等。因此,在用药期间,针对个体的实际情况,对影响药效和药动学的因素进行干预,以减少和预防用药不良反应的发生。

2. 提高老年人服药依从性　用药依从性差,是除病因、发病机制不明,缺乏有效药物治疗外,导致老年慢性病治疗效果不佳的主要原因。老年人由于记忆力减退、用药知识缺乏、认知理解能力下降、经济及家庭等原因,导致其服药依从性差。

(1)尽量减少用药种类和次数。老年人由于记忆力减退,容易忘记用药或错用药。因此,应尽量减少用药的种类及次数,以提高用药的依从性。

(2)指导患者采取防止漏用、错用药物的措施。如把药物放在水壶、饭桌等经常接触或显眼的地方;将剂量、次数等用大号字体标记;由家属或患者自己用小药盒把每次应服药物配好放置在易于取用的地方。

(3)详细解释用药方法、剂量和注意事项,训练患者掌握正确用药方法,观察患者是否能正确复述和操作;用一些较大字体的标签注明用药剂量和时间,以便老年人识别。

(4)对孤寡独居、活动不便的老年人,应协助其取得家属、邻居和社区服务机构的帮助,定时提醒和协助患者用药。

(5)详细解释药物治疗作用、可能出现的不良反应、结果及应对方法,尽量消除患者的疑虑。

(6)长期用药时,注意选择患者经济条件允许的药物。担心经济负担,是导致老年人服药依从性差的主要原因之一。因此,在为老年人选择药物时,应尽量选择经济实惠、治疗效果好,副作用少的药物。

(7)提高老年人自我管理能力,促进其用药依从性。可以采取各种形式的健康教育方法,如专题讲座、发放宣传材料、个别指导等,通过门诊、住院和社区三个环节对老年人进行规范的健康教育,循序渐进地学习和反复强化疾病相关知识、用药知识以及自我护理技能,从而提高自我管理能力,促进其服药依从性。

(8)建立良好的护患关系,增强患者的信任感。护士要鼓励老年人参与治疗方案和护理计划的制定,倾听老年人的治疗意愿。邀请其谈论对病情的看法和感受,注意老年人所关注的问题。与老年人建立合作性护患关系,使其对治疗充满信心,形成良好的治疗意向,促进其形成良好的用药依从性。

3. 加强老年人用药指导

(1)严格遵医嘱用药　强调遵医嘱、规范用药的重要性,注意服药时间和服药间隔时间,坚持按时、按量服药;改变药物剂量或药物治疗方案时,须征得医护人员的同意,不得擅自增、减药量或停药。

（2）不滥用滋补药、保健药、抗衰老药和维生素　体弱多病者，可在医护人员的指导下适当应用保健药，但不可盲目服用或过度服用，以免发生中毒反应。

（3）掌握服药技巧　服用药片多时，可分次吞服，以免发生误咽；药物刺激性大或异味较重时，可将其溶于水，用吸管饮服，用后可饮果汁，以减轻不适感；吞咽片剂或胶囊有困难时，可选用液体剂型，如冲剂、口服液等。

（4）注意药物与食物之间的相互作用　食物与药物间的相互作用可使药物的效应减弱或增强，有些药物与其他化合物或食物之间的不良作用还可引发不良后果。如饮酒后服用阿司匹林，会加重发热和全身疼痛等症状，还容易引发肝损害；小檗碱（黄连素）与茶同用时，茶叶中的鞣酸会沉淀小檗碱中的生物碱，降低其药效；在服用布洛芬等药物时，同时饮用咖啡和可乐，可以加重对胃黏膜的损害，甚至诱发胃出血、胃穿孔等情况。

4. 指导家属正确应对服药过程出现的问题

（1）指导家属观察用药后反应　向家属讲解药物的治疗作用以及用药不良反应的表现，指导家属观察老年人服药后的反应和病情变化情况，一旦发生异常，立即停药，及时送诊。

（2）指导家属督促、协助老年人按时、按量服药　对于自理能力好的老年人，家属应督促或检查其按时、按量进行服药，确保用药准确无误；对于自理能力差的老年人，家属或照顾者按时、按量协助老年人进行服药。

（3）指导家属学会使用必要的护理用具　对于经济条件允许的家庭，建议为老年人购买配置一些常用的检查设备，如体温计、血压计、血糖仪等。并教会家属正确使用这些设备，以便随时对老年人的病情进行监测。

【健康教育】

由于老年人基础疾病的不同，健康价值观、经济条件、医疗卫生条件、文化水平、信息来源渠道及判断力也存在差异，均会对老年人的用药观念产生影响，因此对老年人合理用药的健康教育应着重于以下几方面。

1. 让老人了解用经验替代专业知识指导用药的危害性，并通过讨论、说服来改变其不合理用药的行为。

2. 强调在治疗过程中，需要根据具体疾病、个体差异等综合因素选择药物，合适的药物就是最好的药物。

3. 告知老人在使用非处方药时，应在医师的指导下，了解药物的成分，以避免重复用药。

4. 遵循简单用药原则，用药种类越多，不良反应的发生率越高。

5. 必须理性用药，避免在没有明确适应证的情况下随意用药，特别是预防性使用抗感染药，应合理应用解热、镇痛药及抗炎药。

目标检测

答案解析

一、填空题

1. 老年人用药的原则有：_____、_____、_____、_____、_____、_____。

2. 老年人的用药常见不良反应：_____、_____、_____、_____、_____。

二、名词解释

药物不良反应

三、简答题

1. 药物不良反应的表现有哪些？
2. 试述老年人安全用药的护理措施。

（蔡小霞）

书网融合……

本章小结　　　　　　　微课　　　　　　　题库

第八章 老年人常见疾病的护理

PPT

学习目标

知识要求：

1. 掌握 老年人各系统常见疾病的临床特点和护理措施。

2. 熟悉 老年人各系统常见疾病的发病原因及健康指导。

3. 了解 老年人各系统结构和功能的变化。

技能要求：

1. 能为老年疾病患者实施整体护理。

2. 能指导老年疾病患者正确使用药物。

素质要求：

全面掌握专业知识，全系统、全方位地考虑问题，处理问题，按照护理程序正确评估老年患者，制定护理计划并实施。

第一节 老年人呼吸系统疾病的护理

⇒ 案例引导8.1

案例：患者，男性，72岁。4天前因受凉感冒，而致发热、咳嗽、咯大量黄色黏稠痰液、气急、食欲明显下降来院就诊。有吸烟史50余年，慢性咳嗽、咳痰20余年。体格检查：T 38.5℃、P 106次/分、R 26次/分，BP 140/86mmHg。呼气时间延长伴哮鸣音，口唇发绀，自感疲乏无力，桶状胸，听诊两中下肺有湿啰音，余查体未见明显异常。实验室检查：红细胞5.5×10^{12}/L，血红蛋白160g/L，白细胞13×10^9/L，其中中性粒细胞占92%；动脉血气分析：PaO_2，78mmHg；$PaCO_2$，40mmHg。胸部X线检查显示，两肺野透亮度增加，膈肌下移。

讨论：

1. 该患者可能患有什么疾病？

2. 该患者的护理诊断有哪些？应采取哪些护理措施？

3. 该患者最恰当的给氧方式是什么？

4. 患者病情稳定后准备出院，健康教育包括哪些内容？

一、老年人呼吸系统结构和功能的变化

呼吸系统由呼吸中枢、传导神经、呼吸肌、支气管和肺组成，包括鼻、咽、喉、气管、支气管、胸廓及肺等器官。呼吸系统随年龄增长发生相应的退行性改变。增龄相关的呼吸系统结构和功能变化往往与慢性呼吸系统疾病、吸烟、环境暴露等因素的影响混杂在一起，同时老年人常合并一些慢性疾病，如

心力衰竭等，也会对肺功能造成不同程度的影响。

1. 衰老对胸廓和呼吸肌的影响　老年人胸壁的退行性变化降低了呼吸效率。肋骨软骨钙化，椎间关节、椎间盘间隙缩小、骨质疏松等均导致胸壁顺应性降低。肋间肌质量和强度随着年龄的增长而降低，同时伴随肋间神经肌肉接头的退行性变化。老年人神经纤维脱髓鞘和横膈肌肉的变化是导致老年人最大吸气压力降低的主要原因，而最大静态吸气和呼气压力随着年龄的增长而降低，也反映了呼吸肌肉强度的下降。

2. 衰老对通气功能影响（上、下呼吸道）　随着年龄不断增长，老年人生理调节机能减退，上呼吸道对有害物质刺激的反应性降低。对一些侵入呼吸道的有害物质，不能及时通过防御反射排出体外，容易导致下呼吸道损伤。由于肾上腺皮质功能降低和性激素分泌减少，呼吸道黏膜纤毛上皮细胞萎缩、脱落，降低了呼吸道的自净作用；由于长期受一些物理、化学因素如烟雾、粉尘等的慢性刺激，使呼吸道鳞状上皮化生，细胞分泌的局部抗体 SIgA 减少，故防御病原微生物如细菌、病毒的侵袭能力减退等。

3. 衰老对肺血管和肺循环影响　肺血管随着年龄的增长，肺动脉的伸展性降低，肺血管床僵硬度增加，会影响静息肺血管压力和血流动力学。理论上，年龄相关的肺循环变化会使老年人在运动时更容易出现气体交换的异常，随着年龄增长肺通气储备逐渐下降，但健康老年人仍可保持足够的肺泡通气量，保证动脉血气在正常范围内。

4. 衰老对换气功能影响　50 岁以后肺结构发生的显著变化，包括：细支气管中的弹性蛋白纤维被破坏和丢失，胶原蛋白和弹性蛋白的交联改变。肺泡较宽且浅，内部表面扁平，肺泡导管扩张，而表面活性物质的含量减少。老年人气体交换功能下降，有以下原因：①胸廓结构的改变，如桶状胸。②肺泡壁胶原含量增加导致的细支气管和肺泡管改变引起气流受限。③肺泡表面积减少等因素使肺泡动脉氧分压差增大。由于肺泡表面积的丢失，即使是健康非吸烟者，肺一氧化碳弥散量亦会下降，并随增龄进行性加重。④弹性组织较少，不足以保持小气管开放和对抗气道塌陷所致通气/灌注比例失调。⑤肺通气 – 灌注不均匀性或不匹配，肺泡无效腔增加。

5. 衰老对呼吸控制与调节及咳嗽反射的影响

（1）衰老对呼吸控制影响与调节　脑桥和延髓具有调节呼吸节律的运动神经元，对呼吸运动进行初级控制，包括膈肌、肋间肌、上气道和参与呼吸运动的辅助肌。一种是由脑干网状激活系统提供的，该系统在清醒状态下最为活跃。另一种来自于颈动脉体和脑干。老年人在上述调节通路上出现的病理生理学改变，均可影响中枢与呼吸运动的控制。

（2）咳嗽反射　老年人的咳嗽反射力量和排痰能力减弱，其中一个原因是咳嗽的感知能力被控制。另一个因素是由于呼吸肌肉的强度下降，使对于气道清除至关重要的咳嗽反射的咳嗽力度减弱。咳嗽反射的减弱可能是老年人吸入性肺炎发病率较高的一个因素。

6. 增龄引起肺功能的变化　大多数与衰老相关的呼吸系统变化都与胸壁顺应性下降、肺部弹性回缩力下降和呼吸肌力量下降有关，这些变化与肺功能改变密切相关。在老年人群中，即便没有肺部基础疾病，也可能会出现气道阻塞或混合性通气功能障碍。

二、老年人常见呼吸系统疾病的护理

（一）老年慢性阻塞性肺疾病患者的护理

慢性阻塞性肺疾病（chronic obstructive pulmonary disease，COPD）是一种常见的以持续呼吸道症状和气流受限为特征的可以预防和治疗的疾病，呼吸道症状和气流受限是由于气道和/或肺泡暴露于有害颗粒物或气体造成的。COPD 是严重危害健康的常见病、多发病，严重影响老年人的生命质量，病死率高，给患者及其家庭、社会带来沉重的经济负担。我国流行病学调查显示，40 岁以上人群的 COPD 患病率为 9.9%，已成为严重的公共卫生问题。

【护理评估】

1. 健康史　现在一般认为 COPD 是遗传和环境因素共同作用所产生的一种慢性疾病。

（1）遗传因素　某些遗传因素可增加 COPD 发病的危险性，已知的遗传因素为 α_1 - 抗胰蛋白酶缺乏。基因多态性在 COPD 的发病中有一定作用。

（2）环境因素　①吸烟和被动吸烟：吸烟是发生 COPD 最常见的危险因素。吸烟者呼吸道症状、肺功能受损程度以及患病后病死率均明显高于非吸烟者，吸烟与慢性支气管炎的发生有密切关系。吸烟时间愈长，吸烟量愈大，患病率愈高，戒烟后可使病情减轻。②职业性粉尘和化学物质：当吸入职业性粉尘，如有机、无机粉尘和其他有害烟雾，浓度过大或接触时间过长可引起 COPD 的发生。③室内外空气污染：刺激性烟雾、粉尘、大气污染（如二氧化硫、二氧化氮、氯气、臭氧等）等慢性刺激，常为 COPD 的诱发因素之一。④感染：病毒和细菌感染是 COPD 急性加重的常见原因。

2. 身体状况　COPD 起病缓慢，病程较长，主要表现为慢性咳嗽、咳痰、气促或呼吸困难，急性感染期有发热、咳血痰或咯血，其中以气促、呼吸困难为主要表现者为气肿型，以炎症缺氧为表现者为支气管型。慢性咳嗽通常为首发症状，气短、呼吸困难是 COPD 的标志性症状，也是导致患者焦虑不安的主要原因。老年 COPD 患者不同于一般成人的特点有以下几个。

（1）呼吸困难更加突出　老年人随着气道阻力的增加，呼吸功能发展为失代偿时，轻度活动甚至静态时就有胸闷、气促发作。

（2）机体反应能力差，典型症状弱化或缺如　如在急性感染时体温不升、白细胞不高、咳嗽不重、气促不显著，可表现为厌食、胸闷等，体格检查精神萎靡、发绀、呼吸音低或肺内啰音密集等。

（3）易发生反复感染且并发症多　老年人体质下降，免疫功能减退，气道屏障功能下降，易发生反复感染；肺源性心脏病、呼吸性酸中毒、休克、肺性脑病、电解质紊乱、DIC 等并发症发生率高，其中心血管系统疾病是最严重的合并症，是导致 COPD 患者死亡的首要原因。

3. 辅助检查

（1）肺功能检查　是 COPD 诊断的金标准，用于判断病变程度和预后情况。一般用力肺活量（FVC）和第 1 秒用力呼气容积（FEV_1）均下降，FEV_1/FVC 是评价气流受限的一项敏感指标。在吸入支气管舒张剂后，$FEV_1 < 80\%$ 预计值且 $FEV_1/FVC < 70\%$ 时，可以确定为不完全可逆的气流受限。

（2）动脉血气分析　对有呼吸衰竭或右心衰竭者，可通过血气分析判断呼吸衰竭的严重程度及其类型。静息状态在海平面呼吸空气条件下，$PaO_2 < 60mmHg$ 和/或 $SaO_2 < 90\%$，提示呼吸衰竭；$PaO_2 < 50mmHg$，$PaCO_2 > 70mmHg$，$pH < 7.30$ 提示病情危重。

（3）影像学检查　胸部 X 线检查早期可无明显变化，随着病情发展可出现肺纹理增粗、紊乱等，主要 X 线征为过度充气。CT 不作为常规检查，高分辨 CT 有助于鉴别诊断。

（4）其他检查　当 $PaO_2 < 55mmHg$ 时，血红蛋白及红细胞可增高。通过痰培养可检出各种病原菌。

4. 心理 - 社会状况　老年人因明显的呼吸困难导致自理能力下降，易产生焦虑、孤独等消极情绪，病程长、病情反复可造成抑郁症及失眠，对治疗缺乏信心。应评估患者有无上述心理反应，以及家庭成员对此疾病的认知和照顾能力。

◆ 知识链接

COPD 的评估

根据患者临床症状、急性加重风险、肺功能异常严重程度及并发症等进行 COPD 综合评估，包括以下四个方面。

1. 症状评估　临床上推荐应用改良版英国医学研究委员会呼吸问卷（Breathlessness Measurement Using the Modified British Medical Reseach Council，MMRC）对呼吸困难严重程度进行评估（表 8-1），或者采用慢阻肺患者自我评估测试问卷进行评估。

2. 肺功能评估　应用气流受限的程度进行肺功能评估，即以 $FEV_1\%$ 预计值为分级标准，COPD 患者气流受限严重程度的肺功能分级分为四级（表 8-2）。

3. 急性加重风险评估　采用两种方法进行评估：肺功能测定气流受限的程度和过去 12 个月中急性加重的次数。

4. 并发症的评估　COPD 患者常伴有心血管疾病、感染等并发症，可发生在轻度、中度、重度和严重气流受限的患者中，影响患者的住院和死亡。

表 8-1　改良版英国医学研究委员会呼吸问卷（MMRC）

呼吸困难评价等级	呼吸困难严重程度
0 级	只有在剧烈运动时感到呼吸困难
1 级	在平地快步行走或步行爬小坡时出现呼吸困难
2 级	由于呼吸困难，平地行走时比同龄人慢或者需要停下来休息
3 级	在平地行走约 100m 或数分钟后需要停下来喘气
4 级	因严重呼吸困难而不能离开家，或在穿脱衣服时出现呼吸困难

表 8-2　气流受限程度的肺功能分级

肺功能分级	肺功能 FEV_1 占预计值的百分比（$FEV_1\%$）
I 级：轻度	≥80%
II 级：中度	50%～79%
III 级：重度	30%～49%
IV 级：极重度	<30%

注：表中数据为吸入支气管舒张剂后的 FEV_1 值。

【护理诊断】

1. 气体交换受损　与气道阻塞、通气不足有关。

2. 清理呼吸道无效　与分泌物增多、黏稠及无效咳嗽有关。

3. 焦虑　与病情反复、自理能力下降有关。

4. 知识缺乏　缺乏阻塞性肺的相关知识。

5. 潜在并发症　肺源性心脏病、休克、呼吸性酸中毒、肺性脑病、DIC 等。

【护理措施】

治疗护理的目标是改善呼吸功能和运动能力，降低抑郁程度，减少急性发作和并发症的发生，缓解症状，阻止肺功能下降，改善生活质量。COPD 的治疗在急性期以控制感染、改善症状为主，稳定期以改善肺功能和预防感染为主。

1. 一般护理

（1）休息与活动　指导患者取舒适的体位，如半坐卧位，借重力作用使膈肌位置下降，以改善呼吸困难。急性发作期有发热、喘息时应卧床休息，取舒适坐位或半坐卧位，保持室内空气流通，老年人居室温度冬季一般保持在 22～24℃，夏季 26～28℃ 为宜，相对湿度 50%～70%。根据气候变化及时增减衣服，避免受凉感冒。

（2）饮食护理　饮食宜少食多餐，选择高热量、高蛋白、高维生素、易消化食物，鼓励多饮水，避免摄入产气或引起便秘的食物。并发肺心病者，如出现腹水或水肿明显、尿少时，应限制钠和水的摄入量，钠盐 <3g/d，水分 <1500ml/d。

2. 增强呼吸功能

（1）指导协助有效排痰　COPD 老年人有效排痰能力降低，痰液不易咳出，可通过雾化吸入、胸部叩击、体位引流等方法促进排痰。①深呼吸和有效咳嗽，指导患关闭声门屏气，当腹内压及胸腔内压达到一定高度时，打开声门，腹部收缩，形成爆破性气流而用力咳嗽，使痰有效咳出。②胸部叩击，通过叩击震动背部，间接地使附在肺泡周围及支气管壁的痰液松动脱落。方法为五指并拢，向掌心微弯曲，呈空心掌，腕部放松，从肺底自下而上、由外向内、迅速而有节律地叩击胸壁，震动气道。叩击同时鼓励患者做深呼吸和咳嗽、咳痰，帮助分泌物从小支气管向大支气管排出。叩击时间以 15～20 分钟为宜，每日 2～3 次，餐前进行。③ 病灶部位开口向下，利用重力，有效咳嗽或胸部叩击将分泌物排出体外。病重或体弱的老年人应禁用体位引流。

（2）氧疗　对晚期严重的 COPD 老年人应予控制性氧疗，一般采用鼻导管或鼻塞持续低流量吸氧，流量为每分钟 1～2L，浓度控制在 30% 以下，吸氧时间为每天 10～15 小时。

（3）病情观察　观察患者的咳嗽、咳痰（痰液的性质和量）、气喘程度、是否伴有发绀等，必要时使用心电监护仪监测生命体征，发热时定时测量体温，密切观察呼吸频率、深度、节律变化，发现异常及时报告医生处理。

3. 用药护理　根据病情遵医嘱给予支气管扩张剂、糖皮质激素、镇咳药及祛痰药等，密切观察药物疗效及不良反应。老年患者基础疾病多，病情复杂且危重程度高，抗感染治疗时一般首选静脉滴注给药。吸入激素类药时指导患者口腔深部漱口，并清洁脸部，减少药物局部残留。

（1）支气管舒张剂　是控制 COPD 症状的主要治疗药物。包括 β_2 受体激动剂、抗胆碱能药和茶碱类药物。β_2 受体激动剂以吸入用药作为首选，大剂量使用可引起心动过速、心律失常，长期使用可发生骨骼肌震颤等；抗胆碱能药物同 β_2 受体激动剂联合吸入可加强支气管舒张作用，如合并前房角狭窄的青光眼，或因前列腺增生而尿道梗阻者慎用，常见副反应有口干、口苦等；茶碱类药物使用过程中要监测血药浓度，当血药浓度大于 15μg/ml 时，头痛、恶心呕吐等副作用明显增加。

（2）糖皮质激素　COPD 加重期住院患者宜在应用支气管扩张药的基础上，口服或静脉滴注糖皮质激素。糖皮质激素仅适用于有症状且治疗后肺功能有改善者，长期使用可引起老年人高血压、白内障、青光眼、骨质疏松、糖尿病及继发性感染等，局部可引起口咽部霉菌感染、声音嘶哑、咽喉不适等副作用，因此激素剂量要权衡疗效及安全性。

（3）镇咳、祛痰药　咳嗽具有明显的保护性作用，在 COPD 稳定期，不常规应用镇咳和祛痰药。止咳药可待因有麻醉中枢镇咳作用，可因抑制咳嗽而加重呼吸道阻塞，不良反应有恶心、呕吐、便秘等。喷托维林是非麻醉性中枢镇咳药，不良反应有口干、恶心、腹胀、头痛等。盐酸氨溴索为润滑性祛痰药，不良反应轻；溴己新偶见恶心、转氨酶增高，老年胃溃疡者慎用。

（4）抗生素　用于治疗 COPD 感染性加重以及明确细菌性感染，在 COPD 稳定期，不常规应用抗生素。

4. 心理护理 老年 COPD 患者因病情反复发作，会产生焦虑、多疑敏感、抑郁、紧张等不良心理状态，对自己的生活满意度下降，同时会进一步加重失眠。医护人员应与家属相互协作，对老人进行相应的心理疏导，鼓励参加各种团体互动活动，调动各种社会关系给予精神及物质关怀，指导配合治疗、情绪的改善和增加社交活动可有效改善睡眠质量，树立战胜疾病的信心。

【健康教育】

为患者及家属讲解老年 COPD 的诱发因素、临床表现、防治措施等基础知识。

（1）生活指导 指导老年人识别和消除使疾病恶化的因素，保持居室内空气流通，尽量避免或防止粉尘和刺激性气体的吸入；根据气候变化及时增减衣物，避免受冻感冒；指导患者自我护理，合理饮食，多饮水。

（2）治疗指导 老年 COPD 患者需要增加呼吸频率来代偿呼吸困难，这种代偿多数是依赖于辅助呼吸肌参与呼吸，因此，护理人员应指导患者进行缩唇式呼吸、腹式呼吸。①缩唇呼吸：用鼻吸气用口呼气，呼气时用嘴唇缩成吹笛状，气体经缩窄的嘴唇缓慢呼气，吸气与呼气之例为 12 或 13，每次 10 ~ 20 分钟，每日两次，争取成为自然呼吸习惯。②腹式呼吸：患者取坐位或立位，一手放于腹部，一手放于胸部，吸气时尽量挺腹，胸部不动，呼气时腹部内陷，尽量将气呼出，每分钟 7 ~ 8 次，每次 10 ~ 20 分钟，每日锻炼 2 次。还有对抗阻力呼吸、全身性呼吸体操等，对病情较重不能或不愿参加以上几种呼吸肌锻炼者还可使用各种呼吸训练器，如膈肌起搏器等。 📱微课 1

（3）康复指导 给老年人讲解康复锻炼的意义，制定个体化的锻炼计划，包括骨骼肌运动训练和呼吸肌运动训练两个方面。选择空气新鲜、安静的环境，进行步行、慢跑、太极拳、老年体操等体育锻炼。

（4）疾病相关知识指导 讲解老年 COPD 的诱发因素、临床表现、防治措施等基础知识；教育和督促患者戒烟，避免发病的高危因素；教会患者及家属家庭氧疗的方法及注意事项，告知患者去医院就诊的时机和定期随访的重要性。提醒老年患者注意自己的情绪，保持良好的心态。

【护理评价】

老年人能说出诱发 COPD 病情加重的因素，学会正确的预防方法；掌握科学用药原则，使呼吸功能有所增强，情绪稳定，人际交往及睡眠有所改善。

（二）老年肺炎患者的护理

老年肺炎（elderly pneumonia）即 65 岁以上老年人所患肺炎，是指各种病原体引起的老年人肺实质性炎症，其中细菌感染最常见。肺炎是老年人的常见病，肺炎发病率随年龄的增长直线上升，肺炎是感染相关性死亡的最常见原因，是导致老年人死亡的主要原因之一。肺炎多数起病急骤，常有受凉、劳累、病毒感染等诱因。老年人肺炎的临床表现常不典型，病情进展快，加之基础疾病症状的遮掩，因此易于漏诊而延误治疗。

【护理评估】

1. 健康史 老年肺炎绝大多数由感染所致，老年人自身状况及病原体决定了病情的严重程度。

（1）口腔卫生 如口咽部细菌密度升高，菌群平衡失调，则可通过吸入导致老年肺炎的发生；大部分虚弱高龄的慢性病患者口腔卫生状况较差，细菌滋生较快。

（2）病原体 老年肺炎以细菌感染最常见。社区获得性肺炎（community acquired pneumonia，CAP）是指在医院外罹患的感染性肺实质炎症，以肺炎链球菌为最常见，还有支原体、衣原体、流感嗜血杆菌和呼吸道合胞病毒等。医院获得性肺炎（hospital acquired pneumonia，HAP），亦称医院内肺炎（nosocomial pneumonia），是指患者入院时不存在，也不处于潜伏期，而于入院 48 小时后在医院（包括老年护理院、康复院等）内发生的肺炎。革兰阴性杆菌是老年 HAP 最主要的致病菌，其中铜绿假单胞菌和肺炎克雷白杆菌最常见。对高龄、衰弱、意识障碍或吞咽障碍的患者，厌氧菌是 CAP 和 HAP 的常见病原菌，且误吸是厌氧菌肺炎的主要原因。此外，老年人也是真菌、病毒的易感者，老年肺炎经常由多种病原体混合感染所致。

（3）基础疾病　慢性基础疾病是老年肺炎最重要的危险因素，老年人大多患有一种或多种基础疾病，如神经系统疾病、心脏病、糖尿病、恶性肿瘤、慢性阻塞性肺疾病（COPD）等，使机体免疫功能及上呼吸道防御功能下降，容易发生肺部感染。

（4）危险因素　①老年人呼吸系统老化：上呼吸道保护性反射减弱，体液及细胞免疫功能降低，肺泡防御能力减弱；②呼吸道纤毛运动能力减弱，清除呼吸道分泌物能力下降，造成呼吸道分泌物聚集，呼吸道黏膜上皮易受损害；③老年人喉反射降低，吞咽功能减退，胃内容物和咽喉分泌物易误吸入气管内，诱发吸入性肺炎，吸入性肺炎约占老年 CAP 的 71%；④医源性因素：呼吸机应用增加了感染的机会，抗生素、激素的不合理应用，导致条件致病菌感染；⑤寒冷、饥饿、疲劳、酗酒等使机体抵抗力减弱，易诱发老年肺炎。

2. 身体状况　症状不典型是老年肺炎区别于年轻人肺炎的最大特点，老年人自身状况及病原体决定了老年肺炎的病情严重程度。

（1）起病隐匿　最常见表现为患者健康状况逐渐恶化，包括食欲减退、厌食、乏力、体重减轻、精神萎靡、头晕、意识模糊、营养不良等，这些表现对肺炎均非特异性。另一种表现是基础疾病的突然恶化或恢复缓慢，如充血性心力衰竭在适当的治疗中仍复发或加重；临床上可见严重衰弱患者肺炎的某种病原菌被控制后，另外的条件致病菌感染又会发生。老年肺炎常为多种病原菌合并感染，病程较长。

（2）临床表现不典型　老年肺炎常缺乏典型症状，多无发热、胸痛、咳嗽、咳痰等典型症状，有症状者仅占 35% 左右，高热仅占 34%。较常见的是呼吸频率增加，呼吸急促或呼吸困难，全身中毒症状较常见并可早期出现。

（3）肺部体征无特异性　老年肺炎患者典型肺实质体征少见，主要表现为出现干、湿性啰音及呼吸音减低，极少出现语颤增强、支气管呼吸音等肺实变体征，并发胸膜炎时，可听到胸膜摩擦音，并发感染性休克可有血压下降及其他脏器衰竭的相应体征。

（4）并发症多而重　老年患者的并发症大部分与原有的多种慢性基础疾病有关。因可能存在潜在性的器官功能不全，容易并发呼吸衰竭、心力衰竭、严重败血症或脓毒血症、休克、DIC、电解质紊乱和酸碱失衡等严重并发症，呼吸衰竭、心力衰竭及多器官功能衰竭是老年肺炎死亡的重要原因。

3. 辅助检查

（1）白细胞计数　对于年轻人，外周血白细胞和中性粒细胞增多是肺炎较为敏感的细菌性感染指标，但老年人其敏感性下降，白细胞计数在正常范围或仅中性粒细胞偏高，外周血白细胞仍有核左移，并有胞内中毒颗粒，所以老年肺炎往往需借助其他炎症指标进行综合判断。白细胞减少提示老年肺炎预后不良。

（2）细菌学检查　疑有老年肺炎的患者应尽早进行细菌学检查，明确病原菌诊断并根据细菌及药敏结果调整临床用药。

（3）X 线检查　胸部影像异常是肺炎诊断和疗效判定的重要标志，老年肺炎 80% 以上表现为支气管肺炎，少数呈节段性肺炎，而典型的大叶性肺炎较少见。老年人常见的肺不张、充血性心力衰竭、肺癌和肺栓塞也有与老年肺炎类似的 X 线表现，要注意鉴别。老年肺炎病灶消散较慢，容易吸收不全而形成机化性肺炎。

4. 心理－社会状况　老年肺炎患者会因病程长而引起烦躁或抑郁等情绪反应，要注意评估家属有无对患者病情和预后的担忧，家庭的照顾和经济能力能否应对。

【护理诊断】

1. 清理呼吸道无效　与痰液黏稠及咳嗽无力或无效有关。

2. 气体交换受损　与肺炎所致的呼吸面积减小有关。

3. 潜在并发症　呼吸衰竭、心力衰竭、感染性休克、多器官功能衰竭等。

【护理措施】

治疗护理的目标是提高机体抵抗力，去除病因，改善呼吸道的防御功能；积极防治并发症，促进康复，降低老年肺炎的死亡率。

1. 一般护理

（1）环境与休息　保持室内清洁，空气新鲜，室内温度一般以 18 ~ 20℃ 为宜，室内湿度保持在 50% ~ 60% 为宜，以充分发挥呼吸道的自然防御功能。使患者保持舒适体位，采取半卧位或坐位有助于改善呼吸和咳嗽排痰。长期卧床患者若无禁忌抬高床头 30 ~ 45°，减少吸入性肺炎的发生，遵医嘱给予合理氧疗，改善组织缺氧状态。

🌐 **知识链接**

氧疗技术

氧气疗法（oxygen therapy）即氧疗，是指通过增加吸入气体的氧浓度，提高人体动脉血氧分压及氧含量，纠正低氧血症，缓解组织缺氧的治疗方法。常见的氧疗方法包括吸氧（鼻导管吸氧法、面罩吸氧法）、经鼻高流量湿化氧疗、机械通气供氧、高压氧治疗等。血气分析是进行氧疗的客观指标，当患者动脉血氧分压低于 60mmHg 时应给予吸氧。氧浓度的计算公式：Fi_{O_2}（%）= 21 + 4 × 吸氧流量（L/min）。长期家庭氧疗是医院外治疗低氧血症的重要手段之一。需要长期家庭氧疗的患者有以下几种：①患有 COPD 伴低氧血症和水肿的"发绀型"患者；②患有 COPD 伴严重低氧血症，没有水肿或高碳酸血症的患者；③运动或睡眠时出现明显低氧血症的患者。

（2）呼吸与饮食　鼓励和指导老年患者有效呼吸和咳嗽，定时予以翻身、扣背，使用祛痰剂、超声雾化，必要时吸痰等促进痰液排出。饮食宜清淡、易消化、高热量、足够蛋白质、充足的维生素及水分，少量多餐；对严重吞咽困难和已发生误吸的老年患者，应权衡利弊给予鼻饲；进食时要采取适当体位，防止呛咳。

（3）口腔护理　防止吸入性肺炎及口腔细菌进入肺部，加重感染。定期检查口腔状态，对有口腔黏膜糜烂、口腔溃疡和感染者应给予及时对症处理；针对性地选择漱口溶液。

（4）病情观察　老年肺炎并发症多见，严重影响预后，应密切观察患者的生命体征及神志变化，警惕呼吸衰竭、心力衰竭、休克等并发症的发生。

2. 用药护理　正确选用抗生素是治疗老年肺炎的关键。①一旦确诊，须尽早、足量给予抗生素，必要时联合用药、适当延长疗程，同时应注意相关基础疾病的治疗。②宜选用静脉给药途径，老年人肾脏功能排泄降低，导致药物半衰期延长，应根据老年患者的年龄和肌酐清除率等情况适当调整剂量，做到用药剂量和间隔时间个体化，同时避免使用毒性大的抗菌药物。③根据老年患者致病菌及药物敏感度测定选择用药。④老年人往往合并多种疾病、应用多种药物，使得老年人应用抗菌药物时不良反应率明显升高，应加强对药物不良反应的监测。⑤停用或少用抗精神病药物、抗组胺药物和抗胆碱能药物。

3. 心理护理　关心、安慰患者，耐心倾听患者的主诉，鼓励患者说出内心感受，细致解释患者提出的问题，尽可能帮助和指导患者有效咳嗽，做好生活护理，与患者进行积极有效的沟通。

【健康教育】

（1）生活指导　为增强机体的抵抗力，指导老年人坚持有氧运动、饮食营养均衡、戒烟忌酒、保持口腔清洁卫生。

（2）治疗指导　老年肺炎一般疗程较长，长期卧床患者应注意防误吸，避免吸入性肺炎的发生。体温超过38.5℃者，应给予物理降温，必要时给予药物降温，使体温控制在38℃以下。对于免疫力低下、合并慢性病的老年人需要进行预防性保护，接种疫苗是一种安全、有效预防肺炎的方法，如接种流感疫苗、肺炎疫苗等。

（3）康复训练　老年肺炎患者如合并慢性呼吸衰竭，其呼吸肌疲劳无力，有效通气量不足，此时康复护理尤为重要。教会老年患者腹式呼吸的方法，并要求每日锻炼3~5次，持续时间因人而异，以不产生疲劳为宜。此外，可配合步行、老年体操等全身运动，以提高老年人的通气储备。

（4）疾病相关知识指导　向患者及其家属介绍老年肺炎发生的病因和诱因、早期治疗的重要性以及通过接种疫苗预防肺炎，药物的副作用及注意事项等。

【护理评价】

老年人学会了有效咳痰和呼吸的方法，呼吸功能得到改善；能够按照要求摄入营养及运动锻炼，机体抵抗力有所增强；情绪稳定，遵医嘱用药；没有或少有并发症发生。

目标检测

答案解析

1. 老年人呼吸系统结构和功能特点是什么？
2. 如何指导协助 COPD 患者有效排痰？
3. 老年肺炎患者的临床表现有哪些？

（余桂娥）

第二节　老年人循环系统疾病的护理

⇒ **案例引导8.2**

案例：患者，男，75岁。患者于1个月前无明显诱因出现心前区闷痛，无放射，持续半小时余，逐渐缓解，之后有反复发作数次，门诊拟为"急性冠脉综合征、不稳定性心绞痛"收治入院。有高血压病史8年，间断服用降压药物，血压控制情况不详。辅助检查示：心肌肌钙蛋白0.242ng/ml↑；B型钠尿肽：812.4pg/ml↑。心电图示：窦性心律，Ⅱ AVF 及 $V_1 - V_6$ 导联 T 波低平、倒置。

讨论：

1. 急性冠脉综合征有哪几种类型？如何区别？
2. 与非老年人相比，老年人急性心肌梗死有哪些临床特征？
3. 该患者能否进行溶栓治疗？针对该患者的用药护理措施有哪些？
4. 若患者病情稳定后准备出院，怎样对该患者做健康教育？

一、老年人循环系统结构和功能的变化

循环系统包括心脏、血管和调节血液循环的神经体液，而且由于年龄的增长会发生一系列解剖、生理的变化。

1. 心脏　老年人因心脏长期受累，心脏略有增厚，体积增大，重量增加；心底与心尖距离缩短，左、右心室容积在收缩期和舒张期均有轻度缩小，主动脉根部右移和扩张；随着年龄增长，心肌细胞开始肥大，而心肌细胞数量并未增多，心肌纤维减少，结缔组织增多，类脂质沉积，瓣膜结构钙质沉着，心肌纤维内脂褐质沉积，引起细胞内蛋白质合成障碍，使心脏呈棕褐色；70 岁以上老年人约 50% 有心血管系统淀粉样变性，老年人的心血管代偿失调约 25% 是由心脏淀粉样变引起。

2. 心瓣膜和心内膜　心脏瓣膜由于纤维化、钙化而增厚，易产生狭窄及关闭不全，影响血流动力学变化，导致心功能不全。老年人主动脉瓣病变主要表现为狭窄，狭窄阻碍了有效的左室射血，造成左室与主动脉之间形成较大的压力差，为了维持有效心排血量，左室壁以增厚作为代偿，最终出现收缩功能恶化。二尖瓣瓣环钙化也是一种退行性过程，往往是钙盐沿二尖瓣环沉积的结果，伴随钙化较易合并二尖瓣狭窄、关闭不全、房颤、心脏传导系统疾病和心力衰竭等，使心血管事件风险和死亡率增加。当合并二尖瓣关闭不全时，心脏收缩期部分血液返回心房，而射入主动脉的前向血流减少，患者易出现气短和乏力的症状。心内膜主要是内膜增厚、硬化，左侧受累较右侧明显，心包膜下脂肪增多等。

3. 心脏传导系统　随年龄增加表现为细胞成分减少、纤维组织增多、脂肪浸润、窦房结起搏细胞显著减少，这些变化使老化心脏更易罹患孤立性房颤、病态窦房结综合征；房室结老化和二尖瓣环钙化，使房室束和左束支起始扭曲易发生传导阻滞；结间束心肌纤维明显减少、线粒体萎缩、胶原纤维增加，60 岁以后左束支常常丧失一些传导纤维，这些部位多有硬化和微小钙化，这些增加了心脏节律的不稳定性，也降低了对交感神经冲动的反应力，容易出现心律失常。

4. 心血管自律神经　由于迷走神经活动降低，致老年人机体内环境平衡调节机制的敏感性降低；老年人血管壁伸张能力下降，压力感受器活动能力下降；老年人对 β 受体激动剂或拮抗剂的敏感性降低。

5. 心肌功能　老年人心肌纤维发生脂褐质沉积、心肌间结缔组织增加、心包膜下脂肪沉着增多、室壁肌肉老化呈结节性收缩，易导致心脏顺应性变差。老年人收缩功能每年下降约 0.9%，心搏出量随着年龄增长每年下降约 1%；心搏指数 65 岁时减少 40%；但静息时射血分数仍较正常。

6. 动脉系统　大动脉、冠状动脉、脑动脉、肾动脉等大、中动脉和微小动脉均有改变，表现为动脉内膜增厚，内弹力板呈斑块增厚；中层纤维减少，弹力纤维变性，胶原纤维增生；透明性改变或者钙盐沉着，血管变脆；随着年龄增加，在单位面积内有功能的毛细血管数量减少，毛细血管通透性降低，血流减慢。

7. 静脉系统　表现为静脉血管床扩大，静脉壁弹性和张力降低；静脉瓣萎缩或增厚，容易发生静脉曲张；全身静脉压降低。

二、老年高血压患者的护理

原发性高血压（primary hypertension）是以体循环动脉压升高为主要临床表现的心血管综合征，通常简称为高血压。根据《中国老年高血压管理指南 2019》，老年高血压的定义是指年龄≥65 岁、在未使用降压药物的情况下，非同日 3 次测量血压，收缩压≥140mmHg（1mmHg = 0.133kPa）和/或舒张压≥90mmHg。高血压是我国老年人最常见的慢性疾病，全国高血压分层随机抽样调查显示，60 岁及以上老年高血压的患病率为 53.2%，80 岁及以上人群中患病率高达 70%~90%。老年高血压除了导致心血管

病、心功能不全、脑卒中、慢性肾脏病、外周血管病等靶器官损害，还与跌倒、躯体功能障碍和认知功能障碍相关。老年高血压的知晓率、治疗率和控制率仍在较低水平，分别为57.1%、51.4%和18.2%。

随着年龄增加，老年人大动脉粥样硬化加重，血管弹性降低；左心室肥厚，舒张功能减退；压力感受器敏感性下降，交感－副交感神经调节和血管调节等能力下降；老年人肾功能下降、水盐代谢能力减弱；胰岛素抵抗/糖代谢异常；内分泌功能减退也可以导致外周血管阻力增加和细胞外容量增加。因此，老年高血压的临床表现与成年人相比有其特殊性。

【护理评估】 e 微课2

1. 健康史

（1）内在因素 包括遗传因素、血压有关的各种老化因素，如血管粥样与纤维性硬化的程度、激素反应性减低的情况以及压力感受器敏感性的变化等。

（2）外在因素 是否有不良的生活方式，如缺乏体育锻炼和活动、超重、中度以上饮酒、吸烟、寒冷的气候、高盐饮食、低钾饮食、饮食中饱和脂肪酸高和高蛋白质摄入等。

（3）其他因素 如精神应激、体重、服用药物、其他合并疾病等。

2. 身体状况 老年高血压的表现与中青年有所不同，具体表现于以下几方面。

（1）血压异常表现类型多变

收缩压增高为主，脉压增大：老年单纯收缩期高血压（isolated systotic hypertension，ISH）多见，脉压增大，65岁以上ISH占老年高血压的67.6%～90.0%。收缩压与心、脑、肾等靶器官损害的关系更为密切。脉压增大与总病死率和心脑血管事件呈正相关。

血压节律昼夜异常：表现为夜间血压下降幅度<10%（非杓型）或>20%（超杓型）。老年高血压非杓型血压发生率可达60%以上，与靶器官损害相关性更大。

诊室高血压多见：家庭血压测量更能反映实际血压情况。

假性高血压：指老年人因血管僵硬增加，从袖带血压计测量到的血压数值可能高于直接从血管内测量到的血压值，使得收缩压测量值有假性升高的现象。对老年假性高血压给予常规降压治疗可能导致实际收缩压过低，使跌倒、衰弱危险增加。

（2）血压波动大

体位性血压变化：尤其当老年高血压患者同时伴有糖尿病、低血容量，或应用利尿剂、扩血管药物及精神类药物时，更容易发生直立性低血压。个别老年人有体位性高血压的现象。

清晨高血压：清晨高血压是指清晨醒后1小时内家测血压或起床后2小时的动态血压记录≥135/85mmHg，或早晨6：00～10：00诊室测量血压>140/90mmHg。清晨高血压是猝死、心肌梗死和卒中等疾病的高发时段，清晨血压升高是促发心脑血管事件的重要因素。

餐后低血压：指餐后2小时内收缩压比餐前下降20mmHg以上；或餐前收缩压>100mmHg而餐后收缩压<90mmHg；或餐后血压下降未达到上述标准，但出现心、脑缺血症状（心绞痛、乏力、晕厥等）。

血压季节性变化：温度变化对高龄老年人血压影响较大，有气温升高时血压降低的趋势。

（3）多种疾病并存 老年高血压常与糖尿病、高脂血症、动脉粥样硬化、前列腺增生、肾功能不全等疾病共存并相互影响，使其治疗变得更为复杂，致残、致死率增高。

（4）症状少而并发症多 在靶器官明显损害前，半数以上老年高血压患者无症状，因而缺乏足够重视，导致并发症的发生和病情进展。老年高血压患者并发症发生率高达40%，其中冠心病、脑卒中为常见且严重的并发症。

3. 辅助检查

（1）基本检查 老年高血压应做胸片、心电图、超声心动图、肝及肾功能、电解质、血脂、血糖、尿微量蛋白测定及血、尿常规检查。

（2）24 小时动态血压监测　老年患者血压波动性较大，有些高龄老人血压昼夜节律消失，日常活动和睡眠时血压波动情况是评价有无靶器官损害情况的证据，也用于评价抗高血压药物疗效。

⊕ **知识链接**

关于高血压诊断标准的争议

目前绝大多数国际指南中都以收缩压≥140mmHg 和/或舒张压≥90mmHg 诊断高血压，且均没有针对年龄因素进行高血压的诊断和分级调整。但是近年来研究表明，血压 130～139/80～90mmHg 人群与血压＜120/80mmHg 人群相比，其发生心脑血管疾病危险明显增高。因此，2017 年美国心脏病学学会、美国心脏协会等联合发布的美国成人高血压预防、检测、评估和管理指南中，首次将高血压定义修改为血压≥130/80mmHg，这在国内外引起广泛热议。将高血压诊断标准前移的初衷是为了加强对高血压的早期管理，进一步降低心脑血管疾病发病危险，但也将带来诊断为高血压的人数增加、达标率（＜130/80mmHg）降低、加重医疗负担等问题。

---

4. 心理－社会状况　评估老人有无对疾病发展、治疗方面的焦虑和猜疑；有无对终生用药的担心和忧虑；靶器官受损的程度是否影响到老人的生活及社交活动；老人的家庭和社区支持度如何。

【护理诊断】

1. 活动无耐力　与血压升高所致的心、脑、肾循环障碍有关。

2. 有外伤的危险　与低血压反应、视物模糊、意识障碍等有关。

3. 慢性疼痛　与血压升高所致脑、心供血不足有关。

4. 潜在并发症　老年高血压急症。

【护理措施】

1. 一般护理

（1）环境　营造一个整洁、适温、光线适宜的良好环境，护理操作应相对集中，动作轻柔，避免影响老人休息。

（2）适当的运动　根据老年高血压患者危险性分层（同内科护理学）确定运动量：低危及中危组患者应选择适合自己的活动方式，运动量和运动方式以运动后自我感觉良好为宜；高危组以休息为主，可根据身体耐受情况，指导其做适量的运动；极高危组患者需绝对卧床休息。

（3）饮食护理　限制钠盐摄入，每天低于6g；控制总热量摄入，减少脂肪摄入；增加粗纤维食物，预防便秘；戒烟限酒；控制体重。但是，值得提出的是调整生活方式在改善高龄高血压患者转归方面尚缺少有力证据。高龄老年人常伴有营养不良，体重迅速降低可使衰弱发生危险增加；强调严格的膳食控制和限盐可能导致老年人营养不良及电解质紊乱。

（4）病情监测　老年人血压波动较大，所以应每日定时、多次测量血压。老年人易发生直立性低血压，测血压时必须强调测量立位血压。同时注意观察有无靶器官损害的征象。让患者关注 24 小时血压是否得到平稳控制，尤其是清晨血压是否达标。告知患者，清晨血压控制在＜135/85mmHg 以下，意味着 24 小时血压得到严格控制，其带来的保护作用远远高于基于诊室血压的评估结果。

2. 用药护理　常用降压药物钙通道阻滞剂（CCB）、血管紧张素转换酶抑制剂（ACEI）、血管紧张素受体拮抗剂（ARB）、利尿剂和β受体拮抗剂均可作为老年高血压患者降压初始和维持用药的选择。在老年人降压药物选择方面可遵循以下原则：初始最小有效剂量，滴定增量至血压达标；优先使用长效降压药物，平缓控制 24 小时血压；大多数老年人需要联合使用降压药物，但不推荐衰弱和高龄老年人初始联合用药，可以单药作为初始治疗，若血压不达标，推荐小剂量联合用药；高龄老年高血压患者避免联合使用药物种类过多，警惕用药过多带来的不利影响；降压过程中注意密切监测不同体位、餐前餐后、不同季节血压变化，识别其他可能降低血压的因素，及时调整用药。

3. 心理护理　老年高血压患者多表现为易激动、焦虑及抑郁的心理特点，而患者情绪波动会进一步加重病情，因此应避免情绪激动，应保持心绪平和、轻松、稳定。教会患者掌握一定的心理应急方式，学会自我疏导调节，提高心理承受能力，保持良好的心理状态。

【护理教育】

1. 生活指导　饮食应以清淡、易消化、低热量、低脂肪、低胆固醇、高维生素、少食多餐为主。食物可多样化，以谷类为主，常吃粗粮和粗纤维多的芹菜、大白菜、西红柿、黑木耳、香菇、山楂等，适当增加海产品及含钙高、含钾高的食物，戒烟限酒，保持大便通畅。生活有规律，劳逸结合，避免过度脑力劳动和体力负荷，保证充足的睡眠。

2. 治疗指导　定期检测血压，家庭自备血压计，发现血压高又有自觉症状时应到医院就诊，还应定期检查血液生化、心电图、眼底及尿常规。

3. 康复指导　美国运动医学会提出了体适能（physical fitness）的概念："个体在不过度疲劳状态下，能以最大的活力从事体育休闲活动的能力，以及应付不可预测紧急情况的能力和从事日常工作的能力"。适当运动不但有利于血压下降，而且可提高其心肺功能。有氧运动是老年人适宜的运动方式，但注意有氧运动并非适用于所有高龄患者。相关研究显示，抗阻运动可有效改善衰弱，可作为有氧运动降压方案的补充。

4. 疾病知识指导　让患者了解高血压发病的危险因素，选择正确的生活方式，了解控制血压的重要性和终生治疗的必要性，服用降压药应注意防止直立性低血压的发生，不要突然改变体位，站立时动作应缓慢。如发现血压急剧升高，同时出现头痛、呕吐等症状时，应考虑发生高血压急症的可能，应立即到医院就诊。

三、老年冠心病患者的护理

冠心病是冠状动脉粥样硬化性心脏病（coronary atherosclerotic heartdisease）的简称，是指在冠状动脉粥样硬化的病理改变基础上，伴或不伴有冠状动脉功能异常（如痉挛），导致心肌缺血、缺氧或坏死而引起的心脏病。老年冠心病是威胁老年人健康的重要杀手。本病多发生在 40 岁以后，随年龄的增长而增多；男性多于女性。老年冠心病的患病原因除年龄外，主要是高脂血症、高血压、吸烟、糖尿病；其次是肥胖、体力活动过少、精神过度紧张、遗传因素等；老年女性还与雌激素水平下降有关。

老年冠心病具有以下临床特点：①病史长，病变弥漫，范围广，钙化病变多；累及多支血管和（或）同一血管多段病变；常有陈旧性心肌梗死，可伴有不同程度的心功能不全。②以多种临床表现为首发症状，如：胸闷、心前区疼痛、呼吸困难、心力衰竭、心律失常、头昏、乏力、肩背痛、上腹痛、牙痛等；可表现为慢性稳定型绞痛，也可以急性冠状动脉综合征为首发症状。③合并症复杂：老年人多数在发生冠心病前就存在各种疾病，如高血压、高脂血、糖尿病、脑血管病、肺心病、前列腺增生等，这些疾病相互影响，互为因果，导致治疗困难，死亡率高。④治疗难度大：常规药物治疗在老年患者中容易出现副作用，尤其是多种药物相互作用，介入、外科搭桥、血运重建等手术治疗难度大、风险高、并发症多。

知识链接

急性冠脉综合征与危险分层

急性冠脉综合征（acute coronary syndrom，ACS）通常是不稳定的冠状动脉粥样硬化斑块侵蚀、破裂及伴随的血小板聚集、血栓形成，从而导致急性、亚急性心肌缺血、坏死的一组严重进展性疾病谱，包括：不稳定型心绞痛、非 ST 段抬高型心肌梗死（大部分演变为非 Q 波心肌梗死）、ST 段抬高型心肌梗死（大部分演变为 Q 波心肌梗死）和冠心病猝死。

由于静息性缺血性胸痛患者心脏性死亡和非致死性缺血事件的危险性增加，因此，估计预后常常需要进行危险度分层。评估 ACS 危险性有助于：治疗场所（CCU、病房或门诊）、治疗方法的选择，评价患者的预后，早期发现高危患者并治疗，降低不良事件的发生率。常用的 ACS 危险分层方法有：①TIM 分层，早期应用，现已少用。②GRACE 分层，全称为全球急性冠状动脉事件注册（globe register acute coronary events，GRACE）评分，GRACE 危险分层包括下列 8 项指标，即年龄、心率、动脉收缩压、血肌酐、心电图显示 ST 段变化、心功能 Killip 分级、入院时心脏骤停、心肌标志物升高。相关指南建议非 ST 段抬高急性冠脉综合征（NSTE - ACS）首选 GRACE 评分方法做分层标准。最初，GRACE 评分被用于预测住院期间的死亡率，现在也用来预测 ACS 的远期预后和有创策略的获益水平。

（一）老年心绞痛的护理

老年心绞痛（elder angina pectoris）是指冠状动脉供血不足，心肌急剧的、暂时的缺血缺氧所引起的以短暂胸痛为主要表现的临床综合征。其特点为阵发性前胸压榨性疼痛，可伴有其他症状。90% 的老年心绞痛是冠状动脉粥样硬化引起的。

【护理评估】

1. 健康史 评估时应注意老年心绞痛的诱因与一般成人有所不同。

（1）非疾病因素 除一般诱因，如饱餐、受寒、炎热外，体力活动和情绪激动是老年人心绞痛的常见诱因。老年人躯体承受能力降低，易受外部环境的影响；老年人易遭受地位改变、丧偶、孤独等心理应激，且易激惹、固执等易造成情绪激动。除了年龄因素，老年冠心病的发生与吸烟、精神因素有关，老年女性还与雌激素水平下降有关。此外，肥胖被认为是导致冠心病最大可变危险因素，肥胖者冠心病发病率较消瘦者高 2~2.5 倍，若能控制体重在正常范围内，冠心病的发病率可以减少 35%~45%。80% 的冠心病患者与不健康的生活方式有关，包括高热量、高动物脂肪、高胆固醇、高糖饮食等。

（2）疾病因素 在老年冠心病患者的相关疾病危险因素中，高血压、血脂异常、糖尿病被认为是冠心病最重要的危险因素。近年来还发现，局部或系统性炎症、慢性感染在冠心病的发病机制中起重要作用。

2. 身体状况

（1）疼痛部位 不典型疼痛可以在上颌部与上腹部之间的任何部位，或仅有胸骨后压迫感、窒息感等。发作时间多在夜间，或白天脑力、体力过度，精神刺激也可发病。

（2）疼痛性质不典型 由于痛觉减退，疼痛程度往往较轻，30%~40% 的老年人无典型心绞痛发作，有恶心、呕吐、腹泻等，此外，如气促、疲倦、喉部发紧、左上肢酸胀、胃灼热等表现较多，少数心前区有针刺样或压榨样疼痛，疼痛持续时间短则数分钟，长则 10 分钟以上，且会有无症状心肌缺血的发生。

（3）体征少　大多数老年心绞痛患者可无阳性体征。

（4）严重并发症　如心律失常，可表现为快速心房颤动、室速、心室颤动、心动过缓等，均可导致血流动力学障碍，影响血压、神志。

3. 辅助检查

（1）心电图　老年心绞痛患者最常见的心电图异常是非特异性 ST－T 段或间期改变，即心绞痛发作时一过性的完全性左束支传导阻滞，常提示有多支冠状动脉病变或左心功能不全。

（2）心电图负荷试验　包括运动负荷、药物负荷以及经食管心房调搏负荷试验。最常用的是运动负荷试验，主要为分级活动平板或踏车。阳性结果虽对冠心病诊断有一定价值，但老年人可因肺功能差或体力不支而影响结果判断。

（3）放射性核素检查　可早期显示缺血区的部位和范围，结合其他临床资料，对老年心绞痛诊断有较大价值。

（4）冠脉造影　为有创性检查，目前仍然是诊断冠心病较准确的方法。老年人做冠状动脉造影是安全可靠的。此检查不但可以确诊或排除冠心病，而且对患者是否需行冠状动脉血运重建也是必不可少的检查手段。

（5）超声心动图　心绞痛发作时可发现室壁运动幅度降低、无运动或反向运动，射血分数降低。

（6）冠脉内超声显像　是在冠状动脉造影基础上发展起来的超声技术，可以实时显示血管壁的形态、结构和功能，但价格昂贵，仅用于某些特殊临床情况，特别是对心绞痛反复发作而冠状动脉造影正常者，意义较大。

（7）其他　血糖、血脂检查可了解冠心病危险因素；胸痛明显者需检查血清心肌损伤标志物；血常规注意有无贫血；胸部 X 线有助于了解其他心肺疾病的情况。

4. 心理－社会状况　老年人有无因心肌缺血所引起的恐惧、抑郁，有无因对病情及预后不了解而产生焦虑反应。老人的家庭成员能否支持配合医护方案的实施。

【护理诊断】

1. 疼痛　与心肌缺血、缺氧有关。

2. 活动无耐力　与心肌供血、供氧失调有关。

3. 焦虑　与心绞痛反复频繁发作有关。

4. 知识缺乏　缺乏预防心绞痛发作、药物应用的知识。

5. 潜在并发症　心肌梗死。

【护理措施】

老年人心绞痛治疗护理的目的是控制心绞痛的发作，提高运动耐量，延缓冠状动脉粥样硬化的进展，提高老年人生活质量。

1. 一般护理　心绞痛发作时立即停止正在进行的活动，协助患者取舒适体位休息，密切观察病情；有条件的应及时给予患者间歇吸氧，流量为每分钟 2～5L。如心绞痛不缓解，舌下含服硝酸甘油 0.5mg，1～2 分钟起效，必要时间隔 5 分钟可再次含服。

2. 监测病情　严密观察疼痛部位、性质、持续时间、程度及伴随症状，随时监测生命体征、心电图变化，注意是否有急性心肌梗死的可能。

3. 用药护理

（1）硝酸酯类　对缓解心绞痛最为有效，是老年人心绞痛患者的常备药物，在口服硝酸甘油前应先用水湿润口腔，再将药物嚼碎置于舌下，这样有利于药物快速生效，有条件的最好用硝酸甘油喷雾剂。老年人服用该药易出现减压反射，导致血容量降低，因而首次使用该药时患者应平卧。

（2）β受体阻滞剂　应遵循剂量个体化的原则，从小剂量开始，使心率维持在 55 次/分以上，与硝酸酯类合用有协同作用；老年人用药剂量较中年人要小；停药时应逐步减量，如突然停用有诱发心肌梗死可能；低血压、支气管哮喘以及心动过缓Ⅱ度或以上、房室传导阻滞者不宜应用。

（3）钙拮抗剂　可引起老年患者低血压，应从小剂量开始，适用于老年心绞痛合并高血压的患者。维拉帕米有明显的负性肌力和负性传导作用，应密切观察其副作用。如外周水肿、便秘、心悸、面部潮红是所有钙通道阻滞剂常见的副作用，其他不良反应如头痛、头晕、失眠、虚弱无力等应注意观察。

（4）血小板抑制剂　使用期间应密切观察有无出血倾向，并定期监测凝血时间及血小板计数。临床上较常用的有阿司匹林、氯吡格雷、替格瑞洛等。

（5）他汀类降脂药　具有降脂、抗炎、稳定动脉粥样硬化斑块和保护心肌的作用。对于伴有高脂血症的老人，应坚持使用此类药物，但应及时发现可能引起的肝脏损害，注意监测转氨酶及肌酸激酶等生化指标。

4. 心理护理　老年心绞痛患者多有焦虑、恐惧情绪，对疾病缺乏正确认识，应帮助患者正确认识疾病，改变其消极心态，解除紧张不安情绪，减少心肌耗氧量。

【健康教育】

对老年心绞痛患者应采取包括控制病情发展，恢复、维持和增强体质及社交能力的综合性措施进行健康指导。

1. 生活指导　日常生活中指导患者保持心情愉快，消除诱发因素。清淡饮食，控制钠盐及脂肪的摄入量，少食多餐，忌暴饮暴食，控制体重，戒烟限酒，多吃富含维生素和粗纤维的食物。注意防寒保暖，适量运动，劳逸结合。

2. 治疗指导　教会患者及家属心绞痛发作时的缓解方法，如胸痛发作时应立即停止活动，舌下含服硝酸甘油。如含服硝酸甘油不缓解，或心绞痛发作比以往更频繁、程度加重、疼痛时间更长，应立即到医院就诊。不典型心绞痛发作时可先按心绞痛发作处理并及时就诊。

3. 康复指导　对老年心绞痛患者可在全面评估其病情的基础上，结合自身运动习惯有针对性地制订运动方案，以感觉不疲劳、气短为原则，具体实施应循序渐进分阶段进行。一般分为三个阶段：第一阶段为适应期，经过一段时间适应性锻炼逐渐达到运动方案规定的条件，此阶段所需时间为 6 ~ 8 周；第二阶段为增强期，按运动方案坚持锻炼，通常为 24 周；第三阶段为维持期，是增强阶段结束后，长期保持运动疗法的阶段，此期要对运动效果作出全面评估，制订出适合自己的运动计划。运动形式以低强度的有氧运动为主，如步行、打太极拳等。

4. 疾病知识指导　通过普及疾病知识，使患者及家属避免心绞痛的诱发因素，改变不良生活方式，遵医嘱服药，自我监测药物不良反应。外出时随身携带硝酸甘油以备急用。硝酸甘油见光易分解，应存放在棕色瓶中，以免失效。还应定期复查心电图，以及血糖、血脂、肝肾功能等。

（二）老年急性心肌梗死的护理

老年急性心肌梗死（elderly acute myocardial infarction，AMI）是指在冠状动脉病变基础上，冠状动脉内斑块破裂出血，血栓形成或冠状动脉严重持久地痉挛，发生冠状动脉急性阻塞，冠状动脉血供急剧减少或中断，使相应心肌发生持续而严重的缺血导致心肌坏死。临床上表现为持久的胸骨后剧烈疼痛、发热、白细胞计数和血清心肌坏死标记物增高及心电图进行性改变。常并发急性循环衰竭及严重的心律失常。老年急性心肌梗死的发生率明显高于中青年，随着年龄增长而逐渐增加，死亡率高。老年人表现为非 ST 段抬高型心肌梗死高于非老年人，常存在慢性严重病变基础上发生管腔的急性闭塞，或伴有多支血管病变、侧支循环形成等因素，导致心电图表现无 ST 段抬高。

【护理评估】

老年急性心肌梗死患者发病表现差异大，1/3 的患者发病急骤，约 1/2 症状轻微，因此必须仔细评估，以免延误病情。

1. 健康史

（1）内在因素评估　有无引起冠状动脉粥样硬化的危险因素，如高血压、高脂血、糖尿病。冠状动脉粥样硬化是老年急性心肌梗死的基本病因，大部分患者存在多次血管严重病变，3/4 的粥样斑块有破溃出血、继发血栓形成。其次有冠状动脉急性栓塞、炎症冠状动脉开口处急性闭塞及先天性冠状动脉畸形等。

（2）外部因素评估　有无促使粥样斑块破溃出血及血栓形成的诱因：如劳累、激动、跑步、感染、过度饮酒与吸烟、饱餐、寒冷、消化道出血及用力排便、发热、一氧化碳中毒等。与年轻人不同，缺乏体育锻炼及社交活动是老年人心肌梗死的主要危险因素。

2. 身体状况

（1）症状多不典型　有典型临床症状的患者不到 1/3，高龄患者更少。胸痛症状轻微，有的表现为上腹部疼痛，肩、背部、左上肢、颈、下颌部痛及牙痛等，或者出现胸闷、气促、呼吸困难、心悸、恶心呕吐、突发晕厥、休克、意识障碍等表现。首发症状中，胸痛随着年龄增长而减少，气促、意识障碍随着年龄增加而增多。有研究提示老年人中 1/3 为无症状心梗，常因偶然机会检查心肌酶等才得以诊断，追问病史则发现有心梗相关症状，这在糖尿病及高血压患者中更多见。相关流行病学调查发现，AMI 死亡患者中约 50% 在发病后 1 小时内于院外猝死，死因主要是致命性心律失常，因此应做好院前急救，防止延误病情。

（2）合并症多　老年急性心肌梗死发病前常合并有高血压、糖尿病、脑血管病、呼吸道和胃肠道感染等。

（3）发作规律　具有昼夜发作规律，根据流行病学调查显示，早上 6 点至 12 点以及晚间 20 点是发生急性梗死的高峰期，这种现象是应激因素和节律因素相互作用产生的结果；季节交替、饭后、遇冷空气时发作较多。

（4）并发症多　老年 AMI 患者并发症的发生率明显高于中青年，一些严重并发症，如心律失常、全身性血栓等高发；室壁瘤是中青年的 2 倍；心脏破裂是中青年的 3 倍；水电解质紊乱发生率为 56.7%（中青年 31.3%）；院内感染发生率也高于中青年。

（5）其他　老年 AMI 病程长，老年心肌梗死患者非 ST 段抬高型心肌梗死较多。且再梗死及梗死后心绞痛发生率高，易发生心肌梗死扩展。

3. 辅助检查

（1）心电图检查　老年急性心肌梗死心电图除特征性、动态心电图的改变外，常有 ST–T 改变，且无病理性 Q 波发生率高。

（2）心肌酶　肌酸激酶同工酶和超敏肌钙蛋白在临床实践中应用最广泛，有助于早期诊断及鉴别诊断，肌钙蛋白阳性者是高危患者，需要积极治疗，有助于非 ST 段抬高型心肌梗死患者的诊断及血运重建治疗策略的决断；老年 AMI 患者常有肌酸激酶（CK）、天门冬氨酸氨基转移酶（AST）及乳酸脱氢酶（LDH）峰值延迟出现，CK 和 AST 峰值持续时间长，CK 峰值低。丙酮酸激酶（PK）适合对心肌梗死的动态观察，对评估心功能及预后提供较可靠的定量指标。

（3）冠状动脉造影　可清楚地观察到冠状动脉有无狭窄或痉挛以及病变的部位、程度、侧支循环建立情况，这对选择治疗方案具有重要价值。

（4）其他　血常规、红细胞沉降率检查可反映组织坏死和炎症反应情况。

⊕ **知识链接**

再灌注心律失常

再灌注心律失常是指冠状动脉内血栓形成后自溶或药物溶栓、经皮冠状动脉腔内成形术（PTCA）等方法使闭塞的冠状动脉再通及冠状动脉痉挛的缓解等恢复心肌再灌注所致的心律失常，于半小时内可出现各种心律失常。它既是再灌注治疗的一个并发症，也是挽救可逆性损伤心肌的敏感指标。其发生率约为80%，以加速性室性自主心律最常见，具有特异性；也可出现室搏、室性心动过速与心室颤动以及心律失常出现于前壁和下壁心肌梗死。

4. **心理 – 社会状况**　老年 AMI 发病急骤和病情严重会造成患者及家属强烈的恐惧和慌乱。面对一系列的检查和治疗，对预后的担心、对工作和生活的顾虑等，患者易产生焦虑，可表现为语调低沉，不敢活动，手足无措，应对无效。

【护理诊断】

1. **疼痛**　胸痛与心肌缺血、坏死有关。

2. **活动无耐力**　与心排血量减少、心肌氧的供需失调有关。

3. **恐惧**　与病情危重有关。

4. **焦虑**　与担心疾病预后有关。

5. **潜在并发症**　心律失常、心力衰竭、休克。

【护理措施】

老年急性心肌梗死治疗护理的目的是挽救濒死的心肌，防止梗死面积扩大，保护和维持心脏功能，减少并发症的危害，使患者度过急性期，尽可能多保住有功能的心肌。

1. **一般护理**　发病后 4 ~ 12 小时内给予流质饮食，以减轻胃扩张，随后过渡到低脂、低胆固醇的清淡饮食，少量多餐。发病 12 小时内绝对卧床休息，若无并发症，24 小时内应鼓励患者在床上行肢体活动，但对有严重并发症以及高龄、体弱者应适当延长卧床时间，下床活动需有人照顾。在冠心病监护病房进行心电图、血压和呼吸的监测，5 ~ 7 日，间断或持续吸氧；除颤仪应随时处于备用状态，必要时监测血流动力学变化。

2. **用药护理**

（1）**溶栓治疗及时**　溶栓治疗可以改善 AMI 患者晚期预后。溶栓时应询问患者是否有脑血管病病史、活动性出血和出血倾向；注意观察溶栓药物的不良反应，如过敏反应、低血压、出血等。密切观察心电、血压的监护。起病 3 ~ 6 小时最多在 12 小时内溶栓，效果最好。

（2）**常规药物治疗**　①镇痛剂：吗啡有抑制呼吸、降低血压和心率等副作用，老年患者对吗啡的耐受性降低，使用时应密切观察有无呼吸抑制等不良反应。对伴有慢性阻塞性肺疾病者忌用。②抗凝制剂：抗凝制剂的应用可以防止早期梗死扩展，防止冠状动血栓向近端延伸，已成为急性心肌梗死的标准治疗，但在使用过程中要密切观察胃肠道反应及有无出血。③β 受体阻滞剂：早期使用可降低老年 AMI 的死亡率。可选用对心脏有选择性的比索洛尔或美托洛尔，从小剂量开始口服逐渐增量，以静息状态下心率控制在 60 次/分为宜。④血管紧张素转化酶抑制剂（ACEI）：是治疗 AMI 的重要药物，长期服用可减少心肌再梗，提高远期存活率。但有低血压、头晕、乏力、肾功能损害、咳嗽、血管性水肿等副作用。老年 AMI 患者应使用短作用制剂，并从小剂量开始，几天内逐渐加至耐受剂量，且用药过程中要严密监测血压、血清钾浓度和肾功能。

3. 介入治疗护理　术前应向患者讲解手术的必要性和简单过程，进行床上排尿排便训练；术中如有胸闷、心悸等不适要及时告诉医生；术后卧床休息，心电、血压监测至少 24 小时，老年 AMI 患者介入治疗的并发症相对较多，应密切观察有无再发心前区疼痛，心电图有无变化，及时判断有无新的缺血性事件发生，鼓励患者多喝水，以利于造影剂的排泄，观察穿刺点有无出血与血肿，如有异常立即报告医生。

4. 并发症护理　①心律失常：老年 AMI 患者窦性心动过缓发生率高于中青年，而老年人多患有前列腺增生或青光眼，用阿托品治疗时易发生尿潴留和青光眼急性发作；用异丙肾上腺素治疗可导致室性心律失常甚至扩大梗死面积，故应慎重并密切观察。②心力衰竭：急性心肌梗死发病的最初几天易发生心力衰竭，应严密观察患者有无呼吸困难、咳嗽、咳痰、颈静脉怒张、尿少等，避免饱餐、情绪激动、用力排便等。一旦发生心力衰竭则按心力衰竭进行处理。老年人过度利尿可引起头晕、心慌等不良反应，故应尽量口服利尿剂。老年人易发生洋地黄中毒，故在选用快速制剂和控制剂量的基础上，还应动态监测肾功能和电解质。老年患者对多巴胺易产生依赖性，不宜长期使用。③心源性休克：有适应证者应立即溶栓或介入治疗，可明显降低死亡率。

5. 心理护理　老年 AMI 患者应专人守护并给予心理支持，随时监测其病情变化并及时处理。在进行抢救操作时沉着、冷静、正确和熟练，给患者以安全感，协助患者和家属提高应对疾病的能力。

【健康教育】

1. 生活指导　合理膳食，以清淡、易消化食物为主，多进食新鲜水果、蔬菜等富含纤维食物，应进低饱和脂肪酸、低脂、低胆固醇饮食，忌烟限酒；养成有规律的生活习惯，保持稳定情绪，保持大便通畅，避免各种诱因。

2. 治疗指导　指导患者按医嘱服药，注意药物的作用和不良反应。观察自己胸痛发作的频率、程度和时间，警惕急性心血管事件的发生，并及时就诊。

3. 康复指导　患者出院后应进行康复训练，适当运动可以提高患者的生活质量和身体素质，延长存活时间。运动方式可选择步行、慢跑、太极拳等，每周运动 3~4 天，避免剧烈活动和活动时间过长，以不感觉疲劳为宜。

4. 疾病知识指导　向患者讲解 AMI 病因、诱发因素、发病先兆、主要表现、急救措施等基础知识。AMI 是心脏性猝死的高危因素，应教会老年照顾者心肺复苏的基本技术，以便在紧急情况下在家里实施抢救。

目标检测

答案解析

1. 简述老年高血压、冠心病的临床特点和护理措施。
2. 简述老年高血压、冠心病的发病原因及健康指导。
3. 简述如何指导老年高血压患者、老年冠心病患者正确用药及采取适当的预防措施。
4. 简述老年高血压、冠心病的护理诊断。

（李　丹）

第三节 老年人消化系统疾病的护理

案例：张某，男，76岁。近年来常感烧心、嗳气、反酸并伴有胸骨后隐痛，平卧和弯腰时加重，站立后缓解，受凉或进食刺激性食物后加重，经抗酸药物治疗后症状缓解。X线钡餐检查见钡剂反流至食管下段。

讨论：

1. 张某可能患有什么疾病？
2. 在饮食方面应为患者制定怎样的护理措施？

一、老年人消化系统结构和功能的变化

（一）口腔

随年龄的增长，牙龈萎缩，牙釉质变薄，对冷、热等刺激易过敏，容易发生疼痛及感染；牙齿部分或全部脱落，导致咀嚼功能减退，食物不易嚼烂，从而影响食物的消化。唾液腺萎缩，分泌唾液减少，影响口腔的自洁及对淀粉的消化作用，易于出现口干和吞咽不畅。舌乳头逐渐萎缩，味蕾减少，味觉功能减退，导致食欲下降，因此老年人容易发生营养不良。

（二）食管

随年龄的增长，食管黏膜逐渐萎缩，黏膜固有层弹力纤维增加，可出现不同程度的吞咽困难。食管平滑肌萎缩变薄，蠕动减少，排空延迟；食管下段括约肌松弛，容易发生胃内容物反流。此外，老年人食管下段可同时发生很多无推进力的收缩，往往无临床症状，或偶有胸痛、吞咽困难，称为"老年性食管"。

（三）胃

老年人胃黏膜因微动脉硬化、血流减少等原因而萎缩，对损伤的修复能力降低，并出现不同程度的肠化生。胃黏膜腺体萎缩，胃酸分泌减少，60岁以上的老年人约有35%盐酸偏低或缺乏，对细菌的杀灭作用减弱或丧失；胃蛋白酶原亦分泌减少，使胃的消化作用减弱，影响蛋白质、铁等营养物质的吸收，可致营养不良、缺铁性贫血。胃平滑肌萎缩，弹性降低，胃腔扩大，易出现胃下垂；蠕动减弱，排空延迟，可致代谢产物、毒素等不能及时排出，容易发生消化不良、慢性胃炎、胃溃疡、胃癌等。

（四）肠

随年龄增加，小肠黏膜和肌层萎缩，黏膜上皮细胞减少，小肠绒毛变短、变粗，有效吸收面积减少；小肠腺萎缩，小肠液分泌减少，各种消化酶显著下降，消化和吸收功能减退，易造成老年人吸收不良。结肠黏膜萎缩，结肠壁肌层或结缔组织变薄，容易形成结肠憩室；肠蠕动减弱，内容物通过时间延长，水分重吸收增加，腺体分泌减少，易发生便秘；肛门括约肌张力降低，易致大便失禁；盆底肌肌肉萎缩、肛提肌肌力降低，易发生直肠脱垂。

（五）肝、胆

老年人肝脏体积缩小，重量下降，肝实质细胞减少，解毒功能下降，其合成与储存蛋白质的功能亦减弱，可引起白蛋白降低、球蛋白增高；肝细胞再生功能减退，结缔组织增生，容易发生肝硬化。胆囊

壁老化，易发生胆囊穿孔和胆囊下垂；胆汁减少、黏稠并有大量胆固醇沉积，易发生结石、胆囊炎。

（六）胰腺

正常成人胰腺重量为60~100g，50岁后逐渐减轻，80岁时减至40g。老化可致胰腺分泌消化酶减少，对脂肪的吸收能力降低，易发生脂肪泻。

二、老年人常见消化系统疾病的护理

（一）老年胃食管反流病的护理

胃食管反流病（gastroesophageal reflux disease，GERD）是指胃、十二指肠内容物反流入食管引起的一系列病理损害的一组疾病。临床表现为反酸伴烧心等症状，可引起反流性食管炎（reflux esophagitis，RE），以及咽喉、气道等食管外组织的损害。随着年龄的增长，食管下段括约肌收缩力下降，其患病率明显增高。GERD可分为非糜烂性反流病（non-erosive reflux disease，NERD）、反流性食管炎和Barrett食管（Barrett's esophagus，BE）三种类型，也可称为GERD相关疾病。该病全球不同地区患病率存在差异，西欧和北美患病率为10%~20%，我国北京、上海两地的患病率在5.77%左右。

> ⊕ **知识链接**
>
> #### 老年人易患GERD的可能因素
>
> 包括：食管肌群萎缩导致食管运动功能低下；食管下段括约肌（LES）静息压降低，抗反流防御能力下降；食管蠕动异常使食管清除能力降低；唾液分泌量减少，中和反流入食管内的胃酸能力下降；常口服茶碱、硝酸盐、钙拮抗剂、抗胆碱等药物，使食管下段括约肌松弛；长期卧床而处于卧位或半卧位状态，缺乏重力作用，反流物不能有效清除；长期不良生活习惯，如进食过快，食物残渣体积过大、表面粗糙，易对食道黏膜造成机械性损伤，也会造成食物摄入过量，刺激胃酸分泌增加，进而增加胃内容物反流；便秘及肥胖两者均可造成腹压较高，高腹压容易将胃内容物挤压进食管，从而引起胃食管反流。

GERD发生与食管下段括约肌收缩力减弱，抗反流功能下降；食管蠕动缓慢，唾液产生减少，引起食管清除功能障碍；食管黏膜萎缩，屏障防御作用减弱；食管感觉异常；胃排空延迟等有关。这些因素使反流物即胃酸和（或）胆汁等能够刺激和损伤食管黏膜。此外，GERD的发生亦可能与吸烟、酗酒、饮用浓茶、服用非甾体类抗炎药和抗胆碱能药物、体位、情绪等因素有关。

胃食管反流病的治疗目的是治愈食管炎、缓解症状、提高生活质量、预防并发症。目前对本病的药物治疗主要有抑制胃酸分泌，增强食管下段括约肌功能，促进食管及胃的排空能力以及强化食管黏膜的防御机能等，主要使用H₂受体抑制剂、质子泵抑制剂等抑制胃酸分泌药物以及促胃肠动力药（西沙必利）、黏膜保护剂等。对重症患者，经内科保守治疗无效的可采用手术治疗，手术治疗多采用不同术式的胃底折叠术，如同时合并食管裂孔疝，可进行裂孔修补及抗反流术。

【护理评估】

1. 健康史

（1）消化系统疾病史　如食管裂孔疝、胃泌素瘤、幽门梗阻、十二指肠溃疡、肠易激综合征等。

（2）全身性疾病史　如糖尿病神经病变、进行性硬化等可引起食管、胃肠道蠕动功能障碍的疾病。

（3）长期服用药物史　如长期服用多巴胺、地西泮、吗啡等可影响食管下段括约肌（LES）功能的药物。

（4）不良的生活方式 如吸烟、酗酒、饮浓茶、喝咖啡、高脂饮食等。

2. 身体状况

（1）反流症状 反酸、反食、反胃、嗳气等症状，在餐后明显或加重，平卧或弯腰时易出现，用力屏气时加重，可于熟睡时扰醒；反酸伴烧心是胃食管反流病最常见的症状。

（2）反流物刺激食管的症状 表现为烧心、胸痛、吞咽困难等。烧心多在餐后1小时出现，卧位、前倾或腹压增高时加重。胸痛为胸骨后或剑突下疼痛，严重时可放射至胸部、后背、肩部、颈部以及耳后。吞咽困难呈间歇性，进食固体或液体食物时均可发生。严重食管炎或食管溃疡者可有吞咽困难。

（3）食管意外刺激症状 表现为咳嗽、哮喘及声嘶，咳嗽多在夜间，呈阵发性，伴气喘。

3. 辅助检查

（1）24小时食管pH测定 食管pH测定可了解食管内的pH情况。应用便携式pH记录仪在生理状态下对患者进行24小时食管pH连续监测，能记录到白天和夜间及24小时内的pH<4的百分比，pH<4的次数、连续5分钟以上的次数、最长的持续时间等观察指标，这些参数能帮助确定在生理活动状态下有无过多的胃食管反流。目前普遍认为24小时监测胃食管流最可靠。该检测方法和内镜结合是诊断胃食管反流病的"金标准"。

⊕ **知识链接**

Barrett 食管

在食管黏膜修复过程中，胃与食管交界的齿状线2cm以上部位鳞状上皮被柱状上皮取代称之为Barrett食管，其可发生消化性溃疡，又称Barrett溃疡。Barrett食管是食管腺癌的主要癌前病变，其腺癌的发生率较正常人高30～50倍。

（2）内镜检查 内镜检查是诊断反流性食管炎最准确的方法，可判定反流性食管炎的严重程度及有无并发症；能直接观察黏膜病变，结合病理活检，可确定是否为Barrett食管。需要注意内镜下见到有反流性食管炎可确定GERD的诊断，但食管显示正常，也不能除外GERD，此时须应用食管pH监测、食管吞钡X线检查等方法综合判断。

（3）食管吞钡X线检查 该项检查假阳性较多，其目的主要是排除食管癌等其他食管疾病。

4. 心理-社会状况 老年胃食管反流病病程迁延、病情反复、经久不愈，症状可在进食或餐后加重，因此应评估患者的心理反应，是否对进食有恐惧感；还要注意评估家属对患者治疗疾病的态度、心理支持等。

【护理诊断】

1. 慢性疼痛 与反酸引起的烧灼以及反流物刺激食管痉挛有关。

2. 营养失调 与对进食的恐惧及吞咽困难等原因而致摄入量低于机体所需量有关。

3. 潜在并发症 上消化道出血、食管狭窄、Barrett食管等。

4. 焦虑 与病情反复、病情迁延以及参加集体活动次数减少有关。

【护理措施】

1. 一般护理 为减少平卧及夜间反流可将床头抬高15～20cm，以增强食管的清除力，加快胃的排空；避免反复弯腰动作；白天进食后不宜立即卧床，睡前2～3小时避免进食、饮水和服药，睡时避免右侧卧位；避免穿紧身的内衣裤。

2. 饮食护理

（1）进餐方式　采取少量多餐制，有规律定时进餐；进餐时协助患者采取高坐卧位，进餐时间应充分，并嘱老人进食速度要慢，注意力要集中，每次进少量食物，且在一口吞下后再给另一口；进餐结束后散步或采取直立位。

（2）饮食禁忌　避免进食过饱；高脂饮食及酒、浓茶、咖啡、巧克力的摄入等能降低食管下段括约肌张力，故应减少摄入；摄入过冷、过热、过酸、过辣、过甜、过硬等食物，可刺激食管黏膜，也应避免。

3. 用药护理　严格按照医嘱给予药物，注意观察药物的疗效及不良反应。

（1）抑酸药　常用 H_2 受体拮抗剂（如西咪替丁、雷尼替丁、法莫替丁等）和质子泵抑制剂（如奥美拉唑、兰索拉唑等）等。H_2 受体拮抗剂一般应在餐中或餐后即刻服用，若与抗酸药物同时服用，则两药间应间隔 1 小时以上；法莫替丁应饭后 30～60 分钟服用；西咪替丁对雄激素有亲和力，可致男性阳痿、性功能紊乱以及乳腺发育，使用时应解释；质子泵抑制剂一般每日 1 次口服，早饭前 30 分钟最佳；奥美拉唑可引起头晕，故在服用时应避免开车或做其他须高度集中注意力的工作；兰索拉唑可引起皮疹、瘙痒、口渴、便秘、腹泻、腹胀、肝功能异常等不良反应，较严重时需及时停药。

（2）促胃肠动力药　常用西沙必利，服用时注意观察有无腹泻及严重心律失常的发生。

（3）黏膜保护剂　常用硫糖铝，服用时应注意有无便秘的情况。

此外，对合并支气管哮喘者应避免应用茶碱及多巴胺受体激动剂，合并心血管疾病的老人应适当避免使用钙拮抗剂及硝酸甘油制剂，以免加重反流。慎用阿司匹林、非激素类抗炎药等可损伤黏膜的药物。注意提醒老人服药时须保持直立位，饮水量不少于 150ml，以防止因服药所致的食管炎及并发症。

4. 围术期的护理　对需手术的老人应在术前做好心理疏导，减轻其心理负担，让其保持良好心情；注意营养，维持水、电解质的平衡；保持口腔卫生，积极防治口腔疾病；术前 1 周口服抗生素；术前 1 天经鼻胃管冲洗食管和胃；手术后密切监测老人生命体征；持续胃肠减压 1 周，注意保持减压管通畅；避免进食生、冷、硬及易产气的食物。

5. 心理护理　向老人解释引起胃部不适的原因，教会减轻胃部不适的方法；与家属合作，指导老人与人互动的技巧，鼓励老人参加各种团体活动，改善其情绪。

【健康教育】

1. 生活指导　指导患者养成规律进餐的习惯，避免过饱，餐后适当运动或采取直立位；戒烟限酒，避免饮用浓茶、咖啡及食用过冷、过热、过于辛辣等刺激性食物；避免裤带束腹过紧、便秘等一切可能增加腹压的因素。注意食物搭配多样化，主副食合理，粗细兼顾；食物的加工宜软而烂，可将食物加工成糊状或肉泥、菜泥等。另外，烹饪时需注意食物的色、香、味等感观性状，尽可能地刺激食欲。

2. 疾病知识指导　向患者及家属讲解胃食管反流病的病因、诱发因素、主要的临床表现及并发症、实验室检查结果及意义、防治措施等基础知识。嘱患者严格遵守医嘱，坚持治疗，向其介绍药物的用法及注意事项，有不良反应时应及时就诊。

3. 康复指导　指导患者睡眠时抬高头部 5～20°，同时保持左侧卧位，以减少食管酸暴露时间及反流事件的发生。　⊙ 微课 3

（二）老年消化性溃疡的护理

老年人消化性溃疡是指发生在 60 岁及以上老年人的胃和（或）十二指肠溃疡。其中有在老年期发病的溃疡，也有中壮年起病而迁延至老年期的慢性溃疡。老年人消化性溃疡具有临床表现不典型、病程迁延、复发率高、并发症多而严重、死亡率高的特点。

消化性溃疡是常见病，约有10%的人患过此病。老年人胃溃疡（gastric ulcer，GU）较十二指肠溃疡（duodenal ulcer，DU）多见，发病率也随年龄递增而增高，65岁以上GU发病率为5.2%，70岁以上增至8.5%。

老年人消化性溃疡的发生与幽门螺旋杆菌（helicobacter pylori，Hp）感染、胃黏膜防御能力降低、胃激素分泌亢进、服用多种药物特别是非甾体类抗炎药物等有关。这些具有损害作用的侵袭因素与胃、十二指肠黏膜自身防御－修复因素之间失去平衡，导致黏膜被胃酸－胃蛋白酶消化而发生消化性溃疡。目前一般认为，胃溃疡的发病以防御、修复因素的减弱为主，而十二指肠溃疡的发病，则以损害因素的增强作用为主。消化性溃疡的治疗主要包括根除Hp、抑制胃酸分泌、保护胃黏膜等，以达到缓解临床症状、促进溃疡愈合、防止溃疡复发、减少并发症的目的。

【护理评估】

1. 健康史

（1）有无消化系统疾病史，如慢性胃窦炎、胃溃疡等。

（2）有无长期服用非甾体类抗炎药、糖皮质激素等药物史。

（3）患者的饮食习惯，是否饮酒、吸烟及长期摄入浓茶、咖啡、巧克力等。

（4）了解其精神状态，是否长期精神紧张、焦虑及情绪剧烈波动等。

2. 身体状况　消化性溃疡临床主要表现为上腹痛，其疼痛特点为慢性过程、周期性发作、节律性疼痛，但应注意老年消化性溃疡患者不同于一般成人的特点，一般有以下几点。

（1）症状不典型　半数以上老年消化性溃疡患者，疼痛的周期性与节律性不明显，仅表现为无规律性较含糊的上腹隐痛不适及胀满、嗳气、厌食、反酸等无特征性症状。近1/3患者完全无腹痛，以出血或穿孔等并发症为首发症状就诊。亦有少数患者，以体重减轻为唯一或首发表现。

（2）并发症多　老年消化性溃疡患者上消化道出血、穿孔、幽门梗阻、癌变等并发症的发病率较高。

（3）常见特殊类型消化性溃疡　老年消化性溃疡患者常发生：①巨大溃疡，指直径大于2cm的溃疡，主要症状是难以忍受的上腹痛，常放射到背，酷似胆囊炎或胰腺炎，常伴有低蛋白血症，其合并出血、穿孔、周围粘连等并发症较高，该溃疡的死亡率均高，恶变率比一般胃溃疡高5倍。②高位胃溃疡，指发生于贲门下方。胃底和胃体小弯垂直部位以上的溃疡，主要表现为吞咽困难、咽下疼痛、食欲减退等，多数患者还有左胸痛、胸闷、胸部压迫感等特殊症状，易误诊为冠心病。

（4）有较多的伴随疾病　老年消化性溃疡患者常伴随高血压、动脉粥样硬化、冠心病、慢性支气管炎、糖尿病以及脑血管疾病等，这些疾病的存在和治疗，可对消化性溃疡造成不利的影响。

3. 辅助检查

（1）X线钡餐检查　龛影和黏膜集中是消化性溃疡的典型X线表现，但对浅溃疡、溃疡的良恶性鉴别以及贲门附近、胃底特殊部位溃疡的发现有一定困难。对胃及十二指肠的全部形态、张力、蠕动、排空以及与周围脏器的关系用钡餐更显优势。气－钡双重造影更容易发现黏膜微细病变。

（2）胃镜检查　胃镜检查对消化性溃疡有确诊价值。胃镜下的良性溃疡多呈圆形或椭圆形，底部附有黄色白苔，边缘光滑。

（3）超声内镜检查　能显示消化管壁组织层次及其邻近器官的断层图像，对溃疡良恶性鉴别及恶性溃疡分期、估计手术预后有重要意义。

4. 心理 - 社会状况　该病病情反复、经久不愈，应注意患者的情绪反应；还要注意评估家属有无对患者病情和预后的担忧，家庭的照顾和经济能力是否对应。

【护理诊断】

1. 疼痛、腹痛　与胃酸刺激溃疡面，引起化学性炎症反应有关。

2. 营养失调　与疼痛致摄入量减少及消化吸收障碍有关。

3. 焦虑　与病情反复、病情迁延有关。

4. 潜在并发症　上消化道出血、穿孔、幽门梗阻、癌变等。

【护理措施】

1. 一般护理　注意劳逸结合，避免精神过度紧张；保持乐观情绪，避免精神抑郁；保证充足睡眠，避免疲劳；定期测量体重、监测红细胞及血红蛋白等营养指标。

2. 疼痛的护理　向患者及家属讲解疼痛的原因，指导患者避免加重或诱发疼痛的因素，消除患者紧张、焦虑情绪。对服用非甾体类抗炎药者应停药；避免暴饮暴食和食用刺激性食物；因乙醇可刺激黏膜引起损伤，而烟中的尼古丁不仅能损伤黏膜，还可削弱十二指肠腔内胃酸的中和能力，故对嗜烟酒者，应劝其戒除。注意观察及详细了解患者疼痛的规律和特点，DU 表现为空腹或午夜痛，可嘱患者准备制酸性食物（苏打饼干等）在疼痛前进食，或服用制酸剂以防疼痛，也可采用局部热敷。

3. 饮食护理

（1）进餐方式　指导患者有规律地定时进食，以维持正常消化活动的节律。进餐时要细嚼慢咽，饮食不宜过饱，以免胃窦部过度扩张而增加促胃液素的分泌。在溃疡活动期，以少食多餐为宜，每天进餐 4～5 次，避免餐间零食和睡前进餐，使胃酸分泌有规律；一旦症状得到控制，应尽快恢复正常的饮食规律。

（2）食物选择　选择营养丰富、易于消化的食物。症状较重的患者以面食为主，若不习惯面食以软米饭或粥替代，可适量摄取脱脂牛奶，宜安排在两餐之间，因牛奶中的钙质吸收有刺激胃酸分泌的作用，故不宜多饮。避免食用生、冷、硬、粗纤维多等机械性刺激强的食物及咖啡、浓茶、醋等化学性刺激强的食物。

4. 用药护理　遵医嘱给予药物治疗，注意观察药物的疗效及不良反应。

（1）抑酸药　常用 H_2 受体拮抗剂（如西咪替丁、雷尼替丁、法莫替丁）和质子泵抑制剂（如奥美拉唑、兰索拉唑等）等抑制胃酸分泌。

（2）抗酸药　常用氢氧化铝凝胶等，一般应在饭后 1 小时和睡前服用，避免与酸性的食物、饮料及奶制品同时服用；其有致便秘作用，长期便秘者应慎用；连续使用不得超过 7 天，长期服用氢氧化铝凝胶可致磷缺乏症，表现为食欲不振、软弱无力等，甚至造成骨质疏松，还可引起严重便秘、代谢性碱中毒等不良反应，需及时发现并停药。

（3）黏膜保护剂　常用硫糖铝，宜在进餐前 1 小时服用，服用期间应注意有无便秘、口干、眩晕等不良反应；此外不能与多酶片同服，以免降低两者的效价；硫糖铝片剂因含糖量较高，糖尿病患者应慎用。

（4）抗 Hp 药物　Hp 与消化性溃疡关系密切，抗 Hp 药物与抑酸剂联合用药效果明显，常用抗 Hp 药物有阿莫西林、克拉霉素、红霉素、甲硝唑等抗生素以及铋剂等，抗生素应在餐后服用，尽量减少对胃黏膜的刺激，服用需定时定量，以达到根除 Hp 的目的。阿莫西林、红霉素可引起腹泻、恶心、舌炎、过敏性荨麻疹、皮疹和药物热等不良反应；甲硝唑可引起恶心和毛刺舌，故应注意观察，及时停药。铋剂宜饭前及晚间睡前服用；因铋可有少量吸收，故不宜长期使用，一般用药时间不超过 8 周；服药后大便颜色会变黑色，需提前告之患者。

5. 并发症的护理　患者发生上消化道出血、穿孔、幽门梗阻等并发症时需采用相应的措施，具体可参看内科护理学、外科护理学相应内容。

6. 心理护理　护理人员应主动与患者交流，并耐心倾听其主诉，了解患者不同的想法和心理状态，给予解释疏导，缓解其焦虑、紧张情绪。

⊕ **知识链接**

幽门螺旋杆菌感染的一线治疗方案

1. 克林霉素三联方案　质子泵抑制剂（PPI）＋克拉霉素＋阿莫西林（或甲硝唑），每日2次，连用14天。适用于幽门螺旋杆菌克拉霉素已知耐药率＜15%的地区，以及没有因任何原因有过大环内酯类药物暴露史的患者。

2. 铋剂四联方案　质子泵抑制剂（PPI），每日2次；同时服用铋剂＋四环素＋甲硝唑，每日4次，连用10~14天。适用于有大环内酯类药物暴露史的患者或对青霉素过敏的患者。

【健康教育】

1. 生活指导　指导患者保持乐观情绪、规律的生活，避免过度紧张及劳累；养成良好合理的饮食习惯，戒烟酒，避免食用刺激性食物。

2. 疾病知识指导　向患病老人讲解消化性溃疡的发病原因、主要的临床表现及并发症、防治措施等基础知识。嘱患者注意观察病情，定期复诊，若上腹疼痛节律发生变化或加剧，或出现呕血、黑便时，要立即就医。指导患者按医嘱正确服药，学会观察疗效及不良反应，不随意停药，以减少复发；嘱患者禁用或慎用阿司匹林等非甾体类抗炎药以避免损伤消化道黏膜。

3. 康复指导　指导患病老人平时进行腹部按摩以促进康复。按摩时两手相叠于上腹部，以胸骨柄剑突下为中心，按顺、逆时针方向各按摩30~50次，然后在脐周围各按摩30~50次。此外，可追加按摩两腿足三里（膝盖骨外侧下3寸，胫骨外侧上凹陷处）50~100次。每天早晚各按两遍。

答案解析

目标检测

1. 如何做好老年胃食管反流病患者的饮食护理？
2. 如何对老年胃食管反流病患者进行健康教育？
3. 对老年消化性溃疡患者如何做好用药护理？

（李　辉）

第四节　老年人泌尿系统疾病的护理

> **⇒ 案例引导8.4**
>
> **案例：** 患者，男，76岁。因"排尿困难8年，不能排尿2个月"入院。患者自8年前出现排尿困难，尿滴沥，夜尿增多。曾服用非那雄胺等药物治疗。近2个月出现不能排尿，多次留置导尿管。入院查体：前列腺明显增大，表面光滑，边缘清楚，质硬，触痛（＋），中央沟消失。B超示：前列腺增生伴钙化，左肾中度积水，左输尿管扩张。尿流率检查每秒11.8ml。
>
> **讨论：**
>
> 1. 该患者目前主要的护理诊断是什么？应如何护理？
>
> 2. 老年前列腺增生可引起哪些主要症状？

一、老年人泌尿系统结构和功能的变化 🔲 微课4

（一）肾脏

老年人肾皮质减少，肾脏重量减轻，80岁时双肾重量约为青年时的4/5，肾组织体积减少20%～30%。随着年龄增长，出现生理性肾小球硬化，80岁时硬化的肾小球比率可达20%左右；肾动脉也发生粥样硬化，肾小球毛细血管网减少，肾血流下降。因此，肾功能在老年期迅速下降，80～90岁时对氨基和尿酸清除率只有20～29岁的1/2。肾的浓缩功能下降，故老年人较年轻人尿量增加。肾的正常稀释功能也下降，对钠代谢的调节能力受损，容易导致水钠潴留，代谢产物、药物蓄积，甚至发生肾功能衰竭。此外，老年人肾小管葡萄糖重吸收性下降，更易出现糖尿。

（二）输尿管

老年人输尿管平滑肌变薄，支配肌肉的神经细胞减少，输尿管收缩功能降低，将尿液送入膀胱的流速减慢，易反流而引起肾盂肾炎。

（三）膀胱

老年人膀胱肌萎缩、肌层变薄、纤维组织增生，膀胱肌收缩无力，容量减少，易产生尿外溢、残余尿量增多、尿频、夜尿次数增多、排尿无力或不畅等。老年妇女因盆底肌肉松弛，膀胱出口处漏斗样膨出，易发生压力性尿失禁。

（四）尿道

老化使尿道肌肉萎缩、纤维化变硬、括约肌松弛，易发生排尿无力或困难。老年女性尿道腺体的腺上皮分泌黏液减少，尿道抗菌能力减弱，使尿道感染的发生概率增大；老年男性因尿道纤维化变硬，括约肌萎缩，常出现尿急或排尿不畅。

（五）前列腺

老年男性因睾丸萎缩性激素分泌紊乱，可导致良性前列腺增大，引起尿路梗阻，使老年人易出现尿潴留。

二、老年人常见泌尿系统疾病的护理

（一）老年尿路感染

尿路感染（urinary tract infection，UTI）是指由于各种病原微生物感染所引起的尿路急、慢性炎症。根据感染发生的部位，可分为上尿路感染和下尿路感染，前者指肾盂肾炎，后者包括膀胱炎和尿道炎。临床上根据有无尿路功能或结构异常，又分为复杂性和非复杂性尿路感染。复杂性尿路感染指伴有尿路引流不畅、结石、畸形、膀胱输尿管反流等结构或功能异常，或在慢性肾实质性疾病的基础上发生的尿路感染；无上述情况者称为非复杂性尿路感染。

尿路感染可见于任何年龄，但由于老年人免疫功能衰退，尿路黏膜抗菌防御机制降低，加之普遍存在肾动脉硬化、肾囊肿形成、前列腺增生、膀胱颈梗阻以及罹患糖尿病等全身性疾病等因素，致使尿路感染的发病率仅次于呼吸道感染，在老年人感染性疾病中居第二位。其发病率随年龄增加而增加，在女性中尤其明显，可达20%以上。

老年尿路感染的发生与病原菌感染及膀胱自身防御机制降低等因素有关。①病原菌感染：病原菌感染是导致老年人尿路感染的首要原因，引起老年尿路感染最常见的致病菌是革兰阴性杆菌，其中以大肠杆菌及变形杆菌最为多见，其次为绿脓杆菌、克雷伯杆菌、产碱杆菌。此外，革兰阳性杆菌（葡萄球菌、肠球菌等）等引起的尿路感染也较常见，真菌及L型细菌的感染有增加的趋势。②膀胱自身防御机制降低：老年人由于膀胱收缩功能降低，排尿时残留尿量增加，加之支配排尿的中枢神经功能衰退，膀胱无法正常闭合，这些都为细菌的生长繁殖提供了良好的生存条件；此外，老年人由于尿道黏膜发生了退行性改变，抗菌物质的分泌能力亦随之降低，加之老年人免疫功能减退，故病原菌更容易侵袭尿路而引起感染。

老年尿路感染的治疗主要包括：控制原发病，去除诱因；合理使用抗生素控制感染；适当碱化尿液，减轻尿路刺激征等。

🌐 知识链接

老年糖尿病患者易发生尿路感染的原因

包括：糖尿病患者白细胞的吞噬、趋化、游走以及杀菌等功能均降低；患者尿液中葡萄糖含量增加，高糖的尿液为细菌生长提供了很好的生活环境；糖尿病发展到一定阶段，会损伤神经，引起神经源性膀胱，进而造成尿滞留。

【护理评估】

1. 健康史

（1）有无尿路结石、前列腺增生、尿道狭窄等，可引起尿流不畅、尿路梗阻、尿路畸形等疾病。

（2）是否患有糖尿病等全身性疾病或应用免疫抑制剂。

（3）近期是否进行过尿道的器械检查。

（4）有无滥用止痛药、糖皮质激素等药物。

2. 身体状况 老年人尿路感染以非特异性肾盂肾炎、膀胱炎、增生性前列腺炎较多。临床主要表现为尿频、尿急、腰痛、发热等症状；急性期可见高热伴寒战，早期常因尿路症状不明显而误诊；慢性期可出现疲倦、乏力、背痛、脓尿、蛋白尿、贫血、高血压等，个体不同表现也不同；老年人膀胱炎除膀胱刺激征外，多见血尿。此外，老年尿路感染除上述表现外，也有其自身特点。

（1）尿道刺激症状不典型 诊断为泌尿系感染的老年患者中只有约 1/3 有较典型的急性尿道刺激症状。除急性下泌尿系感染患者外，老年人泌尿系感染患者大多数没有单行的尿频、尿急、尿痛等尿道刺激症状，所以仅凭泌尿道刺激症状很难及时发现老年人尿路感染。

（2）无症状和非特异性症状增多 无症状是指没有排尿困难、尿频、尿痛、新近尿失禁、发热等症状，血液检查白细胞升高不明显，但尿液标本菌落 $\geq 10^5$ CFU/ml。这一方面是由于老年人机体免疫能力低下，对感染的反应差；另一方面多是由于老年人常患有多种疾病，其他疾病的症状可能会掩盖尿路感染的全身及局部症状。

（3）多为复杂性尿路感染 复杂性尿路感染是指泌尿系统存在解剖上的器质性病变（如尿路梗阻、尿路结石等）或功能上的异常（如神经源性膀胱）或有肾外伴发病（如糖尿病、镰形细胞病等）时反复发作或持续发作的尿路感染，即尿路感染伴有增加感染或治疗失败风险的疾病。

3. 辅助检查

（1）尿常规检查 尿色一般无异常，尿蛋白一般量不多，尿沉渣中白细胞增多，但无特异性。

（2）尿菌检查 是确诊尿路感染的方法，老年人清洁中断尿培养及菌落计数 $\geq 10^5$ CFU/ml 为有意义的细菌尿；$10^4 \sim 10^5$ CFU/ml 为可疑阳性；$< 10^4$ CFU/ml 为可能污染。如两次中段尿培养 $\geq 10^5$ CFU/ml，且为同一菌种，即可诊断。

（3）其他 X 线、肾盂造影、超声、CT、磁共振成像（MRI）等影像学检查，可以帮助了解肾脏大小、形态、肾内的结构，有无尿路梗阻、尿路反流等情况。

4. 心理 – 社会状况 评估患者对疾病有无焦虑、抑郁等情绪变化；评估家属对患者疾病的态度、心理支持和照顾程度。

【护理诊断】

1. 舒适性改变 与尿路炎症刺激有关。

2. 焦虑 与反复发作尿路感染有关。

3. 体温过高 与细菌感染、体温调节中枢失调有关。

4. 知识缺乏 缺乏预防及治疗尿路感染的相关知识。

【护理措施】

1. 一般护理 为患者提供一个安静、舒适的环境；合理安排休息与活动，急性发作时应卧床休息；饮食应清淡，富含蛋白质、维生素，避免辛辣刺激性饮食。鼓励患者多饮水以增加尿量，促进细菌和炎症渗出物的排出，每天饮水量及尿量应保持在 2000ml 以上。

2. 对症护理 ①发热：体温高于 39℃ 时应物理降温；若体温下降不明显则遵医嘱给予药物降温，出汗后要及时更换衣被、注意保暖，做好病情观察和记录。②腰痛、下腹痛：采取合适的卧位休息，避免久立久坐；嘱患者尽量不要弯腰、站立或坐直，可按摩或用热水袋热敷局部；必要时遵医嘱给予阿托品、山莨菪碱等解痉药物。

3. 用药护理 遵医嘱正确使用抗菌药物，务必要坚持完成疗程。注意药物的疗效及副作用，及时发现不良反应并通知医生。如喹诺酮类用药后要注意消化道反应，复方磺胺类需注意防止其由肾脏排出时形成结晶。此外，可通过碱化尿液来缓解刺激和增强抗生素的疗效，常口服碳酸氢钠每日 3 次，每次 0.1g。

4. 正确采集清洁中段尿培养标本 向患者解释尿培养的意义和方法；留取尿液前需用肥皂水清洗患者会阴，取尿液时应无菌操作；尿菌培养时应留取清晨第 1 次的清洁、新鲜的中段尿液（尿液需在膀胱内停留 6 ~ 8 小时），置于无菌尿杯中密封，并于 1 小时内送检。此外，标本采集应在使用抗生素之前或停药 5 天后，以保证结果准确。

5. 心理护理　向患者解释病因与诱因，告诉其尿路感染大部分预后较好，避免过于紧张、焦虑。

【健康教育】

1. 生活指导　指导保持规律生活，避免劳累，坚持体育锻炼，增加机体免疫力；多饮水（每日饮水量2000ml以上）、勤排尿（每2~3小时排尿1次）、少憋尿，此为预防尿路感染最简便而有效的措施；注意个人卫生，尤其老年女性，要注意会阴部及肛周皮肤的清洁，学会正确清洁外阴部。

2. 疾病知识指导　告知患者尿路感染的病因、疾病特点和治愈标准；教会患者识别尿路感染的临床表现，一旦发生尽快就医。嘱患者严格按照医嘱按时、按量、按疗程服药，勿随意停药，并定期随访。

3. 康复指导　指导患者"二次排尿"，即每次排尿后数分钟后再排尿一次，以利用尿液对输尿管和尿道的冲刷作用，减少尿路感染的概率。

（二）老年前列腺增生

前列腺增生即良性前列腺增生（benign prostatic hyperplasia，BPH），是指由于前列腺间质细胞良性增生而造成前列腺体积的增大。患者可出现进行性排尿困难、尿潴留以及尿频、尿急、尿痛等膀胱刺激症状。BPH是中老年男性中较为常见的疾病，其发病率与年龄成正比，50岁以上男性BPH患病率高达40%，而在90岁以上的老年男性则高达90%。该病起病缓慢，症状不明显，因此早期常不能引起足够的重视而延误治疗。

BPH的病因目前不完全清楚，可能与性激素失衡、慢性炎症刺激、性生活过度及饮食习惯等因素有关。①性激素失衡：激素失衡是前列腺增生的重要原因，随着年龄的增加，前列腺腺泡内双氢睾丸酮含量增加，其可不断刺激前列腺腺体，使之增生。②慢性炎症：尿道炎、睾丸炎等产生的炎症介质以及病菌长期刺激等可刺激前列腺引起增生。③性生活过度：前列腺组织长期处于充血状态，腺体组织持久充血而增大。④饮食习惯：长期饮酒、喝浓茶、饮咖啡以及喜食辛辣、高脂肪、高胆固醇食物，可刺激前列腺充血、增生。⑤其他因素：局部受凉、劳累、便秘、久走、久坐及缺乏运动等可诱发或加重前列腺增生。

BPH的治疗主要是改善症状、减轻梗阻以及防治并发症。症状不明显者，可临床观察，定期复查；症状明显者，可给予药物治疗或手术治疗等。

【护理评估】

1. 健康史

（1）详细了解患者的诊治经过和用药效果。

（2）既往是否有前列腺、泌尿系统及生殖系统炎症病史。

（3）患者的饮食习惯，如是否长期饮酒、喝咖啡、饮浓茶，喜食辛辣、高脂肪或高胆固醇食物；性生活频度等。

（4）有无局部受凉、劳累、久坐及长时间行走等诱发或加重前列腺增生的因素。

（5）了解有无高血压、冠心病等心血管疾病。

2. 身体状况　前列腺增生早期因膀胱代偿而症状不明显，常延误治疗。随着病情加重而出现各种症状。前列腺增生的主要临床表现是排尿困难、尿路梗阻，晚期可出现肾积水和肾功能不全等。

（1）**进行性排尿困难**　是前列腺增生最重要的症状。轻度梗阻时，排尿起始延缓，排尿时间延长。若梗阻加重，则排尿费力，尿线细或分叉，尿流射程短、断续或滴沥，长期排尿困难后腹压增高，可发生腹股沟疝、脱肛等。

（2）**尿频、尿急**　是患者最早、最常见的症状，尤其是夜间排尿次数增多。主要为前列腺充血刺激、残余尿增加、膀胱有效容量减少所致。

（3）尿潴留　梗阻加重达到一定程度，膀胱出现残余尿，随着梗阻程度的加重，残余尿量增多，长期可导致膀胱肌收缩无力，发生尿潴留。患者不能排尿，膀胱胀满，下腹疼痛难忍。气候变化、便秘、饮酒、寒冷、劳累、憋尿、久坐等情况都可诱发急性尿潴留。如果膀胱过度充盈，会使少量尿液从尿道溢出，出现充溢性尿失禁。

（4）血尿　伴有结石或膀胱颈黏膜充血时可有血尿发生。

（5）膀胱刺激症状　前列腺增生合并感染时可出现尿频、尿急、尿痛等膀胱刺激症状。

3. 辅助检查

（1）尿常规　可见尿中出现红细胞、白细胞。

（2）尿动力学检查　包括尿流率、膀胱压及尿道压的测定，有助于选择治疗方案。

（3）膀胱内残余尿测定　在无菌条件下用导尿法测定残余尿。正常人排尿后膀胱内没有或仅有极少残余尿（5ml 以下），如残余尿超过 50ml，则提示膀胱逼尿肌已处于失代偿状态。

（4）B 超检查　了解前列腺的形态和结构，测定前列腺的体积和重量。

（5）膀胱镜检查　有肉眼血尿时应行膀胱镜检查，以排除合并泌尿系肿瘤可能。

⊕ **知识链接**

排尿日记

记录患者每天的饮水时间和饮水量。每次排尿时间和排尿量，同时记录排尿时有无尿失禁、尿急等排尿伴随症状。对于以尿频、夜尿增多为主的患者来说，排尿日记尤其有价值，一般记录 3~5 天，如果排尿次数白天超过 8 次，夜晚超过 2 次，需要到医院及时就医。

4. 心理-社会状况　评估老年人是否有焦虑、恐惧或悲观情绪及产生的原因。了解夜间睡眠情况、家属对老年人的支持关心程度及治疗疾病的经济支持情况。

【护理诊断】

1. 排尿异常　与膀胱出口梗阻、逼尿肌受损有关。

2. 睡眠型态紊乱　与夜尿增多、尿潴留和排尿困难有关。

3. 焦虑、恐惧　与排尿型态改变，感觉自尊受损及担心手术有关。

4. 潜在并发症　腹股沟疝、痔和脱肛，与膀胱内压力增高、尿潴留及便秘有关。

【护理措施】

1. 饮食护理　加强营养，给予易消化的高蛋白、低脂肪、高维生素、高纤维素的饮食。少食辛辣、刺激性食物，禁饮烈酒，以避免加重前列腺、膀胱颈充血水肿而诱发尿潴留。鼓励患者多饮水，以稀释尿液、防止泌尿系感染及形成膀胱结石。但应注意不要在短时间内大量、快速饮水，以免导致膀胱急剧扩张而引起膀胱紧张度的丧失。

2. 排尿、排便护理　关心、安慰排尿困难的老年人，为其提供适当的体位和环境，让其轻松排尿。注意环境安全，防止跌倒，可在床旁备便器。叮嘱老年人有尿意时应马上排尿，不要憋尿。前列腺增生的老年人要保持大便通畅，防止便秘及腹泻，以免便秘或腹泻刺激会阴部，加重前列腺充血增大。

3. 尿潴留的护理　如发生急性尿潴留，应给予留置导尿管，需定时擦洗、消毒尿道外口，按常规更换尿管及集尿袋。如采取耻骨上膀胱造瘘者，应定期更换造瘘口处敷料，以防感染。在留置导尿管或耻骨上膀胱造瘘引流期间，要保持引流通畅，每天 2 次冲洗膀胱以预防感染。冲洗应遵循少量、多次、微温、低压、无菌的原则。

4. 用药护理

（1）α受体阻滞剂　可降低膀胱颈和前列腺的平滑肌张力，减少尿道阻力，对症状轻、前列腺增生体积较小的患者有较好疗效。常用特拉唑嗪、坦索罗辛等，每晚服用一次，长期服用。α受体阻滞剂副作用较多，可引起头痛、心悸及直立性低血压等，老年人血管调节功能减弱，用药后要注意安全。

（2）5α-还原酶抑制剂　能不可逆地抑制5α-还原酶将睾酮代谢成更强效的雄激素双氢睾酮，使增大的前列腺缩小。常用非那雄胺（保列治），其副作用小，但起效慢，要求最少治疗6个月才能确定该药是否有效，故需要做好解释，鼓励老人坚持服药。

（3）花粉类制剂　含有多种生物活性酶、微量元素和氨基酸等，有抗雄性激素的作用，能改善尿道黏膜及周围组织水肿，抑制前列腺细胞生长，显著缩小前列腺体积。常用前列康、舍尼通等。

5. 手术护理

（1）术前护理　①积极治疗合并症，控制感染。②术前向患者介绍手术的目的、方法和注意事项，有利于消除患者的恐惧心理，使其更好地配合手术。③术前3～4天训练患者在床上大小便。④急性尿潴留者要给予导尿，以改善前列腺充血，恢复膀胱张力。⑤需留置尿管的患者，做好留置导尿管的护理。

（2）术后护理　①平卧3天后改为半卧位；术后腹胀消失，肛门排气后可给予高蛋白、高热量半流质饮食，嘱患者多喝水。②病情观察需注意监测生命体征，保持呼吸道通畅；高龄老人术后易诱发心血管疾病，必要时行心电监护；准确记录尿量，判断有无血容量不足或肾功能障碍。③观察引流液颜色、性质、量及通畅程度，每日擦洗尿道口两次，及时更换引流袋，膀胱冲洗要严格无菌操作，防止感染，根据引流液的颜色调节冲洗液的速度。④注意保暖，膀胱冲洗液要加热，温度保持在36℃左右。⑤保持大便通畅，嘱老人不要用力排便，以免引起创面出血，可应用缓泻剂；术后5日内不宜灌肠或肛管排气，以避免前列腺窝出血。⑥做好尿道三腔气囊尿管（F氏气囊尿管）的护理，术后患者取平卧位，下肢保持伸直外展15°；一般气囊内充水20～30ml，放置在前列腺窝的上方，将F氏气囊尿管稍加牵拉并固定在大腿内侧，并嘱患者不可自行放松，直至解除压迫为止；术后3～5天尿色变清，即可拔出尿管，拔管后注意观察患者能否自行排尿。⑦对耻骨上膀胱造瘘管的患者，需保持引流通畅，瘘口周围敷料渗湿应及时更换，冲洗膀胱时要分别记录尿道尿管和造口管引流量；一般术后3～4天拔管，拔管后短时间内造瘘口会有渗尿现象，应及时更换敷料。⑧术后需用等渗盐水做持续膀胱冲洗，冲洗速度根据血尿颜色而定，尿色深则快，色浅则慢；保持尿管引流通畅，如有血块和黏液阻塞，应及时冲洗吸出血块，避免膀胱内尿液充盈而加重出血；冲洗时准确记录冲洗量和排出量，排出量须大于冲洗量。

6. 心理护理　护士应耐心倾听老年患者主诉，并给予心理安慰，减轻其紧张、焦虑情绪。

【健康教育】

1. 生活指导　嘱患者多饮水；指导患者减少、避免诱发和加重前列腺增生的因素，如受凉、劳累、吸烟、饮酒等；进食易消化、纤维素多的食物，保持大便通畅，预防便秘。

2. 疾病知识指导　嘱患者定期化验尿、复查尿流率及残余尿量；注意观察病情，如再次出现尿频、尿急或肉眼血尿等情况，需及时就诊；术后3个月内避免跑步、骑自行车、性生活等剧烈活动，以防止术后出血；前列腺切除术后患者大多出现逆行射精现象，少数患者可能出现阳痿，应进行心理治疗，且同时有必要查明原因，采取针对性的治疗。

3. 康复指导　指导患者经常有意识地锻炼提肛肌，以尽快恢复尿道括约肌功能；排尿后稍加压力按摩腹部，以促进膀胱排空，减少残余尿量，利于膀胱功能的恢复。

答案解析

目标检测

1. 老年尿路感染患者临床表现有哪些特点？
2. 如何指导老年人预防尿路感染？
3. 对老年前列腺增生患者如何进行手术后护理？

(李　辉)

第五节　老年人代谢与内分泌系统疾病的护理 ⓔ微课5

⇒ 案例引导8.5

案例： 王某，女，62 岁，患 2 型糖尿病多年，饮食控制、口服降糖药效果均不理想，平时口服降糖药不规律，近期经常出现心慌、出冷汗、面色苍白、无力等表现，患者思想压力较大，担心病情进一步发展。

讨论：

1. 应该为患者进行哪些相关检查？
2. 该患者常见的护理诊断/问题及其护理措施是什么？

人体内分泌系统由内分泌腺和分布于人体各组织的激素分泌细胞（或细胞团）以及它们所分泌的激素组成。主要的内分泌腺包括：下丘脑、垂体、甲状腺、肾上腺、胰岛和性腺等，对整个机体的生长、发育、代谢和生殖起着调节作用。随着人体的老化，代谢与内分泌系统与其他组织、器官一样，会发生一系列功能和形态学的改变。了解老年人代谢和内分泌系统的变化特点和老化特征，掌握老年人代谢和内分泌系统常见病的护理及健康教育，对维护和促进老年人的身心健康、提高老年人的生活质量具有重要意义。

一、老年人代谢与内分泌系统结构和功能的变化

（一）垂体的改变

老年人的垂体多有退行性变，重量减轻 20% 左右；垂体前叶内的结缔组织增生及实质细胞减少；生长激素下降到较低水平，肌肉萎缩，脂肪增多，蛋白质合成减少，骨质疏松；抗利尿激素分泌减少，发生多尿、排尿昼夜规律改变等现象。

（二）甲状腺的改变

随着年龄的增加，老年人的甲状腺体积逐渐缩小，发生纤维化和萎缩，有淋巴细胞浸润和结节化。甲状腺激素的生成率减少，使新陈代谢下降，蛋白质合成减少，基础代谢率下降，神经系统的兴奋性降低，体温调节功能受损。

（三）肾上腺的改变

随着年龄的增长，老年人的肾上腺重量逐渐减轻。肾上腺皮质变薄，出现多灶性增生。醛固酮水平

下降，儿茶酚胺分泌迟缓，肾上腺功能减退使老年人对外界环境和对应激的反应能力均下降。

（四）胰腺的改变

由于老化和血管硬化导致胰岛萎缩，胰岛内有淀粉样沉积，结缔组织增生，腺泡萎缩。胰液中的消化酶减少，老年人消化吸收脂肪的能力也随之降低。老年人胰岛细胞减少，胰岛素释放延迟或分泌减少，使得糖尿病的发生率增加。

二、老年人常见代谢与内分泌系统疾病的护理

（一）老年糖尿病患者的护理

糖尿病（diabetes mellitus，DM）是由于胰岛素分泌缺陷和（或）作用缺陷而引起的一种代谢紊乱综合征，临床上以高血糖为主要特点，是一种慢性病、终身性疾病。除碳水化合物外，蛋白质、脂肪代谢也有异常。久病导致多系统损害，眼、肾、神经、心脏、血管等组织的慢性进行性病变，引起功能缺陷及衰竭。重症或应激时可发生酮症酸中毒、高渗性昏迷等急性代谢紊乱。糖尿病可使患者生活质量降低、寿命缩短、病死率增高。

老年糖尿病是指年龄在 60 岁以上的所有糖尿病患者，包括两部分，一部分为 60 岁以后确诊的，另一部分是 60 岁以前确诊的。其中老年人以 2 型糖尿病多见，体型多偏胖。2 型糖尿病其胰岛素的分泌量并不低甚至还偏高，主要是机体对胰岛素不敏感（即胰岛素抵抗），开始多无临床症状，常因其并发症而就诊。糖尿病是老年人的多发病、常见病，患病率随年龄增长而升高，发病高峰女性在 60 岁，男性在 70 岁。糖尿病是常见病、多发病，已成为发达国家继心血管病和肿瘤之后的第三大慢性病，应该引起高度重视。

【护理评估】

1. 健康史　老年糖尿病的发病与遗传、进食过多、肥胖和生理性老化引起胰岛素抵抗和胰岛素作用不足有关。

（1）遗传病史　国内外报道普遍认为糖尿病有遗传易感性，表现为糖尿病有明显的家族、种族集聚现象。

（2）进食过多、肥胖　老年人代谢降低，当进食过多和运动不足时容易发胖，肥胖者细胞膜上的胰岛素受体减少，导致和加重胰岛素抵抗，致血糖升高。而高血糖又促使胰岛 β 细胞分泌胰岛素增加，久而久之，可造成 β 细胞对葡萄糖刺激的代偿功能减退，最终发生 2 型糖尿病。

（3）生理性老化　人衰老时胰岛 β 细胞量减少、胰岛素原增加，胰岛素原与胰岛素的比例增加，使体内胰岛素活性下降，胰岛素释放延缓、糖耐量降低、糖代谢下降。

2. 身体状况

（1）症状与体征　①代谢紊乱综合征：三多一少，即"多饮、多食、多尿及体重减少"是糖尿病的典型临床表现。2 型糖尿病老年患者有的症状不典型或无症状，仅体检或治疗其他疾病时发现高血糖和尿糖阳性。②酮症酸中毒：在感染、胰岛素治疗中断、饮食不当、创伤和手术等应激状态下，可发生酮症酸中毒，其临床表现早期仅有多尿、多饮、疲乏等；继之出现食欲不振、恶心、呕吐、头痛、嗜睡、呼吸深且有烂苹果味；后期脱水明显，表现为尿少、皮肤干燥、血压下降、休克、昏迷甚至死亡。③低血糖：老年人自身保健能力及依从性差，可使血糖控制不良，再加上用药不当，常引起低血糖的发生。

（2）并发症　常并发皮肤、呼吸、消化、泌尿生殖等系统的感染，感染可作为疾病的首发症状出现。久病可引起多系统损害，导致眼、肾、神经、心脏、血管等组织的慢性进行性病变，引起功能缺陷

及衰竭。老年糖尿病慢性并发症有4种。①大血管并发症：脑血管以阻塞性脑血管疾病多见；心血管以冠心病最为多见；下肢血管病变、坏疽甚至造成截肢。②微血管并发症：肾微血管病变可有蛋白尿、高血压、浮肿等表现，晚期可发生肾功能不全；眼底微血管病变可导致糖尿病患者双目失明。③神经系统并发症：周围神经异常表现为疼痛、麻木、感觉过敏；运动神经障碍可使局部肌肉萎缩；自主神经病变可出现出汗异常、血压及心率变化、尿失禁或尿潴留、腹泻或便秘等。

3. 辅助检查　评估患者尿糖、血糖、糖耐量试验及其他检查如尿常规、血脂是否异常，以及血糖控制情况。血糖升高是诊断糖尿病的唯一依据。1999年WHO规定空腹血浆葡萄糖（FPG）≥7.0mmol/L，或餐后2小时血浆葡萄糖（2h PG）≥11.1mmol/L即可诊断为糖尿病。老年人糖耐量降低，2小时PG明显较空腹血糖增高，因此，对老年人更要重视餐后2小时血糖的测定。

4. 心理－社会状况　由于糖尿病属于慢性疾病，需要终身治疗。需要评估老年患者对糖尿病的反应，如否认、焦虑、忧郁等；评估患者家属对患者的支持和照顾程度，如协助饮食控制、服药、胰岛素注射和自我监测血糖；评估家庭经济状况等。

【护理诊断】

1. 营养失调　即低于或高于机体代谢需要，与糖尿病患者胰岛素分泌不足或作用缺陷导致糖、脂肪、蛋白质代谢紊乱有关。

2. 知识缺乏　缺乏糖尿病基本知识、用药及自我护理知识。

3. 潜在并发症　感染、低血糖、糖尿病酮症酸中毒、冠心病和脑血管疾病。

【护理措施】

1. 一般护理

（1）饮食护理　饮食控制是糖尿病的基础治疗方法，也是最重要的治疗方法。应让患者及其家属意识到饮食与控制血糖、减轻症状的重要性，并使饮食治疗贯穿于整个治疗过程。严格按规定热量，定时、定量进食。多食用含糖量低、纤维素含量高和维生素丰富而又可解渴充饥的食物，并控制盐的摄入。

（2）运动护理　指导患者根据自己的体质选择力所能及的运动，如散步、做操、打拳等，并注意循序渐进，持之以恒，每天定时定量，避免过度疲乏。有严重心、脑、肾及眼病变患者应避免剧烈活动。运动时间宜在餐后30分钟~1小时，不宜空腹运动。此外，运动时尤其外出运动时应随身带加餐食物，以预防低血糖反应。

（3）监测血糖　血糖的测定对糖尿病患者十分重要，可定期监测，在家中使用试纸法或血糖监测仪进行血糖测试。如果血糖较为稳定，可每周2次抽查。

2. 用药护理　指导患者按医嘱服药，根据病情合理选药，患者自己不能随意更改药物；根据血糖水平按时按剂量服药，不可随意增量或减量。

（1）口服降糖药物的护理　不同口服药物在使用中重点注意的护理事项包括以下几种。①磺脲类降糖药：老年人对这类药物反应差异较大，为避免低血糖，应从小剂量开始，缓慢加量，选择短效作用缓和的制剂，并根据病情合理选用。主要不良反应是低血糖，此外还有消化道反应、肝功能损害、皮肤瘙痒、血细胞减少等。②双胍类药物：目前常用药有二甲双胍，单用该药一般不会引起低血糖，但因老年人肝肾功能不全及组织器官缺氧，易发生乳酸性酸中毒。主要不良反应是胃肠道反应，如口干、口苦、金属味、厌食、恶心、呕吐、腹泻等。③α糖苷酶抑制剂：代表药物有阿卡波糖，要求餐中嚼服，肝功能异常者慎用，胃肠功能障碍者忌用。

（2）胰岛素及其类似药物的护理　①剂量必须准确，抽吸时避免振荡；②根据胰岛素种类不同，严格把握注射时间；③两种胰岛素合用时，先抽吸普通胰岛素后再抽吸中长效胰岛素；④胰岛素常用于皮下注射，宜选择皮肤疏松部位，每次要更换部位，有计划地按顺序轮换注射，以防注射部位组织硬化、脂肪萎缩而影响胰岛素的吸收，注射部位消毒应严密，以防感染。

3. 低血糖的预防与护理 低血糖反应表现为疲乏、虚汗、眩晕、心慌、强烈饥饿感等，一旦发生，除立即抽血检查血糖外，可口服糖水或静脉推注 50% 葡萄糖 40ml，待患者清醒后再让其进食，以防止再昏迷。老年糖尿病患者对低血糖症状的知觉降低，可无任何症状即出现神志丧失，所以意识不清的老年糖尿病患者应考虑低血糖的可能。

4. 心理护理 糖尿病患者需要长期服药或饮食控制，加上缺乏糖尿病防治知识，易产生焦虑、烦躁、悲观、失望的情绪。针对这些情况，护士应主动与他们交流沟通，向患者讲解有关糖尿病的知识，态度和蔼，语言亲切，与之建立起良好的护患关系。帮助他们正确了解糖尿病知识，积极治疗，树立战胜疾病的信心，减少和延缓并发症的出现，提高生活质量。

【健康教育】

1. 生活指导 教育患者正确地认识及对待疾病，积极配合治疗。要教育患者了解在发病早期就应坚持治疗的重要意义。宣传糖尿病的危害性，促使其改变不健康的生活方式，合理膳食，不吸烟酗酒，少食钠盐，掌握饮食治疗的具体措施。适当运动，持之以恒，量力而行，减轻体重，增强体质。指导家属应关心和帮助患者，并给予精神支持和生活照顾。

2. 疾病知识指导 指导患者定期门诊复查，叮嘱随身携带识别卡，必要时随身携带糖果，以备急用。如有病情变化及出现并发症的征象时，应及时就诊。

3. 康复指导 老年人糖尿病的治疗原则与成年人一样，其治疗原则为早期治疗、长期治疗、综合治疗和个体措施治疗。国际糖尿病联盟提出了糖尿病现代治疗的 5 个要点：饮食控制、运动疗法、血糖监测、药物治疗、糖尿病教育。糖尿病虽不能治愈，但病情控制良好可预防和延缓慢性并发症的发生和发展，进而提高老年人的生活质量。

（二）老年甲状腺功能亢进症患者的护理

甲状腺功能亢进症（hyperthyroidism）简称"甲亢"，是由于各种原因引起血液循环中甲状腺激素（TH）过多，引起以神经、循环、消化等系统兴奋性增高和代谢亢进为主要表现的一组临床综合征。老年甲亢是指年龄在 60 岁以上的甲亢患者，占甲亢患者总数的 10% ~ 17%。由于人口老龄化，老年人甲状腺疾病也相对增多。老年性甲亢发病往往具有特殊性，缺乏典型的临床表现或以某一系统表现突出，甚至与成年人的表现相反，在观察病情时需特别注意。

【护理评估】

1. 健康史 询问患者有无怕热、多汗、食欲亢进或减退、消瘦、腹泻、恶心、呕吐等；评估患者有无不明原因的心房纤颤、心动过速、心力衰竭等；评估患者有无甲状腺肿大以及突眼等症状。

2. 身体状况 本病起病缓慢，在 60 岁以上老年患者中仅 1/2 具有典型甲亢表现。

（1）甲状腺毒症 ①高代谢综合征：一般表现为疲乏无力、怕热多汗、皮肤潮湿、多食易饥饿等。②心血管症状：表现为心慌、气短、脉搏加速，收缩压升高，舒张压正常或略低。老年人甲亢心血管系统症状常不典型，常出现心动过缓、缓慢型心律失常，易与其他老年性心脏病相混淆。③神经系统症状：常表现为精神紧张，易激动，手足好动，喜怒无常，偶有幻觉；多汗、失眠，手足细小震颤，腱反射亢进，面部潮红、怕热、多汗。老年人更易出现抑郁、反应迟钝、嗜睡等。④消化系统症状：食欲增加、消瘦、腹泻、肝脏肿大等，而老年人厌食发生率高，腹泻少，部分发生便秘。⑤肌肉、骨骼系统症状：一般为四肢肌肉软弱无力、容易疲乏，可合并周期性麻痹。老年人常以慢性肌病为首发症状，如近端肌群受累，抬腿、举臂困难，重者可出现吞咽困难，且易发生骨质疏松及病理性骨折。

（2）甲状腺肿大　一般患者自觉颈部变粗，两侧对称，质软。少数为结节性，两侧不对称。老年患者有 1/3 ~ 1/5 表现为甲状腺肿大。

（3）眼征　典型表现为眼球突出、眼裂增宽、双目凝视、瞬目减少，向下看时露眼白，眼皮有色素沉着，重者可有流泪、胀痛、视力模糊及眼睑肿胀等。老年甲亢伴眼征较少。

（4）甲状腺危象　甲亢未控制或未经治疗，在各种诱因下导致病情急剧加重，危及生命。老年人由于症状不典型更易发生，凡严重感染尤其是肺部感染、强烈精神刺激、不规则服药、过度劳累等诱因均可引起危象发生。表现为高热 >40℃、心率 120 ~ 200 次/分以上，烦躁、嗜睡、恶心、呕吐、腹泻、谵妄和昏迷等。

3. 辅助检查　因为老年甲亢的临床表现不典型，因此只要临床上稍微有符合老年甲亢的特点，即应及时测定血清 TH 和敏感 TSH（sTSH）。

（1）FT_3 与 FT_4　FT_3 与 FT_4 不受血中甲状腺素结合球蛋白（TBG）变化的影响，直接反应甲状腺功能状态。其敏感性和特异性均明显高于 TT_3 和 TT_4。放射免疫分析（RIA）法测得的成人正常参考值为：FT_3 3 ~ 9pmol/L（0.19 ~ 0.5ng/dl），FT_4 9 ~ 25pmol/L（0.7 ~ 1.9ng/dl）。

（2）TSH 测定　血中 TSH 是反映下丘脑 – 垂体 – 甲状腺轴功能的敏感指标，尤其对亚临床型甲亢和亚临床性甲减的诊断有重要意义。血清 TSH 测定技术目前国内普遍采用第 3 代方法 sTSH。sTSH 是国际上公认的诊断甲亢的首选指标，正常值为 0.4 ~ 3.0mlU/L，可作为单一指标进行甲亢筛查。一般甲亢患者 TSH <0.1mlU/L，但垂体性甲亢 TSH 不降低或升高。

（3）TSAb　甲状腺刺激抗体（TSAb）是 Graves 病的致病性抗体，该抗体阳性说明甲亢病因是 Craves 病。TSAb 也被作为判断 Graves 病愈后和抗甲状腺药物停药的指标。TPOAb 和 TgAb 的阳性率在 Graves 病患者显著升高，是自身免疫病因的佐证。

（4）甲状腺摄 ^{131}I 率　本法不能反映病情严重程度与治疗中的病情变化，但可用于鉴别不同病因的甲亢，如摄 ^{131}I 率降低可能为甲状腺炎伴甲亢、碘甲亢或外源 TH 引起的甲亢。正常参考值：3 小时及 24 小时值分别为 5% ~ 25% 和 20% ~ 45%，高峰在 24 小时出现。甲亢者：3 小时 >25%，24 小时 >45%，且高峰前移。

4. 心理 – 社会状况　评估患者患病后对日常生活有无影响，甲亢患者因神经过敏、急躁易怒、身体外形改变等容易与他人发生争执，应注意患者的焦虑、恐惧、多疑等心理变化。鼓励家庭成员参与治疗，家人对疾病的认识、理解，对治疗的支持、配合也是患者战胜疾病的强有力支柱。因此，应该详细了解患者的心理状况，家人对疾病的认识、治疗的配合和支持程度。

【护理诊断】

1. 营养失调：低于机体需要量　与基础代谢率增高导致代谢需求大于摄入有关。

2. 活动无耐力　与蛋白质分解增加、甲状腺毒症性心脏病、肌无力等有关。

3. 个人应对无效　与甲亢所致精神神经系统兴奋性增高，性格与情绪改变有关。

4. 组织完整性受损　有视觉丧失的危险，与甲亢所致浸润性眼突有关。

5. 潜在并发症　甲状腺危象。

【护理措施】

1. 一般护理

（1）活动与休息　老年患者在症状明显或治疗早期，应卧床休息，避免剧烈运动。当心率、基础代谢率恢复正常后，可逐步恢复活动，避免精神紧张和注意力过度集中，保证夜间充足睡眠。

（2）饮食　给予碳水化合物、高蛋白、高维生素饮食，提供足够热量和营养以补充消耗。不宜饮浓茶、咖啡等刺激性饮料。每日饮水 2000 ~ 3000ml，补偿因大量出汗及呼吸加快引起的水分丢失，有心脏病者除外，以防水肿和心衰。

2. 病情观察 观察患者的生命体征。甲亢可能有多种并发症，其中以甲亢危象最为危险，老年患者危象较多见，应予以特别监护。

3. 突眼的护理 指导老年人保护眼睛，戴深色眼镜，睡前涂抗生素眼膏，眼睑不能闭合者覆盖纱布或眼罩，眼睛勿向上凝视，以免加剧眼球突出和诱发斜视，经常用眼药水湿润眼睛，避免过度干燥。高枕卧位和限制钠盐摄入可减轻球后水肿，改善眼部症状。定期眼科角膜检查以防角膜溃疡造成失明。

4. 用药护理 指导患者按时、按量有规则服药，不可自行减量或停服，注意药物副作用的观察。

5. 心理护理 关心体贴患者，以平和、耐心的态度对待患者，建立相互信任的护患关系。与患者共同探讨控制情绪的方法，指导和帮助患者处理突发事件，解除患者思想顾虑，使其积极配合治疗。患者在症状明显和治疗早期，应卧床休息，避免剧烈运动。保持居室安静和轻松的气氛，限制访视，避免外来刺激而致病情加重。

【健康教育】

1. 生活指导 应适当休息，注意补充足够能量和营养。指导患者学会进行自我心理调节，增强应对能力。家属要理解患者现状，多关心、爱护患者。

2. 疾病知识指导 向患者及家属讲解老年人甲亢的疾病知识、眼睛的保护方式和饮食的选择，使老年人学会自我护理。

3. 用药指导 控制甲亢的三种疗法：抗甲状腺药物、放射性[131]I 及手术都可用于老年甲亢的治疗。可基于病因、并发症的不同而选用。甲状腺功能亢进症的药物治疗要持之以恒，不能擅自停用抗甲状腺的药物和改变剂量。症状好转后尚须坚持一阶段的规律性治疗，以防复发。服用抗甲状腺药物者应每周查血象 1 次。出现高热、恶心、呕吐、大汗淋漓、腹痛、腹泻、体重锐减、突眼加重等应及时就诊。

（三）老年甲状腺功能减退患者的护理

甲状腺功能减退（hypothyroidism）简称"甲减"，是各种原因引起的甲状腺激素分泌不足或甲状腺激素抵抗而引起的全身性低代谢综合征，是老年人较为多见的疾病。

【护理评估】

1. 健康史 了解患者有无服用含碘药物或抗甲状腺药物；了解患者有无甲状腺手术史、放射性碘治疗等。

2. 身体状况 一般甲状腺功能减退表现为畏寒、体温较低、便秘、毛发脱落、面色蜡黄、思维迟钝、行动缓慢、心率缓慢，严重者可发生黏液性水肿。若体温低于 35℃ 出现呼吸浅而慢、心率过缓、血压降低、嗜睡等症状时，可能是发生黏液性水肿昏迷的先兆。

老年人甲状腺功能减退起病隐匿，仅少数具有疲劳、抑郁，大多数老年人出现非特异性症候群。虚弱的老年人只有精神紊乱、厌食、体重减轻、衰弱、活动减少等。

3. 辅助检查

（1）血脂测定 老年甲减患者血胆固醇和三酰甘油含量常增高。

（2）甲状腺[131]I 摄取率测定 可测得老年甲减患者[131]I 摄取率降低。

（3）血清 TH 和 TSH、TT_4 和 FT_4 是老年甲减的第一线指标。原发性甲减血清 TSH 增高，TT_4 和 FT_4 均降低。亚临床甲减仅有 TSH 增高，TT_4 和 FT_4 正常。

（4）抗体测定 甲状腺过氧化物酶抗体（TPOAb）、甲状腺球蛋白抗体（TgAb）是确定原发性甲减和诊断自身免疫甲状腺炎的主要指标。老年亚临床甲减患者如果伴有血清 TPOAb 阳性，则进展为临床甲减的风险显著增加。

4. 心理-社会状况 病情严重者可出现妄想、幻觉、抑郁、痴呆等症状，使得患者处理日常生活事件能力下降、家庭人际关系紧张。应评估家属对患者的支持和照顾程度，评估家庭经济状况等。

【护理诊断】

1. 营养失调：低于机体需要量　与食欲不振有关。

2. 有便秘的危险　与代谢率减慢、组织消耗减少有关。

3. 知识缺乏　缺乏疾病的治疗和护理知识。

4. 潜在并发症　黏液性水肿、昏迷。

【护理措施】

1. 一般护理

（1）环境　保持室内温度在 20～30℃ 之间，无空调条件应给予热水袋保温并加盖棉被，注意防烫伤。

（2）饮食　老年人有厌食表现，易出现营养障碍，应鼓励进食。选择高热量、高蛋白、易消化的低盐饮食；调节饮食种类，以促进患者的食欲。昏迷患者应给予鼻饲饮食。

（3）保持大便通畅　每日定时排便，以养成规律排便的习惯。指导老年患者促进排便的技巧，如腹部按摩、多进粗纤维食物等。对顽固性便秘的患者可给予缓泻剂，如果导片、番泻叶等。必要时给开塞露或行生理盐水低压灌肠以通便。

（4）加强皮肤护理　每天用温水给患者擦洗 1 次，并涂润滑剂，防止皮肤干裂及感染。

2. 病情观察　观察生命体征，每日记录患者的体重。注意有无黏液性水肿昏迷的发生，一旦发现立即抢救，严密观察其全身水肿消退的情况，准确记录患者尿量，并根据水肿消退的快慢来调节水及电解质的出入量。

3. 对症护理　保持呼吸道畅通，若有呕吐物和喉头痰液要及时用吸痰器吸出，有呼吸困难者给予吸氧，清醒患者每日用冷开水、生理盐水、3% 双氧水或复方硼酸溶液清洗口腔 2 次。昏迷患者常张口呼吸，可用两层湿纱布盖于口鼻部，以便吸入的空气得到湿润，避免呼吸干燥。

4. 用药护理　应用甲状腺制剂治疗时，按医嘱递增药量，要严密观察药物疗效及其副作用。如患者出现心动过速、失眠、兴奋、多汗等症状时，应遵医嘱减量或暂时停药。

5. 心理护理　老人若表情淡漠、精神抑郁、性情孤僻，应加强心理护理、关心体贴。主动与其谈心，交流思想，以解除老人的顾虑，增加他们的生活乐趣，树立战胜疾病的信心。

【健康教育】

1. 生活指导　告诉老年患者发病的原因及注意事项，注意个人卫生，冬季应防寒保暖。

2. 疾病知识指导　给老年患者和家属讲解甲减发生的原因、表现及黏液性水肿发生的原因，使患者学会自我观察。若出现低血压、心动过缓、体温降低等，应立即就医。

3. 用药指导　老年甲减患者应该进行 TH 的替代治疗。TH 替代治疗的目的是模拟正常甲状腺的生理功能，使临床甲减症状和体征消失，血清 TSH、TT_4 和 FT_4 值维持在正常范围。

目标检测

答案解析

1. 老年人代谢与内分泌系统结构和功能的变化有哪些？

2. 老年糖尿病的运动及饮食护理有哪些？

3. 甲状腺功能亢进的临床表现有哪些？

4. 老年甲状腺功能减退患者的护理有哪些?

（张　锋）

第六节　老年运动系统疾病的护理

⇒ **案例引导8.6**

　　案例：患者，女，66 岁，反复腰背部疼痛 6 年余，休息后缓解。近 1 年来，患者腰背部疼痛症状逐渐加重，且出现驼背。该患者已绝经 8 年，曾于 2 年前因摔倒致右桡骨远端骨折。

　　讨论：

　　1. 该患者最可能的临床诊断是什么?

　　2. 该患者常见的护理诊断及护理措施都有哪些?

一、老年人运动系统结构与功能的变化

（一）骨骼

　　老年人骨骼中的有机物质如骨胶原、骨黏蛋白质含量减少，使骨质萎缩、骨量减少，导致骨质疏松，而出现脊柱弯曲、变短、身高降低，甚至发生骨折，特别是腰椎、股骨颈及桡骨远端最易发生骨折。同时，骨膜的成骨细胞数和成骨细胞内的线粒体减少，使骨髓造血功能下降，骨的新陈代谢缓慢，导致老年人骨的修复和再生能力减退，容易出现骨折后愈合时间延长或不愈合等。

（二）关节

　　老年人关节软骨变薄，表面粗糙、破裂，形成游离体，即"关节鼠"，可使老年人在行走时关节疼痛。同时，滑膜和关节囊受"关节鼠"刺激而充血、水肿、增生、肥厚，滑膜增生渗出，发生继发性滑膜炎，并出现疼痛、肌肉痉挛等症状。由于关节软骨的变性，使连接与支持骨和关节的韧带、腱膜、关节囊因纤维化及钙化而僵硬，表现出关节活动受限。尤其是肩关节的后伸、外旋，肘关节的伸展，前臂的后旋，髋关节的旋转及膝关节伸展等；另外在退化的关节软骨边缘出现骨质增生形成骨刺，导致关节活动障碍及疼痛更加明显。

（三）肌肉

　　老年人肌纤维变细、萎缩、弹性下降，肌肉总量减少，肌肉力量减弱，易出现疲劳、腰酸腿痛等。加上老年人脊髓和大脑功能的衰退，活动减少，最终导致老年人动作迟缓、笨拙、步态不稳等。

二、老年人常见运动系统疾病的护理

（一）老年骨质疏松症 🅔 微课6

　　骨质疏松症（osteoporosis，OP）是一种以骨量减低、骨组织微结构破坏，导致骨脆性增加，易发生以骨折为特征的全身性骨病。骨质疏松症按病因可分为原发性和继发性两大类。原发性骨质疏松症包括绝经后骨质疏松症（Ⅰ型）和老年骨质疏松症（Ⅱ型）。继发性骨质疏松症主要由影响骨代谢的疾病和（或）药物引起。绝经后骨质疏松症一般发生于女性绝经后 5 ~ 10 年内，老年骨质疏松症一般是指 70 岁以后发生的骨质疏松。老年骨质疏松症患者极易发生脊柱和髋部的脆性骨折，尤其女性患者，女性发病

率是男性的 2 倍以上。在发生髋部骨折 1 年内,有 20% 患者死于各种并发症,约 50% 患者致残,因此骨质疏松性骨折是导致老年骨质疏松症患者活动受限、寿命缩短的最常见的原因。

【护理评估】

1. 健康史

(1) 一般情况 包括年龄、性别、职业、饮食习惯、生活运动方式等。此病女性多见,尤其是绝经期后女性,男性常见于 65 岁以后;体型瘦小的老人较其他体型多见。另外,饮食不均衡、高蛋白、高钠、低钙饮食,吸烟、酗酒,大量饮用咖啡、浓茶,缺少户外运动和自然光照少等都是骨质疏松的易发因素。

(2) 既往史 既往有无影响骨代谢的疾病,如性腺、甲状旁腺、甲状腺疾病以及多发性骨髓瘤等;是否应用对骨代谢有影响的药物,如糖皮质激素等;有无骨折外伤史。

(3) 家族史 有无母系家族史等。

2. 身体状况

(1) 骨痛和肌无力早期无症状,多在 X 线检查或骨密度测量时发现。较重者常诉腰背疼痛、乏力或全身骨痛。疼痛为弥漫性,无固定位置,检查时不能发现压痛点。疼痛、乏力常于劳累或活动后加重,负重能力下降或不能负重。

(2) 骨折 常因轻微活动、创伤、弯腰、负重、挤压或摔倒后发生骨折。是老年骨质疏松症最严重的并发症。多发部位为脊柱、髋部和前臂。脊柱压缩性骨折常见于绝经后 OP,可引起身高缩短和驼背。髋部骨折常见于老年 OP,股骨颈骨折多见。

(3) 并发症 脊柱骨折致胸廓畸形可使心肺功能下降,出现胸闷、气促、呼吸困难甚至发绀等表现,严重者并发肺部感染。髋部骨折的 OP 患者常因感染、心血管病或慢性衰竭而死亡;幸存者生活自理能力下降或丧失,长期卧床又加重了骨量丢失,使骨折愈合困难。

3. 辅助检查

(1) 生化检查 包括骨形成指标、骨吸收指标及血、尿骨矿成分。①骨钙素 (BGP):是骨更新的敏感指标,可有轻度升高;②尿羟赖氨酸糖苷 (HOLG):是骨吸收的敏感指标,可升高;③血清镁、尿镁:均有所下降。④其他:血清 I 型前胶原氨基端前肽 (PINP) 是骨形成标志物,血清 I 型胶原交联 C 末端肽 (S-CTX) 是骨吸收标志物。

(2) X 线检查 当骨量丢失超过 30% 时才能在 X 线片上显示出骨质疏松,表现为皮质变薄、骨小梁减少变细,骨密度减低、透明度加大,晚期出现骨变形及骨折。其中锁骨皮质厚度下降至 3.5 ~ 4.0mm 时易伴有椎体压缩性骨折。

(3) 骨密度检查 采用单光子骨密度吸收仪 (SPA)、双能 X 线吸收仪 (DXA)、定量 CT (QCT) 检查。按照 WHO 的诊断标准,DXA 测量骨密度低于同性别峰值骨量的 2.5SD 以上可诊断为骨质疏松症。

4. 心理 – 社会状况 躯体疼痛使老年人日常活动减少,无能为力感增加。外形的改变使老年人自尊心受挫,产生自卑心理,社会活动减少。疾病的迁延不愈使老年人对治疗失去信心,产生消极悲观的情绪。同时,也增加了照顾者的精神心理负担。

【护理诊断】

1. 慢性疼痛 与骨质疏松、骨折及肌肉疲劳、痉挛有关。

2. 躯体活动障碍 与骨痛、骨折引起的活动受限有关。

3. 情境性自尊低下 与椎体骨折引起的身长缩短或驼背有关。

4. 潜在并发症 骨折。

【护理措施】

1. 减轻疼痛 疼痛与腰背部肌肉紧张和椎体压缩骨折有关，通过卧床休息，使腰背部肌肉松弛可显著减轻疼痛。休息时应卧于硬板床上，仰卧位时头不可过高，应在腰及膝下垫一薄枕，减少对腰背部肌肉的牵拉以缓解疼痛。也可通过洗热水浴、按摩、擦背等方式放松腰背部肌肉。同时，应用音乐治疗、暗示等方法也可达到缓解疼痛的目的。疼痛严重者可遵医嘱使用止痛剂、肌肉松弛剂等药物，骨折者可通过牵引或手术方法最终缓解疼痛。

2. 生活护理 选择含钙和维生素 D 丰富、低盐和适量蛋白质的均衡膳食。含钙高的食物有牛奶、乳制品、豆制品、芝麻酱、海带、虾米等，富含维生素 D 的食物有禽、蛋、肝、鱼肝油等。多进食富含异黄酮类食物对保存骨量也有一定作用。另外，根据个人身体状况，制订个体化的活动计划。运动功能良好者每天应进行适当的体育活动以增加和保持骨量，如快步走、蹬踏运动等；因疼痛而活动减少者应维持关节的功能位，每天进行关节活动和肌肉收缩训练。

3. 用药护理

（1）钙制剂 如碳酸钙、葡萄糖酸钙等，钙剂不可与绿叶蔬菜一起服用，防止因钙螯合物形成降低钙的吸收；使用过程中应多饮水，防止泌尿系统结石和便秘的发生。

（2）钙调节剂 包括降钙素、维生素 D、雌激素和雄激素。使用降钙素时要观察有无低血钙和甲状腺功能亢进的表现。服用维生素 D 时要监测血清钙和肌酐的变化。使用雌激素的老年女性患者，严密监测子宫内膜的变化和阴道出血情况，定期乳房体检，防止肿瘤和心血管疾病的发生。使用雄激素的男性患者，注意监测体重、肝功、前列腺增生等。

（3）二膦酸盐 是目前抗 OP 的一线药物，常用药物有阿仑膦酸钠、唑来膦酸、依替膦酸二钠等。口服用药不良反应主要是轻微的上消化道症状，应晨起空腹服用，同时饮清水 200～300ml，至少半小时内不能进食或喝饮料，也不能平卧，以减轻对消化道的刺激。静脉用药要注意血栓性疾病的发生，同时应监测血钙、磷和骨吸收生化标志物。

4. 安全护理 大多数 OP 骨折与跌倒有关，应采取有效措施，避免跌倒发生。环境安全、防滑、无障碍；视力不良者应在特定区域（如楼梯的防滑带或有高度变化处）以不同的颜色加以区分；活动受限者应使用助行器、轮椅等辅助用具；尿频和夜尿增多者，应避免睡前大量饮水，同时安排老人睡在距厕所较近的床位，以方便如厕等。

5. 心理护理 鼓励患者表达内心的感受，以减轻心理负担。指导老人穿宽松的上衣以掩盖形体的改变。强调老人自身价值，增强自信心。教会家属照护患者的方法，引导家属主动关心和理解老人，减轻患者和家属的心理压力。

【健康教育】

1. 疾病知识指导 帮助患者了解 OP 的病因、临床表现及防治的方法等。指导患者遵医嘱用药，注意观察药物的疗效和不良反应等，慎用影响骨代谢的药物。

2. 生活指导 指导患者摄入含钙及维生素 D 丰富的食物；避免嗜烟、酗酒；保证充足日照；每日适当运动，提高安全意识，避免过度用力，防止跌倒和骨折。

3. 康复指导 康复训练应尽早实施。急性期应注意卧、坐、立姿势，卧位时应平卧、低枕、背部尽量伸直，坚持睡硬板床；坐位或立位时应伸直腰背，收缩腰肌和臀肌，增加腹压。慢性期可选择性地对 OP 好发部位的相关肌群进行训练，如仰卧抬腿训练、桥式训练等。

（二）老年骨关节炎

骨关节炎（osteoarthritis，OA），是一种由多种因素引起关节软骨纤维化、皲裂、溃疡和脱水而导致的以关节疼痛、畸形及活动受限为主要表现的骨关节退行性疾病。好发于中老年人群，发病率高，65岁以上人群50%以上是OA患者，女性多于男性。累及部位包括膝、髋、踝、手和脊柱等关节。骨关节炎分为原发性和继发性两类。病因尚不完全明确，原发性OA可能与遗传、肥胖、生理性老化等因素有关。继发性OA常继发于关节创伤、关节先天性畸形、关节炎症等。老年骨关节炎绝大部分为原发性。

【护理评估】

1. 健康史

（1）一般情况　性别、年龄、体重、职业、生活环境及习惯、运动方式等，以及起病的过程和用药情况。

（2）既往史　既往有无先天性关节畸形、关节创伤、关节炎症如类风湿关节炎等及其他疾病如甲亢、糖尿病等。

（3）家族史　有无家族遗传史等。

2. 身体状况

（1）关节疼痛和压痛　以髋、膝和指间关节最为常见。初期为轻中度间断隐痛，休息时好转，活动后加重。常与天气变化有关。晚期出现持续性疼痛或夜间痛。关节局部可有压痛，关节肿胀时尤其明显。当膝关节病变时上下楼梯疼痛会更明显，久坐或下蹲后突然起身可导致关节剧痛；髋关节病变疼痛常自腹股沟传导至膝关节前内侧、臀部及股骨大转子处，也可向大腿后外侧放射。

（2）关节活动受限　常见于髋、膝关节。晨起时或较长时间未活动后关节有僵硬及发紧感，不能立即活动，但持续时间较短，一般为几分钟至十几分钟，很少超过30分钟，逐渐活动后可缓解。疾病中期有时可出现关节绞锁。另外，由于关节疼痛和活动能力下降可导致受累关节肌肉萎缩、关节无力，出现活动受限。晚期活动受限加重，最终导致残疾。

（3）关节肿胀和畸形　手部指间关节肿大变形明显，可出现Heberden结节和Bouchard结节。部分患者膝关节因骨赘形成或关节积液会造成关节肿大。另外，由于膝关节软骨破坏、关节面不平，活动时会出现骨擦音。

（4）其他　有颈椎骨性关节炎时可使脊髓受压时，可引起肢体无力和麻痹。腰椎骨性关节炎腰椎管狭窄时，可引起下肢间歇性跛行，也可出现大小便失禁。

3. 辅助检查

（1）X线检查　首选，典型表现为非对称性关节间隙狭窄，关节边缘骨赘形成以及软骨下骨硬化和（或）囊性变，部分关节内可见游离体。严重者关节面萎缩、变形和半脱位。

（2）CT检查　用于椎间盘疾病的检查，效果明显优于X线。

（3）MRI检查　能发现早期的软骨病变，且能观察到半月板、韧带等关节结构的异常。

4. 心理–社会状况　同"老年骨质疏松症"。

【护理诊断】

1. 慢性疼痛　与关节退行性变引起的关节软骨破坏及骨板病变有关。

2. 躯体活动障碍　与关节疼痛、畸形所致的关节或肢体活动受限有关。

3. 有跌倒的危险　与关节破坏所致的关节无力或活动受限有关。

4. 无能为力感　与躯体活动障碍及自我贬低的心理压力有关。

【护理措施】

1. 减轻疼痛　减轻关节的负重和适当休息是缓解关节疼痛的重要措施。髋、膝关节OA患者应减少受累关节负重，避免长时间跑、跳、蹲、爬楼梯和爬山等，可采用手杖、拐杖、助行器等工具辅助站立或行走。疼痛严重者应卧床休息，遵医嘱应用止痛药物。另外，局部理疗、按摩、针灸等也有一定的镇痛效果。对疼痛严重、非手术治疗无效、影响正常生活的患者可以采取手术治疗。

2. 生活护理　饮食上尽量减少高脂、高糖食物的摄入，从而达到控制体重、减轻关节负重的目的。适量运动，根据个人情况制定个体化运动方案。可选择低强度的有氧运动，如做操、游泳、打太极拳等运动，同时要进行受累关节非负重位的屈伸运动和关节周围肌肉力量的训练。减少不合理运动，避免不良姿势，防止关节再损伤。

3. 用药护理

（1）**非甾体抗炎药**　主要起镇痛作用。建议老年轻中度 OA 患者首选外用非甾体抗炎药，如氟比洛芬凝胶贴膏，注意观察皮肤不良反应。必要时可联合使用口服药物，常用口服药物有吡罗昔康、双氯芬酸、舒林酸硫化物等。双氯芬酸、舒林酸硫化物除镇痛外，还可以促进软骨代谢和蛋白聚合糖合成。镇痛药应在炎症发作期使用，症状缓解后停止服用，防止过度用药。对应用按摩、理疗等方法可缓解疼痛者，最好不服用镇痛药。

（2）**透明质酸**　通过关节内注射，可短暂缓解疼痛，改善关节功能并减少镇痛药物用量，适用于轻中度膝关节 OA 患者。但此方法为侵入性治疗，可能会增加感染风险，必须严格无菌和规范操作。

（3）**氨基葡萄糖**　修复软骨，减轻疼痛。常用药物有硫酸氨基葡萄糖、氨糖美辛片、氨基葡萄糖硫酸盐单体等。硫酸氨基葡萄糖最好吃饭时服用，氨糖美辛片饭后即服或睡前服用效果最好。

4. 安全护理　老年患者因关节疼痛、活动受限等，容易发生跌倒。因此，要做好患者的安全教育，落实安全措施，避免跌倒发生。具体措施同"老年骨质疏松症"。

5. 心理护理　鼓励患者参加一些能体会到成就感的社交活动，以增强自信心。指导和帮助患者掌握应对无能为力感的技巧，学会正确表达自己的情绪。教会家属掌握照顾技巧，增加与患者的互动，减轻患者和家属的心理负担。

【健康教育】

1. 疾病知识指导　帮助患者及家属了解本病的病因、临床表现、检查、药物和手术治疗的注意事项及预防的方法。

2. 生活指导　注意防止关节受凉受寒；尽量应用大关节而少用小关节，如用屈膝屈髋下蹲代替弯腰和弓背；用双脚移动带动身体转动代替突然扭转腰部；选用手杖、助行器等以减轻关节负重；可进行瑜伽、打太极拳等身心运动和游泳等，避免不良姿势和剧烈活动。

3. 康复指导　通过主动和被动的功能锻炼，指导患者进行髋、膝关节活动度及关节周围肌肉力量的康复训练。颈椎病的老人于症状缓解后可做颈部的运动体操。具体做法是：先仰头，侧偏头颈使耳靠近肩，再使头后缩转动。每个动作后头应回到中立位，再做下一个动作，且动作宜慢。

目标检测

答案解析

1. 老年骨质疏松症、老年骨关节炎的临床表现有哪些？

2. 老年骨关节炎的常见护理诊断有哪些？

3. 老年骨关节炎的护理要点是什么？

（朱亚芹）

第七节 老年神经系统疾病的护理

⇒ **案例引导8.7**

　　案例：男，67岁，主因"左侧肢体无力伴言语笨拙3小时"入院。患者于3小时前起床时发现左侧肢体无力，左上肢不能持重物，左下肢行走费力，伴言语不清，无头痛、头晕，无恶心、呕吐，无二便失禁。既往糖尿病史15年，高血压病史20年，吸烟饮酒史40年。入院后查体：血压170/100mmHg，神清，构音障碍，左侧额纹变浅，伸舌左偏，左上下肢肌力3级，左侧Babinski征阳性。

　　讨论：

　　1. 该患者最可能的临床诊断是什么？

　　2. 该患者常见的护理诊断及护理措施是什么？

一、老年人神经系统结构与功能的变化

　　人类的神经系统自成熟期（20～30岁）以后，其生理功能即开始衰退，但速度较慢，进入老年以后，衰退速度明显加快，这就是老年人易患神经系统疾病的病理生理基础。老年人神经系统的改变主要是脑的老化性改变。

（一）脑和神经元

　　老年人脑细胞数量逐渐减少，50岁以后脑细胞每年减少约1%，一些脑部区域如额上回、颞上回、小脑、海马、黑质等处神经细胞减少更为显著。随着脑细胞的减少，脑萎缩更加明显，表现为大脑皮质变薄、脑沟增宽、脑回缩小、脑室及蛛网膜下隙相应扩大，脑脊液量增多，以额、颞叶最多见。老年人某些神经递质水平逐渐下降，如在帕金森患者，纹状体多巴胺递质水平降至70%～80%。老年人脑组织中常可见脂褐质、神经炎性斑、神经纤维缠结等改变，这些都是脑老化的重要标志。

　　老年人神经细胞的变性、减少及神经递质的改变等，致使神经系统功能发生退变。常表现为老年人体温调节能力下降，反应迟钝、记忆力差，精细动作变慢、震颤、步态不稳、肌力下降，容易发生痴呆、震颤等老年性疾病。

（二）脊髓

　　老年人70岁时脊髓的大部分神经细胞出现退行性变，以后索及后脊髓神经根变性明显。退行性变可以导致深反射减弱或消失，还可引起病理反射的出现，如踝反射、膝反射、肱二头肌反射减弱或消失。

（三）周围神经系统

　　神经内膜增生、变性，神经束内结缔组织增生，可致神经传导速度减慢，各种感觉迟钝，信息处理功能下降，注意力不集中、性格改变和运动迟缓等。另外，还可出现心慌、多汗、血压不稳，易发生直立性低血压等自主神经功能减退表现。

（四）脑血管

　　老年人脑动脉发生硬化、脑血流量减少，容易导致脑供血不足，而发生脑血管疾病。另外，老年人血脑屏障功能退化，因此老年人更容易发生中枢神经系统感染性疾病。

二、老年人常见神经系统疾病的护理

(一)老年脑卒中

脑卒中（stroke），又称脑血管意外，是以突然发病、迅速出现局限性或弥散性脑功能缺损为共同临床特征的一组脑血管疾病。分为出血性脑卒中和缺血性脑卒中两类，出血性脑卒中占20%～30%，包括脑出血和蛛网膜下隙出血；缺血性脑卒中即脑梗死（cerebral infarction），占全部脑卒中的70%～80%，包括脑血栓形成、脑栓塞、腔隙性脑梗死等。据统计，我国脑卒中发病率为345.1/10万人年，患病率1596.0/10万人年，死亡率159.2/10万人年，脑卒中已成为我国居民第一位死亡原因。脑卒中也是老年人致残的主要原因，幸存者中75%遗留有不同程度的残疾，40%重度致残。本部分重点介绍老年人常见的脑血栓形成、脑栓塞和脑出血。

(二)脑血栓形成 🅔 微课7

脑血栓形成（cerebral thrombosis，CT）是脑梗死最常见的类型，约占全部脑梗死的60%，指由于脑动脉管壁病变，使脑动脉管腔发生狭窄、闭塞或血栓形成，脑局部血流减少或中断，脑组织缺血、缺氧性坏死，继而出现了局灶性的神经系统症状和体征。好发于50岁以上的中老年人。好发部位在于大脑中动脉起始部，颈内、颈外动脉分叉处。老年人脑血栓形成最常见病因是脑动脉粥样硬化。

【护理评估】

1. 健康史

（1）评估起病时间、方式，有无明显的前驱症状和伴随症状，就诊经过和用药情况等。

（2）既往有无高血压、心脏病、糖尿病、高血脂、大动脉粥样硬化、血液病等病史。

（3）是否长期吸烟、饮酒，是否喜食高脂肪、高胆固醇、高盐食物等。

（4）有无家族史等。

2. 身体状况 常在安静休息或睡眠中发病，部分病例发病前有短暂性脑缺血发作史，局灶性体征多在发病后10小时或1～2天内达到高峰。且病变的部位不同，临床表现不同。发病时患者一般意识清楚，当出现基底动脉血栓或大面积梗死时，可出现意识障碍，甚至危及生命。

（1）颈内动脉闭塞可出现单眼一过性黑蒙、偏瘫、失语。

（2）大脑中动脉最易发生闭塞，可出现典型的"三偏"症状：对侧偏瘫（包括中枢性面舌瘫和肢体瘫痪）、偏身感觉障碍及偏盲；优势半球受累可出现失语；非优势半球受累可出现体象障碍。

（3）大脑前动脉闭塞可表现为对侧足和下肢感觉运动障碍等。

（4）大脑后动脉闭塞可引起偏盲、偏身感觉障碍、失读、失认等。

（5）椎-基底动脉闭塞常引起脑干梗死，出现眩晕、呕吐、四肢瘫痪、意识障碍，甚至死亡。脑桥病变出现针尖样瞳孔。

3. 辅助检查

（1）血液和心电图检查 有利于发现脑梗死的危险因素。

（2）头颅CT、MRI 头颅CT是疑似卒中患者首选检查。发病后24小时后CT检查可显示低密度梗死灶；MRI检查比CT发现病灶早些，特别对脑干和小脑梗死的诊断率高；MRI弥散加权像（DWI）在症状出现数分钟就可显示缺血灶。

（3）血管造影DSA检查 是脑血管病变检查的金标准。

（4）经颅血管多普勒（TCD） 可测定颅底动脉闭塞或狭窄的部位和程度。

4. 心理-社会状况 评估老人的心理状态，有无焦虑、恐惧、无能为力感等；了解家属对老人的关心程度以及照顾能力；有无可利用的社会支持。

【护理诊断】

1. 躯体活动障碍　与肢体瘫痪或肌张力增高有关。

2. 生活自理缺陷　与肢体瘫痪、神经受损有关。

3. 语言沟通障碍　与语言中枢受损或意识障碍有关。

4. 营养失调：低于机体需要量　与咀嚼、吞咽困难、意识障碍有关。

5. 有外伤的危险　与肢体瘫痪、平衡能力下降、癫痫发作有关。

6. 焦虑　与担心疾病预后有关。

7. 潜在的并发症　脑疝、上消化道出血、心肌梗死、癫痫发作、感染、压疮、深静脉血栓形成、便秘等。

【护理措施】

1. 严密观察病情　急性期卧床休息，严密观察患者的神志、瞳孔、生命体征及肌力、肌张力的变化，保持呼吸道通畅，加强血气分析、心电血压监测，防止低氧血症、高血压及心律失常的发生。必要时给予氧气吸入，以维持血氧饱和度＞94%，对于病情危重或气道受累者，可遵医嘱给予气道支持或辅助通气。

2. 生活护理　选择清淡、易消化的食物，鼓励老人多食高蛋白、高维生素、高纤维素、低盐、低脂的食物。对吞咽困难、不能进食者，给予营养支持，可遵医嘱给予鼻饲流食，并做好鼻饲管的护理，避免误吸和窒息。根据 Barthel 指数评分确定患者的日常生活活动能力，并根据自理程度协助做好口腔护理、皮肤护理、大小便护理等基础护理，促进患者舒适。

3. 用药护理

（1）静脉溶栓剂　在发病 3～6 小时以内使用，常用药物有尿激酶、重组组织型纤溶酶原激活物（r－TPA）。在溶栓期间，应严密观察患者的生命体征、瞳孔、意识的改变，警惕颅内出血及其他部位的出血。

（2）抗血小板聚集药　急性期即开始使用，但不能在溶栓后 24 小时内使用，常用药物有阿司匹林、氯吡格雷等。在用药期间，要注意观察有无出血倾向和消化道溃疡的发生，消化道溃疡患者慎用阿司匹林。

（3）抗凝药　常用药物有肝素、低分子肝素和华法林。一般急性期不推荐使用，对于合并高凝状态有形成深静脉血栓和肺栓塞风险的高危患者，可以预防性应用。应严格掌握用药剂量，监测凝血时间和凝血酶原时间。肝素皮下注射拔针时应延长按压时间。

（4）降颅压药　用于大面积脑梗死出现脑水肿和颅内压升高时，常用药物有甘露醇、甘油果糖、呋塞米、血清白蛋白等。在用药期间，要注意观察心、肾功能及 24 小时出入量。使用甘露醇时，应快速输注，同时避免外渗。

4. 安全护理　为患者提供安全的环境，做好安全教育和管理，防止患者发生跌倒、坠床、压疮、自杀等意外事件。鼓励患者尽早下床活动，做力所能及的事情，必要时给予协助，积极预防感染、深静脉血栓等并发症的发生。

5. 心理护理　主动关心患者，鼓励患者表达真实感受，帮助老年患者增强战胜疾病的信心。教会家属照顾的方法和技巧，关注家属的心理状态，减轻患者和家属的心理负担。

【健康教育】

1. 疾病知识指导　讲解疾病的发生发展过程及控制危险因素的重要性。遵医嘱用药，控制血压、血糖、血脂等，教会患者自我护理的方法，如果有早期症状（如视物不清、语言障碍、运动障碍等），要立即就诊。

2. 生活指导　选择清淡、易消化的食物；吞咽困难的患者，尽量选择半流质食物，进食速度要慢，不能过饱，进食后保持半卧位 30 分钟以上；戒烟、限酒；每天坚持适当强度的活动，避免过度劳累；注意安全，穿宽松棉质衣服，先穿患侧后穿健侧，脱衣时先脱健侧后脱患侧，穿防滑不需系带的鞋，指导家属为患者提供安全的生活环境。

3. 康复训练指导　包括运动能力、协调能力及语言的训练等。

（1）运动训练　对肢体瘫痪者在病情稳定的 2 ~ 3 天即开始关节的被动运动，先大关节后小关节，幅度从大到小。患者也可用健侧帮助患肢进行被动运动，以避免健侧肢体功能退化。以后应协助患者尽早下床，先练习站立、转身，逐渐借助助行器等练习行走。

（2）协调能力训练　先训练近端肌肉的控制力，后训练远端肌肉的控制力，训练时注意保护患者安全。

（3）语言训练　要循序渐进，采用手势、实物图片和文字书写等有效的沟通方式方法与患者沟通，从发音开始，按照字、词、句由简到难的顺序进行语言训练。训练时要尊重患者，指导患者家属为患者创造良好的语言训练环境。

（三）脑栓塞

脑栓塞（cerebral embolism），是指各种栓子随血流进入颅内动脉使血管腔急性闭塞或严重狭窄，引起相应供血区脑组织发生缺血坏死及功能障碍的一组临床综合征。约占全部脑梗死的 1/3。根据栓子的来源分为三类：心源性脑栓塞，最多见，占脑栓塞 60% ~ 75%，心房颤动是其最常见的病因；非心源性脑栓塞，包括动脉粥样硬化斑块脱落性血栓（老年人常见）、脂肪栓塞、空气栓塞和癌栓塞等；来源不明性脑栓塞。老年脑栓塞多由冠心病及大动脉病变引起。好发于颈内动脉系统，其中大脑中动脉最常见，椎 - 基底动脉系统少见。

【护理评估】

1. 健康史

（1）评估起病时间、方式，有无明显的前驱症状和伴随症状，就诊经过和用药情况等。

（2）既往有无高血压、心脏病、大动脉粥样硬化、下肢静脉血栓或骨折、手术、创伤、恶性肿瘤等病史。

（3）是否长期吸烟、饮酒等。

（4）有无家族史等。

2. 身体状况　老年脑栓塞发病急骤，安静与活动时均可发病，以活动时多见，无前驱症状，意识障碍和癫痫发生率高，局灶性体征可在数秒或数分钟内达高峰，多为完全性卒中，少数患者在数天内进行性恶化。大部分患者有脑外多处栓塞证据，如肺栓塞、肾栓塞或下肢动脉栓塞等。脑栓塞引起的神经功能障碍，取决于栓子数目、范围和部位。不同部位的血管栓塞会出现相应的血管闭塞综合征，临床表现同"脑血栓形成"。与脑血栓形成不同之处在于脑栓塞易导致多发脑梗死，且容易复发和出血，病情波动较大。

3. 辅助检查

（1）头颅 CT、MRI　同"脑血栓形成"。

（2）心电图和超声心动图　超声心动图可了解是否存在心源性栓子。

4. 心理 - 社会状况　同"脑血栓形成"。

【护理诊断】

同"脑血栓形成"。

【护理措施】

急性期不推荐抗凝治疗，对于大部分房颤导致的脑栓塞患者，可在发病4～14天开始口服抗凝药治疗，预防卒中复发，但要注意有无出血倾向，其他同"脑血栓形成"。

【健康教育】

告知患者和家属积极治疗原发病和长期抗凝治疗的重要性；指导患者抗凝期间，要定期监测凝血时间和凝血酶原时间，并在医务人员的指导下及时调整用量。其他同"脑血栓形成"。

（四）脑出血

脑出血（intracerebral hemorrhage，ICH），指原发性非外伤性脑内血管破裂出血，导致血液聚集在脑实质内，也称自发性脑出血。发病率为每年60～80/10万，60岁以上老年人发病率达250/10万，且患病率和病死率随年龄增长而增高。存活者中80%～95%遗留神经功能损害，是影响老年人健康的严重疾病。脑出血最常见的病因是高血压合并细小动脉硬化，其他病因包括动–静脉血管畸形、脑淀粉样血管病变、血液病、抗凝或溶栓治疗等。治疗原则为安静卧床、脱水降颅压、调整血压、防治继续出血、加强护理防治并发症，以挽救生命，降低死亡率、残疾率和减少复发。

【护理评估】

1. 健康史

（1）评估起病的时间、方式、速度；是否与情绪激动、疲劳、用力排便或咳嗽及天气寒冷、过度饮酒等因素有关；发病前有无头晕、头痛、肢体麻木和言语不清等前驱症状；是否存在剧烈头痛、呕吐、意识障碍、烦躁不安等颅高压的表现；是否曾经或正在使用抗凝等药物；本次就诊经过和目前用药情况。

（2）既往有无高血压、心脏病、大动脉粥样硬化、血管瘤、脑外伤及血液病等病史。

（3）性格特点、生活和饮食习惯，是否长期吸烟、饮酒等。

（4）有无家族史等。

2. 身体状况　老年人脑出血易在寒冷季节发病，既往有高血压病史，多在情绪激动或活动中突然起病，一般无前驱症状，发病后症状常于数分钟至数小时内达高峰，病后血压明显增高，可出现头痛、呕吐、肢体瘫痪、脑膜刺激征等表现。出血量和出血部位不同，临床表现不同。老年人由于脑细胞代偿能力差，即使出血范围相同，神经功能障碍程度也远重于中青年人，意识障碍多见，癫痫发生率高，但颅内压增高症状可以不典型。另外，老年人由于多脏器功能差，易出现并发症，死亡率高。

3. 辅助检查

（1）头颅CT　首先检查，可见边界清楚、均匀的高密度出血区，能清楚、准确地显示血肿的部位、大小及周围脑组织情况。

（2）MRI　对于急性期脑干出血MRI优于CT。

（3）脑血管造影MRA和DSA　适用于疑有脑血管畸形、动脉瘤及血管炎的患者。

（4）脑脊液　脑压增高，脑脊液呈洗肉水样，仅适用于不能进行脑CT检查且无颅内压增高症状的患者。

4. 心理–社会状况　同"脑血栓形成"。

【护理诊断】

1. 急性意识障碍　与脑出血、脑水肿有关。

2. 清理呼吸道无效 与意识障碍有关。

3. 体温过高 与脑出血导致体温调节中枢受损有关。

4. 其他 同"脑血栓形成"。

【护理措施】

1. 严密观察病情 急性期绝对卧床休息 2～4 周，床头抬高 15～30°，保持安静，避免情绪激动。严密观察患者的神志、瞳孔、生命体征及尿量的变化；保持呼吸道通畅，吸氧，及时清理呼吸道分泌物，防止肺部感染，必要时行气管切开术；注意观察有无继续出血和脑疝的先兆，如出现剧烈头痛、喷射性呕吐、烦躁不安、血压升高、脉搏减慢、意识障碍加深、呼吸不规则、双侧瞳孔不等大等脑疝的先兆，应立刻通知医生，遵医嘱快速静点甘露醇等降颅压药物，并备好气管切开包、脑室穿刺引流包、呼吸机、监护仪和抢救药品等。

2. 生活护理 给予高蛋白、高维生素的清淡、易消化饮食。对于意识障碍、消化道出血的患者禁食 24～48 小时，以后根据病情给予鼻饲流食，每日入液量 2000ml 左右，每日补钾 1～3g。对抗利尿激素分泌异常综合征的患者，每日水摄入量应限制在 800～1000ml，每日补钠 9～12g。根据 Barthel 指数评分确定患者的日常生活活动能力，并根据自理程度协助做好口腔护理、皮肤护理、大小便护理等基础护理，促进患者舒适。

3. 用药护理

（1）降颅压药 常用药物为甘露醇、甘油果糖等，如合并心肾功能不全时可用呋塞米。用药期间注意补充水和电解质。

（2）降压药 降压应以脱水降颅压治疗为基础。调控血压应考虑患者的年龄、有无高血压病史、有无颅高压、出血的原因及发病时间等因素。一般来说，如果没有颅内压增高的证据，降压目标为 160/90mmHg，降压不能过快，每 5～15 分钟监测血压一次，防止降压过快引起脑低灌注。出血恢复期应积极将血压控制在正常范围。

（3）止血药物 常用药如氨基己酸、氨甲苯酸等对高血压性脑出血作用不大。如有凝血功能障碍时，可针对性地应用止血药物；华法林治疗并发的脑出血可用维生素 K_1 拮抗；脑出血合并消化道出血时，可用西咪替丁、奥美拉唑等药物。

4. 安全护理 为患者提供安全的环境，有烦躁、谵妄时加保护性床挡，以防止坠床，必要时使用约束带适当约束，注意约束部分皮肤的观察和保护；保持床单位的清洁、平整、干燥、按时翻身，防止压疮；尽早开始肢体关节和肌肉功能的训练，防止发生下肢深静脉血栓；使用物理降温的患者注意避免冻伤。

5. 心理护理 要主动关心、同情和理解患者，帮助老年患者增强战胜疾病的信心。即使对意识障碍的患者，也要鼓励和安慰患者，减轻患者的应激反应。教会家属照顾老年患者的方法和技巧，为其提供心理支持，减轻患者和家属的心理负担。

【健康教育】

1. 疾病知识指导 讲解疾病的发生发展过程、防治原则和自我护理方法等。强调预防再出血的重要性，应积极治疗原发病，如高血压、糖尿病、心脏病、肥胖、高血脂等；遵医嘱正确服用降压药，定时监测血压，维持血压稳定；如果血压异常波动或出现剧烈头痛、呕吐、意识障碍等，要立即就诊。

2. 生活指导 选择低盐、低脂、高蛋白、高维生素、高纤维素的饮食；保持大便通畅；戒烟酒；保持情绪稳定，避免惊吓等刺激；避免过度劳累；注意安全。

3. 康复训练指导 脑出血患者一般需严格卧床 2～4 周，坐位、立位训练时间选择应根据病情，训练方法同"脑血栓形成"。

（五）帕金森病

帕金森病（Parkinsons disease，PD），又称震颤麻痹（paralysis agitans），是一种常见的老年神经系统变性疾病。临床以静止性震颤、运动迟缓、肌强直、姿势平衡障碍为主要特征。多见于 60 岁以上的老年人，男性稍高于女性。我国 65 岁以上人群总体患病率为 1700/10 万，且随年龄增加而升高。黑质多巴胺能神经元进行性退变和路易小体形成是 PD 主要的病理改变，而引起 PD 的原因迄今尚未完全明了，可能与环境、遗传和神经系统老化等多种因素有关。目前治疗以药物治疗为主，并结合手术、康复、心理疏导及护理等综合治疗措施。

【护理评估】

1. 健康史

（1）详细了解患者的症状进展情况、诊治经过和用药情况等。

（2）详细了解患者的居住、生活和工作环境，是否接触有毒有害物质。既往是否有脑卒中、脑炎、脑外伤、中毒等病史。是否吸烟、饮酒等。有学者认为环境中与 1 - 甲基 - 4 - 苯基 - 1，2，3，6 - 四氢吡啶（MPTP）分子结构类似的工业和农业毒素（如某些杀虫剂、除草剂）可能是致病因素之一。

（3）详细了解患者的家族史。约 10% 的患者有家族史，绝大多数患者为散发。

2. 身体状况 PD 起病缓慢，进行性发展。临床表现以运动症状（静止性震颤、运动迟缓、肌强直、姿势平衡障碍）为主，也可有非运动性症状，非运动性症状可早于或伴随运动症状而发生。老年人出现各种非运动症状的概率更大。

（1）运动症状 常始于一侧上肢远端，逐渐累及同侧下肢，再波及对侧上肢及下肢，呈"N"型进展。早期表现主要为静止性震颤、运动迟缓和肌强直，其与多巴胺进行性丢失有关。随着时间的延续病情逐渐进展，非多巴胺相关症状开始出现，如屈曲体态、冻结现象、慌张步态等，这些严重的表现会进一步导致残疾。需要注意的是部分病例，尤其是 70 岁以上的老年患者可不出现静止性震颤。

（2）非运动症状 也是常见和重要的临床症状，包括感觉障碍（嗅觉减退、睡眠障碍、肢体麻木疼痛等）、自主神经功能障碍（便秘、多汗、脂溢性皮炎、流涎、性功能减退、排尿障碍等）、精神和认知功能障碍（抑郁和焦虑、反应迟钝、痴呆、视幻觉等）。

3. 辅助检查

（1）分子影像学 SPECT 或 PET 检查进行特定的放射性核素检测，可显示脑内多巴胺转运体摄取率降低、多巴胺递质合成减少等。

（2）其他 嗅觉测试可发现早期患者的嗅觉减退；经颅超声可通过耳前的听骨窗探测黑质回声，可以发现大多数 PD 患者的黑质回声增强。

4. 心理 - 社会状况 部分 PD 患者存在焦虑、抑郁、痴呆等精神心理症状。对以运动症状为主的老年人也会因早期动作迟缓、流涎、言语断续等引起自卑心理，从而回避与人交往。随着病程延长和病情进行性加重，老年人丧失劳动能力，自理能力也逐渐下降，会产生无助、恐惧甚至绝望的心理。

【护理诊断】

1. 躯体活动障碍 与震颤、肌强直、运动迟缓及平衡障碍有关。

2. 营养失调低于机体需要量 与吞咽障碍、饮食减少和肌强直、震颤所致机体消耗量增加有关。

3. 语言沟通障碍 与咽喉部、面部肌肉强直，运动减少、减慢有关。

4. 便秘 与疾病所致的胃肠蠕动减慢和活动量减少有关。

5. 自尊低下 与震颤、流涎、面肌强直等形象改变和言语障碍、生活依赖他人有关。

6. 潜在并发症 外伤、压疮、感染。

【护理措施】

1. 生活护理 给予高热量、高维生素、高纤维素、低盐、低脂、适量优质蛋白的易消化的饮食。主食以谷类为主，多食瓜果蔬菜、多饮水（2000ml 以上），预防便秘；应避免摄入高蛋白饮食，会降低左旋多巴的疗效；禁烟酒及辛辣刺激性食物；咀嚼和吞咽障碍患者应进食细软、易消化的食物，可安排单独进食，必要时给予鼻饲饮食。根据自理程度指导和鼓励患者做力所能及的事情，增强患者自我照顾的能力，必要时协助患者洗漱、进食、更衣、沐浴、排便等，满足患者生活需要，促进患者舒适，预防并发症。

2. 用药护理 治疗 PD 的药物只能改善症状，不能阻止病情发展，需要终身服用。一般根据患者的年龄、症状类型、严重程度、就业情况、药物价格和经济能力等来选择药物。

（1）复方左旋多巴 是治疗 PD 最基本、最有效的药物，常用药物为多巴丝肼。长期服用要注意剂末现象、开/关现象和异动症等药物不良反应的发生，宜餐前 1 小时或餐后 1.5 小时服药，以利药物更好地吸收。

（2）金刚烷胺 对少动、强直、震颤均有改善作用，并且对改善异动症有帮助。老年人不易耐受，可出现幻觉、精神错乱等精神方面的不良反应。为避免老年人失眠，尽量在下午 4 时前服用，有癫痫、肾衰竭、严重胃溃疡、肝病患者慎用。

（3）多巴胺受体（DR）激动剂 目前大多推崇非麦角类 DR 激动剂，并作为早发型 PD 患者的首选药物。常用药物有普拉克索。此类药物常见不良反应有体位性低血压、嗜睡和幻觉、精神错乱等精神症状。

（4）其他 MAO－B 抑制剂 其与复方左旋多巴合用可增强疗效，改善症状波动，单用有轻度症状改善作用。常用药物有司来吉兰，勿傍晚或晚上服用，以免引起失眠。抗胆碱能药如苯海索，可有效减轻震颤症状，但老年人易出现认知障碍和幻觉等精神症状，对 60 岁以上患者应尽可能不用或少用。

3. 运动护理 运动锻炼可以防止和尽量推迟患者关节僵直和肢体挛缩的发生，还有助于减轻非运动症状，运动前要取得患者和家属的配合，克服不良影响。常用的训练有以下几种。

（1）运动功能训练 加强各关节的活动强度与最大活动范围的训练，特别注意手部精细动作的锻炼。安排各种形式的活动，如散步、太极拳、床边体操等。

（2）身体姿势训练 矫正躯干和四肢的屈曲姿势，训练患者保持躯体直立和四肢的良好姿态。如患者感到从椅子上起立、坐下有困难，应每天做完一般运动后反复练习起坐动作。

（3）步行步态训练 患者常起步困难和步行时突然僵住不能动，因此要指导患者步行时思想放松，尽量放大步伐。双眼平视，双侧上肢和下肢要保持协同合拍动作，逐步纠正小步和慌张步态。转身时应以弧线形式前移，勿原地转弯，并进行左右转向和前后退的训练。

（4）言语发音训练 每天对镜练习，大声发［o］和［e］音，加强舌头、口唇动作训练，提高语言强度和言语速度。

（5）晚期出现显著运动障碍时，帮助患者活动关节，按摩四肢肌肉，动作应轻柔，以免给患者造成疼痛和骨折。活动时着宽松衣服，鼓励患者尽量独立完成日常生活活动。

4. 安全护理 PD 患者跌倒风险是健康老年人群的 3 倍，因此要采取有效措施预防跌倒发生。对行动不便者提供方便的生活用具和安全无障碍的活动环境；患者行走时，勿突然在患者身边擦过或在患者面前穿过，避免突然呼叫患者；坚持姿势步态的康复训练。对震颤明显及动作笨拙者，避免使用易碎的餐具，避免自行拿热水、热汤，防止烫伤。对存在幻觉、抑郁、精神错乱及认知障碍者必须专人陪护，严格交接班，防止发生自伤、走失及伤人等意外事件。晚期无法下床活动的患者预防压疮和感染等。

5. 心理护理 PD 是一种慢性进展性疾病，无法治愈，发病初期可继续工作，数年后逐渐丧失工作能力，至晚期完全丧失活动能力，患者常出现焦虑、抑郁等心理问题。护士应细心观察患者的心理反应，鼓励患者表达并耐心倾听患者的心理感受，给予心理安慰和正确引导；指导并鼓励家属关心体贴患者，为患者创造良好的亲情氛围，减轻患者的心理压力。

【健康教育】

1. 疾病知识指导　帮助患者及家属了解 PD 的病因、临床表现、治疗及并发症预防等知识。指导患者遵医嘱用药，注意观察药物的疗效及不良反应等。

2. 生活指导　指导患者及家属共同做好患者的个人卫生、活动与休息、营养与排便、活动与安全等方面的管理。

3. 康复指导　指导患者根据不同的运动障碍进行相应的康复或运动训练，如太极拳、瑜伽、有氧运动、抗阻训练等，训练应长期坚持并保证患者安全。有条件的患者建议尽早接受专业的康复治疗。

目标检测

答案解析

1. 简述脑卒中的分类。
2. 简述脑血栓形成的主要临床表现。
3. 简述脑栓塞的常见病因。
4. 简述脑疝的先兆表现。
5. 简述脑出血患者的护理要点。
6. 简述 PD 的主要临床表现。

（朱亚芹）

第八节　老年人感官系统疾病的护理 微课8

案例引导8.8

案例：患者，女，64 岁。以"双眼无痛性视力下降 1 年余"为主诉入院。专科检查：视力，R 0.4，L 0.15，双眼矫正不提高；眼压，R 14mmHg，L 15mmHg，双眼结膜无充血，角膜透明，前房深、清。瞳孔圆、成中，对光反应（+），晶状体浑浊明显，玻璃体浑浊；眼底，双眼视网膜平伏，黄斑区结构紊乱，视盘边界清、色正，未见明显出血、渗出等异常。诊断：白内障。完善相关术前检查，有手术适应证，未见明显手术禁忌，拟行"左，白内障超声乳化 + 人工晶体植入术"。

讨论：
1. 该患者目前主要的护理诊断是什么？
2. 如何对该患者进行术前护理？

人的感官系统包括视觉、听觉、味觉、嗅觉、皮肤觉及本体觉等。随着年龄的增加，个体细胞和器官老化导致功能降低及外表改变。老年人的感官系统功能随着相应器官的老化逐渐减退，感知和接受信息的能力下降，进而对内外环境刺激的反应能力下降。感官系统老化对老年人的个体健康、自理能力、心理状态及社会交往造成一定的影响。因此，了解老年人感官系统变化及常见疾病护理，对维护老年人身心健康及提高其生活质量具有重要的意义。

一、老年人感官系统结构和功能的变化

（一）视觉

老年人眼的组织结构会发生以下改变。

1. 眼球肌肉　随着年龄的增长，感觉功能会逐渐退化，其中对日常生活影响最大的就是视觉改变。视力在 20～50 岁之间维持得相当稳定，之后便开始逐渐衰退。由外表来看，由于眼眶骨内用来包围及保护眼球的脂肪组织开始萎缩，感觉上眼睛陷在眼眶里，并出现眼袋，表皮也开始有皱纹，有时还会产生稀松悬垂的皱褶。另外，由于提上睑肌的衰弱造成表皮的松弛，使得上眼睑变得松垂，造成老年性的上眼睑下垂，更重要的是下眼睑可能往外松垂或向内凹陷，则分别会造成睑外翻或睑内翻的情形。

2. 角膜　角膜是眼球结构中最早发生老化的组织。进入老年期，角膜表面微绒毛显著减少，角膜上皮干燥、透明度降低，影响光线折射导致视力减退。

3. 晶状体　晶状体是眼球老化过程中变化最大的结构。随年龄增大，晶状体蛋白质变性使其变黄、变硬，弹性降低，调焦能力下降。晶状体变黄使老年人对低色调如蓝色、紫色感受力降低而对颜色辨别困难；调焦能力下降无法对近物产生聚焦作用，而看不清楚近物，出现"老花眼"；老化使晶状体越来越致密，导致进入晶状体到达眼睛后部视网膜的光线减少，而使得老年人需要更多亮光以看清事物，平均而言，阅读时 60 岁人需要的亮光是 20 岁人的 3 倍。

4. 虹膜　正常情况下，瞳孔随光线强弱改变大小以调节进入眼球内光线的多少，虹膜收缩程度决定瞳孔的大小。虹膜老化变硬造成瞳孔缩小及大小调节功能下降。因此，通过瞳孔进入视网膜光线减少，老年人在光线不足处视物困难，且对光线的调适反应变差，而由黑暗处转至明亮处或由明亮处转至黑暗处时，常因无法适应光线而看不清环境，导致跌倒等意外发生。此外，随年龄增加，脂肪沉积在虹膜四周产生白色或乳黄色的"老人环"。

5. 视网膜　老化的视网膜代谢能力及感光神经元退化，加上通过老化的晶状体及瞳孔到达视网膜的光线减少，使老年人视力及对颜色的辨识能力变差，视力减退。

6. 泪腺　老年人泪腺萎缩，泪液分泌减少，常感觉眼睛痒及干涩；泪管周围皮肤弹性减弱，收缩力降低，泪液无法完全回入泪管，老年人常有流泪现象。

角膜变硬、晶状体透明度变差、瞳孔缩小及视网膜老化除使老年人视力减退外，还使其视野变窄，视野变窄使老年人对外界环境变化的接收和感知力降低，导致发生意外的可能性增加。

此外，眼部周围脂肪数量减少及肌肉松弛，则使老年人眼睑下垂明显甚至出现眼袋。

（二）耳和听觉

1. 组织构造的改变　老化的过程影响内耳及耳蜗比较严重。当皮肤的弹性降低，软骨持续地生长，会使耳蜗变大。而在内耳，因为第八对脑神经细胞数量减少，从内耳到脑的深基金传导功能出现退化的现象，以致高频率的声音最先失去被辨识的能力，一些高频率的声音，会在正常的说话中被老年人漏掉，而造成老年人沟通困难，然后，一些中低频的声音也会受到影响，这在 50 岁之后会变得更加明显。

2. 听力的改变　听力减退是一种常见的老化问题，主要的原因为上述的听神经退化，此外中耳的耳垢嵌塞也会影响到听力，因为老年人的耳垢较干燥，含有高角质素，其堆积阻塞容易造成传导性的听力丧失。

3. 平衡障碍　耳朵除了听觉之外，还掌管平衡功能，即内耳平衡系统。此功能在 50 岁左右即逐渐

出现老化现象，再合并视力退化，使得老年人对于位置感的输入知觉减少，加上运动反射变慢与骨骼肌肉活动范围的受限，容易产生老年性平衡障碍问题。所以老年人常有缓慢或步态不稳的行动表现，其实是合并多种系统的老化所造成的。

4. 耳鸣 耳鸣是听到外界不存在的声音，声调因人而异，多令人觉得不适，影响生活品质。耳鸣不止限于老年人发生。

（三）味觉

1. 味蕾 年轻人约有九千个味蕾，分布在口腔内及舌头上；而老年人的味蕾减少了 2/3，这使得其对味道辨识的敏感度降低，其中又以甜和咸的接收器影响最大，也因此老年人长抱怨食物淡而无味。

2. 唾液腺 唾液腺活动降低，使用假牙或某些药物也都会影响味觉。老年人的唾液分泌量减少至只有年轻人的 1/3 左右，此外，老年人口腔黏膜细胞、唾液腺萎缩，唾液分泌减少，这会导致口干、说话不畅及影响食物吞咽，这些改变也可能造成食欲降低，减少进食量。

（四）嗅觉

老年人大脑额叶嗅球细胞及鼻腔嗅觉细胞减少，嗅觉敏锐度降低。味觉及嗅觉功能减退，对气、味差别度下降，引起食欲降低，进而影响机体对营养物质的摄取，导致营养摄入不足或增加便秘的危险。

（五）本体觉

本体觉包括触觉、痛觉、温度觉、压觉、振动觉。随年龄增加，位于皮肤的感觉神经末梢敏感度降低，对温度觉及痛觉敏感度下降。由于神经细胞缺失，神经传导速度减慢，老年人对躯体部分认知能力、立体判断能力下降，导致位置觉分辨能力下降。本体感觉的改变使老年人对伤害刺激不敏感，在日常生活中易受到意外伤害。

二、老年人常见感官系统疾病的护理

（一）老年性白内障

老年性白内障（senile cataract, SC）又称为年龄相关性白内障，多发生在 50 岁以上老年人，发病率随年龄增长，常为双侧发病，可先后或同时发生，是后天性白内障中最常见的一种，是最主要的致盲原因之一。根据浑浊发生的部位，可分为核性白内障、皮质性白内障及囊膜下白内障。老年性白内障的发生与营养、环境、代谢和遗传等有关，是多因素共同作用的结果，发生机制目前尚未明确。临床主要以渐进性、无痛性视力减退为特征。由于白内障的部位及程度不同，对视力影响也不同。若白内障长在晶状体的周边部，视力可不受影响；若浑浊位于晶状体的中央，轻者视力减退，重者只能看见手动或光感。此外，还可表现为近视加深，需要经常更换眼镜；单眼复视或多视症；眼前固定性黑影或视物发暗，畏光等症状。一般情况下白内障眼无红痛表现，从初起到完全成熟，时间长短不一，一般为 2 ~ 5 年，少则数月，长者可达十数年，也可停止于某一阶段，静止不变。早期可用药物治疗，以延缓白内障进展，包括含硫制剂、抗醌体制剂、醛糖还原酶抑制剂、维生素及能量合剂、天然提取物等，如法可利晴、谷胱甘肽、维生素 C、仙诺林特、吡诺克辛钠（白内停）等。可以进行局部或全身治疗。手术治疗是治疗白内障的最基本、最有效的方法。目前主要采用白内障超声乳化联合人工晶体植入技术。

【护理评估】

1. 健康史

（1）视力情况　了解老人有无视力改变，或视力减退的程度；有无复视或多视症；有无眼前固定黑影或畏光；佩戴眼镜者应了解其最近视力检查情况及更换眼镜的时间。

（2）全身情况　了解老年人有无全身性疾病，如高血压、糖尿病病史。

2. 视力检查

（1）晶状体检查　用集光手电筒斜照角膜瞳孔区晶状体，观察晶状体有无浑浊，瞳孔对光反射是否正常。如晶状体全部浑浊，可见虹膜瞳孔在晶状体表面的投影消失；如晶状体皮质大部分未浑浊，则虹膜的投影较宽。

（2）视野检查　用对比法评估视野范围。检查者与老年人面对面互视，检查者伸出一手并沿上下左右四个方向移动，同时询问老年人能否觉察手指移动，粗略了解视野有无明显缺损。

（3）眼底检查　检查有无眼底动脉硬化及视网膜微血管病变。

（4）眼球检查　指导老年人闭上双眼，眼球向下，将示指指尖放在上眼睑巩膜上，轻轻触压感觉眼球的坚实度。

（5）眼压测定　正常眼压为 10～20mmHg。

3. 心理－社会状况

（1）了解老年人对自己视力的评价情况；

（2）了解老年人的生活自理情况，如能否自己进食、如厕、沐浴等；

（3）了解老年人是否有焦虑、恐惧、悲观情绪等；

（4）了解老年人家庭成员对老年人的关心程度及对治疗的支持程度等。

【护理诊断】

1. 感知改变：视力障碍　与晶状体病变有关。

2. 潜在并发症　继发性闭角型青光眼。

3. 防护能力低下　与视力障碍有关。

4. 社交障碍　与视力减退有关。

【护理措施】

1. 视力障碍的护理　根据视力障碍程度给予帮助和支持，尽可能满足其日常生活需求，并帮助其制定适宜的生活方案。①对老年人居住环境及用品进行适当调整，如日常活动空间保持通畅，防止碰撞；日常生活用品（如洗漱用品、老花镜、放大镜等）固定摆放，方便老年人取用；老年人阅读材料如健康教育手册、药品标签等，应保证印刷清晰、字体较大，可使用淡黄色纸张以避免反光。②指导老年人通过多运用听觉、触觉及残余视力，弥补视力障碍。③指导老年人熟悉生活环境，教会其判断方向、距离以及碰伤、跌倒等意外的预防及意外发生后的求助方法。

2. 用药护理指导　老年人遵医嘱使用局部或全身用药。正确使用和保存滴眼液：①使用滴眼液前应清洁双手。②用食指和拇指分开眼睑，眼睛向上看，将眼药水滴在下穹窿内。③滴药时应注意滴管不要触碰到角膜。④滴药后应按住内眼角数分钟，防止眼药水进入泪小管。每种滴眼液使用前均应了解其性能、作用时间、适应证及禁忌证，并学会检查药品有无浑浊、沉淀及有效期，同时应多准备一瓶滴眼液以防遗失时使用。

3. 病情观察　注意观察老年人视力及全身情况，如突然出现眼胀、眼痛、混合性充血、视力迅速下降、瞳孔散大等提示出现青光眼；如突然出现畏光、流泪、睫状充血、瞳孔缩小等提示可能发生葡萄膜炎。

4. 手术患者的护理

（1）术前护理　①向老年人说明手术的目的、意义，术前、术中及术后应配合及注意的事项。②做好术前准备。除常规外科术前准备外，还应指导老年人做好术前眼部训练，如训练眼球向上、下、左、右四个方向转动，以配合手术需要；指导老年人练习抑制咳嗽和打喷嚏的方法，如张口呼吸、用舌尖抵上腭等；协助老年人进行视功能、眼压等检查；遵医嘱进行散瞳、降眼压等护理。③保持病房安静、清洁、通风，营造舒适环境，保证老年人休息。④向老年人介绍病区环境，减少老年人由于视力障碍而产生的不安、害怕，使其保持乐观情绪，积极配合手术治疗。

（2）术后护理　①卧位指导：术后应安静卧床休息，指导老年人按照手术的种类采取相应的卧位，应向健侧卧位，避免对患侧施压。②饮食护理：手术当天宜给半流质饮食，随后逐渐过渡到软食或普食，避免过硬食物，应适当增加蛋白质摄入，以促进伤口愈合；适当增加纤维素摄入，预防便秘，必要时遵医嘱给予缓泻剂。③病情观察：注意观察眼垫有无松动、移位，有无渗血，眼部分泌物性状、伤口情况，注意观察有无头痛、眼痛、恶心、发热等症状。④生活护理：用消毒棉签和温开水清洁眼睛，指导老年人戴眼罩；协助老年人完成日常生活活动；指导老年人避免导致眼压升高的各种因素，如咳嗽、打喷嚏、屏气，不用力排便，不揉按术眼，避免大声说笑，禁止突然翻身和坐起。

5. 健康指导　①向老年人及家属讲解白内障的病因、病变特点、表现及严重后果，说明预防措施的重要性。指导老年人合理饮食、加强营养，避免辛辣、刺激食物。②外出尽量安排在白天，如光线强烈应佩戴太阳镜，避免紫外线过多照射。③指导老年人遵医嘱用药，掌握滴眼剂的使用方法。④教会老年人掌握晶状体植入术后的护理要点，提高自我保健能力。⑤指导视觉障碍的老年人定期门诊随访：无糖尿病、心血管疾病病史和家庭史且近期无自觉视力减退，年龄大于 65 岁者，应每年进行 1 次眼科检查；糖尿病、心血管疾病老年人应每半年检查 1 次；近期自觉视力减退或眼球胀痛伴头痛的老年人，应立即到医院就诊，及早明确诊断，及时治疗。

（二）老年性耳聋

老年性耳聋是指随着年龄增长高频听力逐渐下降，甚至全频听力下降造成的听觉困难和语言分辨能力差的感音性耳聋，严重的可造成交往障碍。老年性耳聋是老年人最常见的听力障碍。由老化造成的听力下降发展缓慢，通常不易察觉。主要表现为中年以后双耳进行性、对称性感音性耳聋，呈缓慢渐进性加重。听力下降多以高频声音为主，老年人首先表现为对门铃、女性、高频乐器声音敏感性下降，随后逐渐对所有声音敏感性均降低；部分老年人主要表现为对声音分辨力变差，使其对言语的理解力下降；在嘈杂环境中，老年人往往要求说话者提高声音，由于不能正确判断自己说话声音的高低，常常高声喊叫，使对话双方都感到交流困难或厌倦；部分老年人会出现重振现象，声音小时听不清楚，声音太大感觉吵闹；同时，由于对声源的判断力下降，部分老人逐步通过视觉来补偿，在与他人交流时通过注意对方口形及面部表情帮助信息判断，从而学会"读唇"。

【护理评估】

1. 健康史　老年性耳聋既是生理性的，也是病理性的，受内在机体和外在环境多种因素的共同作用。内在因素主要包括遗传因素和全身因素，如年龄增长、慢性病（高血压、冠心病、高脂血、糖尿病）、情绪紧张等；外在环境因素如长期暴露于噪声环境、使用对听力有损伤作用的药物或化学试剂、感染、吸烟、嗜酒等。

（1）询问老年人的一般情况　是否长期高脂饮食，高脂饮食可导致体内脂质代谢异常而引起老年性耳聋的发生和发展；是否长期吸烟或嗜酒，吸烟可引起或加重血管异常性疾病；生活或工作中是否曾长期接触噪音，在众多因素中，噪音可能是导致老年性耳聋的最重要原因，噪声可破坏起传声作用的耳蜗微细的毛细胞突起，短暂单次的强噪声可造成短暂性耳聋，而反复多次的强噪声可造成永久性耳聋；是否有不良的挖耳习惯，可造成鼓膜损伤等。

（2）询问老年人的既往史　是否患有可能加重耳聋的慢性疾病；是否曾服用过可能损伤听力的药物，如庆大霉素或相关抗生素（氨基糖苷类抗生素）、某些化疗药物（顺铂）、阿司匹林及相关药物（水杨酸盐）、呋塞米及相关利尿剂（袢利尿剂）等。

2. 身体状况

（1）外耳及耳道检查　观察耳廓及耳周外形是否正常，有无红肿、瘘道；有无牵拉痛；检查老年人外耳道是否有耳垢栓塞、充血、肿胀、压痛、分泌物；检查鼓膜是否完整。

（2）听力检查　询问老年人两侧耳朵听觉是否一致。检查时，可以通过耳语或手持声音发生器进行。

3. 辅助检查　主要进行听力测定，分主观测定和客观测定。主观测定主要包括耳语检查法、秒表检查、音叉检查（钝音听阈测定）等；客观测定主要包括声导抗测试、听觉诱发电位检测以及耳声发射测试等。

4. 心理 - 社会状况　轻度听力下降即可造成老年人对言语理解的困难，可能导致老年人不愿意与人交谈；而多人交谈或背景噪声较大的社会活动更使老年性耳聋患者产生社会孤立感，进而社会活动减少，丧失社会支持感，严重者甚至可能出现抑郁。

【护理诊断】

1. 语言沟通障碍　与听力下降有关。

2. 感知改变　与听力下降有关。

3. 社会交往能力障碍　与听力下降有关。

【护理措施】

1. 创造良好的交流环境

（1）应避免在嘈杂的环境中交谈，创造安静、舒适的交流环境。

（2）掌握必要的交谈技巧。①从老年人正面进入老年人视野，交谈开始前可以手势或轻拍老人以引起注意；②交流时应与老年人正面相对，态度亲切，语速缓慢，吐字要清楚，声音可稍大，但应避免高声呐喊。③交谈时尽可能用较短的语句表达意思，若必要时可采用书面交谈或手势等非语言性技巧辅助。

（3）居住环境改造。指导老年人将常用设备的声音信号转为电信号，如手机除响铃外可同时加装来电闪亮小装置，家庭门铃与室内电灯相连等。

（4）向老年人主要照顾者及家属说明老年性耳聋的特点，告知其改善沟通的技巧，增进老年人社会支持。

2. 建立良好的生活方式

（1）饮食护理　①限制脂肪摄入：长期脂类食物特别是动物性脂肪摄入过多，可导致血脂升高，血液黏稠度增大，引起动脉硬化。内耳对血供障碍最敏感，出现血液循环障碍时，可导致听神经营养缺乏，导致耳聋。②增加维生素摄入：维生素缺乏，尤其是维生素 D 缺乏时，其代谢衍生物钙化醇减少，使听功能的内耳听觉细胞发生退行性病变；同时维生素缺乏致红细胞硬度增加，变硬的红细胞难以通过末梢毛细血管，导致听觉细胞缺氧，也可能导致耳聋。指导老年人多食含钙丰富的食物，如虾皮、海带、各类豆制品、奶等。③戒烟限酒，不喝浓茶、咖啡或其他刺激性食物。

（2）适当运动　运动能促进全身血液循环，改善内耳血液供应。指导老年人根据身体状况，在医生指导下选择适宜的运动锻炼，如太极拳、八段锦、慢走等。

3. 用药护理指导　老年人遵医嘱服用改善内耳微循环的药物，如地巴唑、双嘧达莫等。老年人慢性病患病率高，常需同时服用多种药物，应指导其注意避免服用耳毒性药物，必须服用时尽可能选择耳毒性小的药物，并指导老年人及其家属注意观察药物副作用。

4. 心理护理　老年性耳聋者语言听力比纯音听力减退明显，有"音素退化"现象，即虽然听到语音但无法理解其含义；因此，老年人可能不愿意与人交谈，并产生社会孤立感，社会活动减少，严重者可出现抑郁。应鼓励老年人树立克服听力障碍的信心，告知其耳聋是老化的表现之一，指导其使用适当方法进行调适，如鼓励老年人多与家人、朋友交流获得社会支持，并向家属及朋友说明老年人耳聋特点，指导其帮助老年人克服耳聋带来的社交障碍。

【健康教育】

1. 早期进行听力检查　目前尚无有效治疗老年性耳聋的方法，但如果能早期发现老年性耳聋，并通过各种手段延缓耳聋的进展，可减轻疾病给老年人带来的生活困扰。因此，应指导老年人定期进行听力检测，尽早发现并及时采取必要措施。

2. 指导并帮助老年人及亲属正确使用助听器　在医院经过专科医学测试后，根据老年人的要求及经济情况，帮助老年人选择助听器。盒式助听器操作方便，价格较低，但设备外露，可能会给部分老年人带来压力；眼镜式助听器无外观困扰，但价格高且较易损坏，不宜长期使用；耳背式助听器，操作方便，价格适中，但影响外耳道固有共振频率；耳内式助听器较隐蔽，且动态语言编码对以高频听力下降为主的老年人最大限度地使用残存听力具有明显的作用，但价格最贵。

3. 避免噪声刺激　年龄增长在老年性耳聋发生中起重要作用，但噪声可能是导致老年性耳聋最重要的原因；因此，应指导老年人尽量避免进入噪声大的嘈杂环境，避开长期的噪声刺激。

（吕　娟）

答案解析

目标检测

1. 简述老年人感官系统结构和功能的变化。
2. 简述老年性白内障患者的护理措施及健康教育。
3. 简述老年性耳聋患者的护理措施及健康教育。

书网融合……

| 本章小结 | 微课1 | 微课2 | 微课3 | 微课4 |
| 微课5 | 微课6 | 微课7 | 微课8 | 题库 |

第九章　老年人健康管理与中医治未病

PPT

第一节　老年人健康管理 微课1

学习目标

1. 掌握　老年人健康管理的概念和基本过程；中医治未病理论的主要内涵；未病先防的概念。

2. 熟悉　老年人健康信息采集、健康状态评估、健康指导和疾病危险因素干预内容；老年人治未病扶正祛邪的调护要点；气功、五禽戏等老年人健康调护常用中医养生保健技术。

3. 了解　我国老年人健康管理的现状和特点；老年人治未病形神合一、三因制宜的调护要点。

技能要求：

1. 熟练运用相关技巧对老年人进行系统全面的健康状态评估；熟练根据健康状态评估结果对老年人进行相应的健康指导。

2. 能按照中医治未病理论正确指导老年人进行疾病预防。

3. 能正确指导老年人进行八段锦的锻炼。

素质要求：

护理人员需具有熟练的护理操作技能、灵活的应变能力和适应能力以及良好的心理素质、语言表达能力和学习新知的能力，具备较强的细心、爱心、耐心、责任心，具有良好的行业礼仪、沟通协作及人际交往能力，以便为老年人提供全面的健康管理。

⇒ 案例引导9.1

案例：患者，张某，女，66岁，体重60kg，身高155cm，腰围90cm，血压150/90mmHg，体格检查（－），平时无运动习惯，血糖5.9mmol/L，总胆固醇6.2mmol/L，甘油三酯2.1mmol/L，无功能障碍，生活全部自理，既往疾病（－），最近出现口干、口渴、头晕等症状。

讨论：

1. 分析张某存在哪些危险因素，并说明其和疾病的关系。

2. 请为张某制定一套适合的健康管理计划。

随着我国社会、经济、科技、医疗等各方面的发展与进步，我国人民的生活水平得到了显著提高，人们的寿命也得到了延长，我国也步入人口老龄化的阶段，人口老龄化现象使得国家的社会负担逐渐加大。《"健康中国2030"规划纲要》提出：老年人的健康问题是重大和长远的问题，应切实加强老年人群体的健康管理，推进老年医疗卫生建设的发展。

一、老年人健康管理的概念

目前，国内对于健康管理的定义尚未达成一致性表述，综合国内外有关健康管理的几种代表性定义，参考我国《健康管理师国家职业标准》中对健康管理师的职业定义，可认为老年人健康管理是以现代健康概念和新的医学模式以及中医"治未病"思想为指导，通过采用现代医学和现代管理学的理论、技术、方法和手段，对年龄在 65 周岁及以上的老人个体或群体健康状况及影响健康的危险因素进行全面检测、评估、有效干预与连续跟踪服务的医学行为及过程。老年人健康管理是基于管理学的角度，以政府为主体，干预和控制影响健康的有关危险因素是健康管理的核心和关键，通过政策、制度和管理过程的系列干预，推动被动治疗转化向主动疾病预防的转化，以最大程度地实现健康促进的过程。

健康管理作为一门新兴学科和行业，从不同的专业视角出发，对其概念的理解亦存在不同。从公共卫生的角度，健康管理是找出健康的危险因素，继而进行连续监测和有效控制。从预防保健的角度，健康管理是通过体检早期发现疾病，并做到早诊断、早治疗。从健康体检服务的角度，健康管理是健康体检的延伸与扩展，体检及检后的跟踪随访服务。从疾病管理的角度，健康管理是更加积极、主动的疾病筛查与及时诊治。从职业健康与生产力管理的角度，健康管理可提早发现和管理职业损伤或早期慢性病，减少因病伤所致的损失，提高职业健康能力和生产效率。从公共或商业健康保险的角度，健康管理是通过定期预防性健康体检，发现慢性病高危人群和个体发病风险，并根据健康风险评估结果制定健康管理险种，从而减少健康损失和保险赔付。

二、我国老年人健康管理的现状和特点

（一）我国老年人健康管理的现状

老年人健康管理是我国的一项基本公共卫生服务项目，社区卫生服务中心是我国老年人健康管理工作主要的开展平台。2009 年新医改启动实施国家基本公共卫生服务项目，将老年人健康管理作为一项重要内容，制定老年人健康管理服务规范和流程，明确服务对象是辖区内 65 岁及以上常住居民，服务内容为每年为老年人提供 1 次健康管理服务，包括生活方式和健康状况评估、体格检查、辅助检查和健康指导。同时，对于发现已确诊的原发性高血压和 2 型糖尿病等患者开展相应的慢性病患者健康管理。《医药卫生体制改革近期重点实施方案（2009—2011 年）》《国家基本公共卫生服务规范（2011 年版）》等相关政策的颁布，推动了社区卫生服务中心的建设和功能的完善。2012 年 1 月卫生部办公厅印发《关于进一步加强卫生系统医改信息报送工作的通知》重点提出健全基层基础设施建设，转变社区卫生服务模式，并在社区开展健康教育进社区、慢性病管理进机关等方面试点。2015 年以《老年人健康管理服务规范》（2011 年版）（以下简称"服务规范"）为依据，对"服务规范"的内容和要求进行细化和具体化，形成推荐性卫生行业标准《WS/T 484－2015 老年人健康管理技术规范》。2015 年 4 月出台了《中医药健康服务发展规划（2015—2020 年）》，进一步明确指出中医体质辨识在老年人健康管理中产生的积极作用。2017 年 2 月，国家卫生计生委发布了《国家基本公共卫生服务规范（第三版）》，进一步明确服务对象为常住人口，在老年人健康管理服务中增加了腹部 B 超（肝胆胰脾）检查有关内容。2019 年 6 月，国务院印发《关于实施健康中国行动的意见》（国发〔2019〕13 号），行动针对老年人膳食营养、体育锻炼、定期体检、慢病管理、精神健康以及安全用药等方面，给出个人和家庭行动建议，为老年人提供家庭医生签约服务，研究制定上门巡诊、家庭病床的服务标准和操作规范。在国家政策和专项资金的大力支持下，我国的社区卫生老年人健康管理服务逐渐实现平等化和规范化。2021 年 12 月，国家卫生健康委员会老龄司印发了《关于全面加强老年健康服务工作的通知》（国卫老龄发〔2021〕45 号），到 2025 年，65 岁及以上老年人城乡社区规范健康管理服务率达到 65% 以上，老年人中医药健康

管理率达到75%以上，失能、高龄、残疾等特殊困难老年人家庭医生签约覆盖率不低于80%。

（二）我国老年人健康管理的特点

老年人健康管理是社会管理工作的重要组成部分，也是构建和谐社会的重要途径，基于管理学的思维理论，老年人健康管理就是流程管理，具有以下特点：一是服务对象具有广泛性。城市社区老年人的成分构成比较复杂，既有城市离退休人员还包括社区暂居老年人以及农村户籍的老年群体等，并且随着老龄化人口地不断增加，老年人群的数量会越来越多。二是具有专业性。老年人健康管理的工作主要是以预防与治疗老年人的身体疾病为主，保证老年人有一个健康的身体和良好的心态，因此要求健康管理人员要具有健康管理专业知识，因为老年人的身体会存在多种疾病，而且他们的疾病多半属于慢性病，需要经过较长时间的过程干预，同时再加上身体机能素质的下降，老年人随时都会面临突发疾病的威胁，因此需要专业机构与人员对其进行管理。三是健康管理的重点在于预防与控制，及时根据老年人的身体状况为其制定具体的预防措施与防治方法。

三、老年人健康管理流程

老年人健康管理流程如图9-1所示。

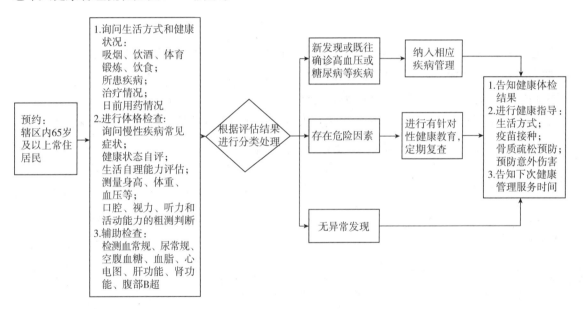

图9-1　老年人健康管理流程图

四、老年人健康管理基本过程

老年人健康管理包括三个基本过程：健康信息采集、健康状态评估和健康指导。

（一）健康信息采集

1. 基本信息采集　了解一般信息，包括姓名、性别、出生日期、身份证号、工作单位、本人电话、联系人姓名、联系人电话、常住类型、血型、文化程度、职业、婚姻状况、医疗费用支付方式、药物过敏史、暴露史、既往史、家族史、遗传病史、残疾情况和生活环境等。

2. 健康体检

（1）了解生活方式，包括：吸烟、饮酒、体育锻炼、饮食习惯等。

（2）了解目前确诊的慢性疾病及目前用药情况。

（3）询问一个月内症状，重点询问老年人常见疾病的典型症状。

①"你最近经常感到头痛、头晕吗?"注意警惕高血压病。

②"你最近常有心慌、胸口发闷发紧、心前区疼痛吗?"注意警惕冠心病。

③"你经常咳嗽、咳痰、行走或上楼感到憋气吗?"注意警惕慢性阻塞性肺疾病(COPD)。

④"你最近瘦了吗? 经常感到口渴、想喝水、尿量增多吗?"注意警惕糖尿病。

⑤"你感到疲乏无力吗?"注意警惕贫血。

⑥"你感到关节疼痛或浑身疼痛吗?"注意警惕骨关节炎和骨质疏松。

(4)检查老年人一般状况,包括测体温、脉搏、呼吸、血压,量身高、体重、腰围,计算体质指数。

(5)粗筛认知功能。

①开始筛查时告知被检查老年人:"我现在想检查一下您的记忆力,请您注意听。"

②告诉被检查老年人,"我将要说三件物品的名称(如铅笔、卡车、书),请您立刻重复。"1分钟后再次重复。

③如果被检查老年人无法立即重复或1分钟后无法完整回忆三件物品名称为粗筛阳性。

④对于认知功能粗筛阳性的老年人,在知情同意后,可由经过培训的医务人员对其进行简易智力状态检查。

(6)粗筛情感状态。

①问被检查者两个问题:"您经常感到伤心或抑郁吗?""您的情绪怎么样?"

②如果回答"是"或"我想不是十分好",提示老年人情感状态粗筛阳性。

③粗筛阳性的老年人可由经过培训的医务人员进一步行老年人抑郁量表检查。

(7)老年人生活自理能力评估,可根据老年人生活自理能力评估量表(表9-1)来进行。

表9-1 老年人生活自理能力评估量表

评估事项、内容与评分	程度等级				判断评分
	可自理	轻度依赖	中度依赖	不能自理	
进餐:使用餐具将饭菜送入口、咀嚼、吞咽等活动	独立完成	—	需要协助,如切碎、搅拌食物等	完全需要帮助	
评分	0	0	3	5	
梳洗:梳头、洗脸、刷牙、剃须、洗澡等活动	独立完成	能独立地洗头、梳头、洗脸、刷牙、剃须等;洗澡需要协助	在协助下和适当的时间内,能完成部分梳洗活动	完全需要帮助	
评分	0	1	3	7	
穿衣:穿衣裤、袜子、鞋子等活动	独立完成	—	需要协助,在适当的时间内完成部分穿衣	完全需要帮助	
评分	0	0	3	5	
如厕:小便、大便等活动及自控	不需协助,可自控	偶尔失禁,但基本上能如厕或使用便具	经常失禁,在很多提示和协助下尚能如厕或使用便具	完全失禁,完全需要帮助	
评分	0	1	5	10	
活动:站立、室内行走、上下楼梯、户外活动	独立完成所有活动	借助较小的外力或辅助装置能完成站立、行走、上下楼梯等	借助较大的外力才能完成站立、行走、上下楼梯	卧床不起,活动完全需要帮助	
评分	0	1	5	10	
总得分					

（8）检查重要脏器功能

①用标准视力表测视力（戴眼镜者测矫正视力）。

②粗测听力，测听力前告知被检者，"下面我们简单检查一下您的听力情况"，在被检查老年人耳旁轻声耳语："你叫什么名字?"（不应让老年人看到你说话的口型）；记录老年人能否听见并做出准确应答。

③简单运动功能检查，告知被检者"请您根据我的指令完成以下动作"，例如"两手触后脑部""捡起这支笔""从椅子上站起，行走几步，转身，坐下"；记录完成动作情况。

（9）基本体格检查，包括皮肤、巩膜、淋巴结、肺、心脏、腹部、下肢水肿、足背动脉搏动等检查。

（10）老年妇女还需完成乳腺及相关妇科检查内容。

3. 辅助检查

（1）进行血常规、尿常规、肝功能（血清谷草转氨酶、血清谷丙转氨酶和总胆红素）、肾功能（血清肌酐和血尿素氮）、空腹血糖、血脂（总胆固醇、甘油三酯、低密度脂蛋白胆固醇、高密度脂蛋白胆固醇）、心电图检查和腹部 B 超（肝胆胰脾）。若本机构无相应检查条件，建议老年人到上级医院检查。

（2）根据基层医疗卫生机构自身条件建议老年人进行以下辅助检查：大便潜血、乙肝表面抗原、眼底检查、X 线胸片。

（二）健康状态评估

1. 存在慢性疾病或损伤的危险因素　包括：①吸烟；②过量饮酒；③超重或肥胖；④不良生活习惯（如嗜盐和高热量食物、奶制品摄入量少等）；⑤不良生活习惯（如运动少、生活不规律等）；⑥视力、平衡能力差、步态不稳。

2. 新发现慢性疾病患者　本次被医生发现血压或血糖高于正常，或者通过评估有异常发现，需要进一步确诊的老年人。

3. 确诊的慢性疾病患者　既往已经被医生诊断为患有慢性疾病的老年人（如高血压、糖尿病等）。

4. 评估无异常发现者　无基础疾病及危险因素、健康查体无异常发现、生活习惯良好的老年人。

（三）健康指导

1. 对存在慢性疾病或损伤危险因素的老年人应进行对应的指导。

（1）针对具体情况进行健康教育及疾病危险因素干预，包括：①吸烟者，协助其戒烟；②过量饮酒者，对其进行健康饮酒教育；③肥胖者，协助其控制体重；④心血管疾病危险因素干预；⑤骨质疏松危险因素干预；⑥预防跌倒损伤的干预。

（2）每 3 个月随访（可电话随访）。

2. 对需要确诊的老年人，应及时转诊，明确诊断。

3. 对确诊慢性疾病的患者，应按照慢性疾病诊疗常规进行管理。

4. 对所有参加管理的老年人强调健康管理的意义，一般包括以下几项。

（1）告诉老年人参加健康管理的好处：能定期全面查体，了解健康知识，预防慢性疾病的发生，早期发现慢性疾病及并发症等。

（2）告知老年人每年检查一次，预约下次年度体检时间。

（3）如有异常随时就诊。

（4）根据患者的生活方式进行健康教育，提出改进意见和改进目标，在随访或下次年度体检时评估。

（5）对于有下列高危因素之一的老年人，推荐并建议其每年进行流感疫苗接种；接种 23 价肺炎链球菌疫苗，5 年及以上可加强接种。高危因素有：①慢性阻塞性肺疾病；②慢性心功能衰竭；③慢性肾功能不全；④糖尿病；⑤脾切除术后患者；⑥居住在敬老院者；⑦肿瘤或长期服用激素及免疫抑制剂者（需咨询肿瘤专科医生或免疫专科医生是否进行疫苗接种）。

5. 对老年人进行防跌倒措施、意外伤害和自救等健康指导，一般包括以下几项。

（1）家中日常用品放于伸手可及处，避免登高、坠床。

（2）安全的家庭环境，如日常活动区域保持地面无水渍，有防滑措施，减少障碍物，保持光线充足等。

（3）穿长短适宜的衣裤及防滑鞋。

（4）合理使用助行器，必要时请他人协助保护。

（5）心脑血管疾病患者身边需常备急救药品，并了解急救药品使用方法。

（6）遇到意外伤害时应及时求助（呼救、拨打120或附近亲朋电话）。

6. 鼓励老年人保持良好的心理状态，促进心理健康。

7. 对生活自理能力明显下降（如出现从自理到依赖的转变或是依赖程度出现转变）的老年人要帮助寻找原因，提出改善与辅助的建议与措施。

五、疾病危险因素干预

（一）饮酒

1. 对所有参加管理的老年人进行健康教育，使其了解过量饮酒的危害。一般包括以下几项。

（1）过量饮酒，会使食欲下降，食物摄入减少，以致发生多种营养素缺乏。

（2）长期过量饮酒，患酒精性肝硬化的风险高。

（3）过量饮酒会增加患高血压、脑卒中等疾病的危险。

（4）过量饮酒可导致事故及暴力行为的增加，危害个人健康和社会安定。

（5）建议不饮酒或少量饮酒，每天不超过啤酒1杯（200ml）或红酒1小杯（50ml），尽量不饮烈性酒。

2. 对有慢性肝病或肝功能异常的患者建议禁酒。

3. 对有过量饮酒习惯的老年人，可根据机构自身条件按照图9-2的流程进行戒酒咨询，具体流程如下。

（1）询问老年人："您愿意现在就开始戒酒吗？"

①如老年人回答"不愿意"，注意不应强制其戒酒，这样不利于建立良好的医患关系。可以告知作为医生对其健康的关心。再次委婉建议其戒酒。询问不愿意戒酒的原因。向其表示如果任何时间有戒酒的意愿，医生愿意随时提供帮助。

②如老年人回答"愿意"，开始提供具体帮助。

（2）制定戒酒时间表，明确在某一时间段内应达到的目标，目标应现实可行（如1个月内将饮酒量减少一半）。

（3）制定具体戒酒措施，如以下几项。

①不去酒吧等饮酒场所；

②严格控制每日饮酒量，家中不存放多余含酒精饮品；

③请不饮酒的亲戚或朋友监督；

④替代饮用不含酒精的饮料等。

（4）随访老年人戒酒效果

①每3个月电话询问，老年人每次就诊时都要询问；

②如老年人在规定时间内未达到预期目标，应和其商量重新修订目标，寻找失败的原因，鼓励其再

次开始;

③如老年人在规定时间内达到预期目标，制定新的目标直至达到健康饮酒的要求，应肯定老年人的成绩，鼓励其坚持。

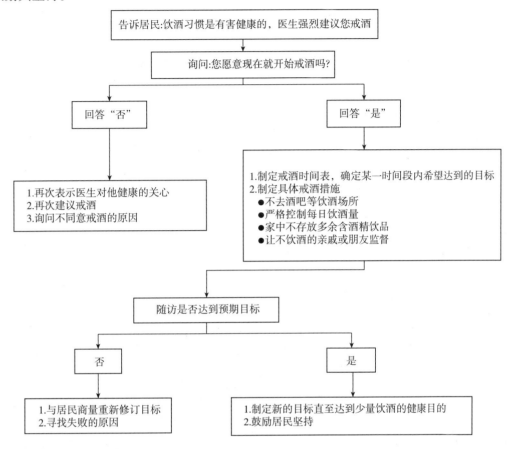

图9－2　戒酒流程图

（二）戒烟

1. 戒烟流程图　对所有参加管理的老年人都应进行吸烟有害健康的教育，可根据机构自身条件进行戒烟咨询，具体戒烟流程见图9－3。

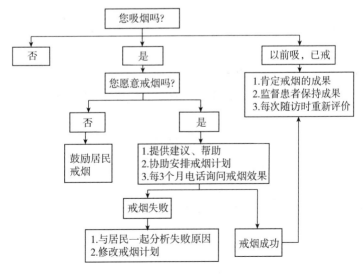

图9－3　戒烟流程图

2. 戒烟流程说明 如果老年人吸烟，每次随访或体检时均应建议戒烟并询问是否愿意戒烟，例如"您愿意戒烟吗?"如果老年人愿意戒烟，向其提供建议、帮助或协助安排戒烟计划。具体流程如下。

（1）提供的建议要清楚、坚定、人性化。

①表达清楚，如"戒烟是很重要的，我能帮助您。"

②语气坚定，"作为医生，考虑到您目前和将来的健康，立刻戒烟是保护您健康最重要的事。"

③人性化，"吸烟对您的健康不利""吸烟会对您的孩子和家人造成伤害""吸烟会增加您的经济负担"。

（2）协助安排戒烟计划。

①将戒烟计划告诉家人、朋友、同事，得到他们的支持和帮助。

②让老年人了解在戒烟初期可能出现的"戒断症状"，使其有信心面对困难。

③让所有与吸烟有关的东西（烟、打火机、烟灰缸等）从生活环境中消失；在别人吸烟的地方尽量少停留。

④在戒烟过程中，随时为患者提供帮助。

⑤如患者烟瘾程度较重（评分≥5分，见表9-2），建议采用"尼古丁替代疗法"（尼古丁口香糖或贴片）。

⑥如果不是第一次戒烟，帮助分析既往戒烟失败的原因，修改戒烟计划。

⑦最好能动员同一生活或工作环境的人一起戒烟。

表9-2 烟瘾程度问卷

问题	答案分数				得分
	3	2	1	0	
1. 你早上醒来多久才会吸第一口烟?	5分钟内	6~30分钟	31~60分钟	>60分钟	
2. 你是否感到在不准吸烟的地方克制吸烟是非常困难的?	—	—	是	否	
3. 你最不愿意放弃在何时吸烟?	—	—	早晨第一口	其他所有时间	
4. 你每天吸多少烟?	≥31支	21~30支	11~20支	≤10支	
5. 你是否早上起来时1小时内所吸的烟比其他时间更密?	—	—	是	否	
6. 当你生病卧床时，你是否会吸烟?	—	—	是	否	

注：按总分判断烟瘾程度，0~2分为轻度；3~4分为较轻；5分为普通；6~7分为较重；≥8分为极重。

（3）确定戒烟开始时间，一般在两周之内。

（4）如果患者不愿意戒烟，尽量鼓励患者戒烟。

①询问分析不愿意戒烟的原因。如不能耐受戒断症状，有戒烟失败的经历，害怕失败，体重增加等。

②强调吸烟的危害。如短期危害：咳嗽、气短、加重哮喘等；长期危害：与多种疾病相关，如心脏病、脑血管病、肺癌等多种肿瘤、慢性阻塞性肺病等；对他人的危害：增加配偶患肺癌和心脏病的风险，孩子患哮喘、呼吸道感染等疾病的概率增加等。

③宣传戒烟的益处。如：有益健康，精神状态改善，家庭环境变得更好，为孩子树立榜样，省钱等。

（三）肥胖

对所有参加管理的老年人评估体重情况，并指导老年人合理控制体重。可根据机构自身条件按图

9 - 4 的流程进行肥胖管理。

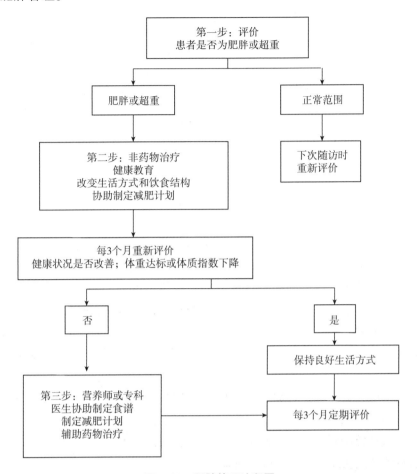

图 9 - 4 肥胖管理流程图

1. 评价被检者是否肥胖。

（1）询问既往体重变化情况。

（2）计算体质指数（BMI） BMI = 体重（kg）/〔身高（m）〕^{2}

（3）测量腰围、臀围。

（4）判断是否肥胖或超重〔根据中国肥胖问题工作组（WGOC）推荐标准〕

①中国肥胖问题工作组标准：BMI≥24 为超重；BMI≥28 为肥胖。

②中国肥胖问题工作组中心性肥胖标准：男性腰围≥85cm；女性腰围≥80cm。

（5）目标：BMI＜28，男性腰围＜85cm；女性腰围＜80cm。

2. 对于肥胖或超重患者进行非药物治疗。

（1）教育 肥胖与多种疾病（糖尿病、高血压病、冠心病、骨关节炎、痛风等）相关，为了健康需要控制体重。

（2）改变生活方式和饮食结构（热量控制，选择高质量的食物，每日运动）

①热量控制：可在原有热量摄入基础上减少每日热量总量。肥胖者多数能耐受减少 2100～2520kJ/d（500～600kcal/d）的饮食。对 BMI≥30 者，可酌情给予 4200kJ/d（1000kcal/d）的低热量饮食，可参考表 9 - 3 推荐的每日能量供给量。

表 9 - 3　推荐的每日能量供给量

年龄（岁）	体力活动量	男（kJ）（kcal）	女（kJ）（kcal）
18 ~ 49	轻	10080（2400）	8820（2100）
	中	11340（2700）	9660（2300）
	重	13440（3200）	11340（2700）
50 ~ 59	轻	9660（2300）	7980（1900）
	中	10920（2600）	8400（2000）
	重	13020（3100）	9240（2200）
60 ~ 69	轻	7980（1900）	7560（1800）
	中	9240（2200）	8400（2400）
70 及以上	轻	7980（1900）	7140（1700）
	中	8820（2100）	7980（1900）

②食物：少食或不食高脂肪、高糖、高嘌呤食物，如油炸食品、肥肉、巧克力、红肉等；鼓励进食新鲜水果、蔬菜和全麦食品（杂粮）；应戒酒；限制食盐，每日盐摄入量约 6g 为宜。

③每日运动：提倡根据个体身体情况每日进行轻至中等强度体力活动 30 ~ 60 分钟，如骑自行车、散步、跳舞等。也可进行高强度的活动，时间宜在 10 分钟内，如慢跑、游泳等。

（3）协助制定减肥计划

①确定一段时间内达到的合理减肥目标。安全的减重速度为体重下降每周不超过 0.5kg。不提倡饥饿减肥。

②制定控制热量措施：让患者了解常吃的食物所含热量，进食前先计算热量；少食多餐，餐前可少量进食；每餐留 10% ~ 20% 食物不吃，餐后不吃甜点。进餐中提倡细嚼慢咽。用白开水或茶水替代含糖饮料。尽量不与朋友去餐馆聚餐。建议和家人或朋友一起参加运动。

（4）3 个月后打电话随访患者，了解减肥效果。

3. 对于 3 个月后体重仍上升或减肥效果不明显者，建议请营养师和（或）专科医生协助诊治。

（1）营养师调整减肥食谱，监督患者实行。

（2）可在专科医生（内分泌医生）的指导下辅助药物或手术减肥。

（四）心血管疾病（冠心病）一级预防

1. 普及冠心病的预防知识　包括：①生活要有规律，避免精神过度紧张和情绪波动。②少吃动物脂肪和胆固醇含量高的食物，如蛋黄、鱼子、动物内脏等，多吃鱼、蔬菜、水果、豆类及其制品。糖类食物应适当控制。③参加适当的体力劳动和体育活动，如散步、太极拳、广播操。④肥胖者要逐步减轻体重。⑤治疗高血压、糖尿病、高脂血症等与冠心病有关的疾病。⑥不吸烟，不酗酒。⑦限制食盐，每日 6g 以下。⑧常备缓解心绞痛的药物，如硝酸甘油片，以便应急服用。若持续疼痛或服药不能缓解，应立即送医院急诊。

2. 筛查冠心病的危险因素　包括：①家族史；②吸烟；③缺乏运动；④超重或肥胖；⑤高血压；⑥血脂异常；⑦糖尿病或糖耐量异常。

3. 危险因素干预目标和建议　见表 9 - 4。

表 9 - 4　危险因素干预目标和建议

危险因素	干预目标	建议
吸烟	戒烟	制定戒烟计划
高血压管理	血压 < 140/90mmHg；糖尿病、慢性肾病者 < 130/80mmHg	生活方式干预；规律降压治疗

续表

危险因素	干预目标	建议
饮食	健康饮食结构	按照中国营养学会推荐的膳食指导原则进食
阿司匹林	对心血管病高危人群（≥2 个危险因素）推荐服用小剂量阿司匹林（100mg/d）	阿司匹林过敏、消化性溃疡活动性出血、眼底出血、其他出血性疾病者禁用；既往脑出血、消化性溃疡等病史者慎用；向患者说明服用阿司匹林可能会增加出血风险，但有循证证据说明获益＞风险
血脂管理	详见表 9－5	
运动	每天 30 分钟以上中等强度体育活动	运动应循序渐进，量力而行；适宜的运动有快走、慢跑、跳舞、太极拳等；适宜的运动强度可用运动时心率评价，健康人运动时的适宜心率可参考下面的公式来推算；运动时的适宜心率 = 170 − 年龄
体重管理	BMI ≤ 28，男性腰围 ＜ 85cm；女性腰围 ＜80cm	改变生活方式和饮食结构（热量控制，选择高质量的食物，每日运动）
糖尿病管理	空腹血糖 ＜7mmol/L	饮食控制；生活方式干预；规律用药；检测血糖

表 9－5　血脂管理目标

人群	目标			
	LDL－C	HDL－C	Non－HDL－C	TG
≤1 个危险因素	＜160mg/dl	男性：＞40mg/dl 女性：＞50mg/dl	＜130mg/dl	＜150mg/dl
≥2 个危险因素	＜130mg/dl		＜160mg/dl	
≥2 个危险因素或有糖尿病	＜100mg/dl		＜190mg/dl	

注：LDL－C，低密度脂蛋白胆固醇；HDL－C，高密度脂蛋白胆固醇；Non－HDL－C，非高密度脂蛋白胆固醇 = 总胆固醇 − 高密度脂蛋白胆固醇；TG，甘油三酯。

（五）骨质疏松

1. 对参加管理的老年人进行骨质疏松相关教育及危险因素筛查。

（1）告知所有参加管理的老年人骨质疏松的危害性。

（2）筛查骨质疏松导致骨折的危险因素　一般包括：①成年骨折史；②父母骨折史；③痴呆；④吸烟；⑤低体重（BMI ＜ 19）；⑥早绝经（＜45 岁，包括手术绝经）或 ＞1 年的闭经；⑦摄入钙不足（不吃奶制品）；⑧饮酒；⑨经常摔倒；⑩缺乏体育锻炼；⑪生活不能自理；⑫有与骨质疏松相关的疾病或服用可引起骨质疏松的药物，如糖皮质激素、肝素、抗惊厥药、免疫抑制剂、长效孕激素、他莫昔芬等。对于有危险因素的老年人，建议转诊上级医院行骨密度检查。

2. 对参加管理的老年人进行预防骨质疏松教育（表 9－6）。

表 9－6　骨质疏松预防

措施	建议
补充钙质 推荐钙摄取量 1000mg/d，绝经后妇女 1500mg/d	低脂饮食，多吃奶制品、鱼肉和新鲜蔬菜，必要时补充钙制剂（钙片或冲剂等）
维生素 D 推荐 400～800U/d	－
锻炼 推荐每日负重锻炼 30 分钟	负重锻炼如跑步、跳舞、爬楼、打球等（游泳、骑自行车等不属于负重锻炼）
戒酒	制定戒酒计划
戒烟	制定戒烟计划
安全的家庭环境 　防止摔倒	扶手，浴室有防滑措施，卧室有夜灯等 使用拐杖、助行器等

(六）跌倒

1. 采用老年人跌倒风险评估工具（附录1）和老年人平衡能力测试表（附录2）协助老年人进行自我跌倒评估，以帮助老年人清楚了解自己跌倒的风险级别。

2. 对参加管理的老年人，进行以下与跌倒有关的教育。

（1）增强防跌倒意识，加强防跌倒知识和技能的学习。

（2）坚持参加规律的体育锻炼（适合老年人的运动包括太极拳、散步等），以增强肌肉力量、柔韧性、协调性、平衡能力、步态稳定性和灵活性，从而减少跌倒的发生。

（3）合理用药。请医生检查自己服用的所有药物，按医嘱正确服药，不要随意乱用药，更要避免同时服用多种药物，并且尽可能减少用药的剂量，了解药物的副作用，密切注意用药后的反应，用药后动作宜缓慢，以预防跌倒的发生。

（4）选择适当的辅助工具，使用合适长度、顶部面积较大的拐杖。将拐杖、助行器及经常使用的物件等放在触手可及的位置。

（5）熟悉生活环境，例如道路、厕所、路灯以及紧急时哪里可以获得帮助等。

（6）衣服要舒适，尽量穿合身稍宽松的衣服。尽量避免穿高跟鞋、拖鞋以及鞋底过于柔软、穿着时易于滑倒的鞋。

（7）调整生活方式　包括以下几项。

①避免走过陡的楼梯或台阶，上下楼梯、如厕时尽可能使用扶手；

②转身、转头时动作一定要慢；

③走路保持步态平稳，尽量慢走，避免携带沉重物品；

④避免去人多及湿滑的地方；

⑤使用交通工具时，应等车辆停稳后再上下；

⑥放慢起身、下床的速度，避免睡前饮水过多以致夜间多次起床；

⑦晚上床旁尽量放置小便器；

⑧避免在他人看不到的地方独自活动。

（8）有视、听及其他感知障碍的老年人应佩戴视力补偿设施、助听器及其他补偿设施。

（9）防治骨质疏松。

（10）将经常使用的东西放在不需要梯凳就能够很容易伸手拿到的位置。尽量不要在家里登高取物；如果必须使用梯凳，可以使用有扶手的专门梯凳，千万不可将椅子作为梯凳使用。

第二节　老年人中医治未病调护 🅔 微课2

⇒ 案例引导9.2

案例：患者，女，70岁，有高血压病史15年，规律服药，血压控制尚可。平素喜欢运动，喜欢集体活动，但运动后常觉肢体酸软，爱出汗，稍有不慎就会感冒，在季节变换的时候更敏感，且经久难愈，患者喜爱中医，常关注中医养生保健知识。

讨论：作为护理人员，我们该如何指导患者进行养生保健，增强抵抗力？

一、中医治未病理论

《内经》有云："病虽未发，见赤色者刺之，名曰治未病""上工治未病，不治已病""是故圣人不治已病治未病，不治已乱治未乱，此之谓也。夫病已成而后药之，乱已成而后治之，譬犹渴而穿井，斗而铸锥，不亦晚乎"。中医学早在《内经》中就提出"治未病"的思想，强调疾病预防的重要性。与现代"预防为主"的新医学模式相吻合。中医"治未病"理论主要包括"未病先防、既病防变、愈后防复"三个方面的内涵。

1. 未病先防　未病先防，是指在疾病发生之前，采取一定的预防措施，防止疾病的发生。疾病的发生主要有内因和外因，主要内因是人体正气不足，外因是外界邪气侵袭。因此治未病思想中"未病先防"即通过"饮食有节，起居有常，不妄作劳"和"精神内守，病安从来"的养生之法固护人体正气；同时"顺应天时，天人合一"，积极消除致病因素，避免或减少病邪侵袭，从而保障人体不发病或虽病亦不重的目的。主要是以养生为要，贯穿于日常饮食、起居、情志、欲望等方面，从而达到防病的目的。

2. 既病防变　既病防变是指在疾病发生之后，通过早期诊断，早期治疗，防止疾病的发展与传变。一般来说，疾病的传变是由表入里、由轻变重、由简单到复杂的过程，因此，在防治疾病的过程中必须掌握疾病的发生、发展规律及其转变途径，做到早期诊断、有效治疗。护理人员通过密切观察病情变化，给予患者恰当的护理。《金匮要略·脏腑经络先后病脉证篇》中"夫治未病者，见肝之病，知肝传脾，当先实脾"明确提出既病防变的重要思想。因为内脏疾病有可能按照五行相乘或相侮的规律传变，在治疗时就应当首先辨明有可能被传的脏器，从而采取相应的措施，以防传变。即病防变同时也包含防止传染性疾病传播的意义。

3. 愈后防复　愈后防复是指在疾病尚未发作的稳定期或间歇期即提前采取巩固性治疗或预防性措施，防止疾病的复发。通常患者病情初愈后，大多虚弱，稍有调护不当即可能导致疾病复发。积极主动的康复护理，调护需做到除邪务尽。针对患者气血衰少、津液亏虚、脾肾不足、血瘀痰阻等病理特点，采取综合措施，促使脏腑组织功能尽快恢复正常，达到邪尽病愈，病不复发的目的。

二、老年人治未病调护原则及要点

1. 扶正祛邪　疾病发生发展的全过程，即是正气与邪气矛盾双方互相斗争的过程，邪正斗争的胜负决定着疾病的进退，邪胜于正则病进，正胜于邪则病退。邪气指风、寒、暑、湿、燥、热（火）、食积、痰饮等各种致病的因素。

（1）扶正　扶正为老年人养生防病的根本。《素问·遗篇刺法》曰："正气存内，邪不可干；邪之所凑，其气必虚。"正气是指人体内具有抗病、祛邪、调节、修复等作用的一类细微物质。正气充足，脏腑功能健全，则机体抗病能力强，外邪难以入侵。正气亏虚，脏腑功能低下，则抗病能力弱，易受外邪侵袭。因此未病先防的核心即固护正气。固护正气应顺应自然，居室温暖，避风寒，及时添衣保暖，饮食多温补，适当形体锻炼。从而固护正气，增强机体抵抗力。

①起居有常　起居有常主要是指起卧作息时间和日常生活的各个方面有一定的规律，顺应自然，合乎人体生理常度。《素问·四气调神大论》云："春三月……夜卧早起，广步于庭……养生之道也。""夏三月……夜卧早起，无厌于日……养长之道也。""秋三月……早卧早起，与鸡俱兴……养收之道也。""冬三月……早卧晚起，必待日光……养藏之道也。"人的生活起居应顺应春生、夏长、秋收、冬藏的自然规律。此外还应保持居室的清洁、卫生，按时通风。适当户外活动，劳逸结合；房事有节，注意保养肾精。

②饮食有节　合理饮食不仅可以强身健体，还能调整体质，防病治病。孙思邈《千金要方》指出："安身之本，必资于食……不知食宜者，不足以存生也。"陈直《养老奉亲书》中也提出："善治药者，

不如善治食者。"老年人消化功能减退，更需要注意饮食规律，有节制。朱丹溪在《格致余论》中专设"养老论"，尤其强调老年人饮食调护的重要性，强调"至于饮食，尤当谨节""所以物性之热者，炭火制作者，气之香辣者，味之甘腻者，其不可食也明矣""至于好酒腻肉、湿面油汁、烧炙煨炒、辛辣甜滑，皆在所忌"。应养成良好的饮食习惯，定时定量，避免暴饮暴食。注意饮食搭配合理，平衡膳食，避免饮食偏嗜。进食清淡，以易消化为宜，避免进食辛辣刺激或肥甘厚味的食物。注意饮食卫生，避免食用变质或有毒的食物。可以适当地配合中药膳食调理，增强扶正养生功效，如大枣粥可以补脾气、调气血；莲子粥可以清热益阴、和胃扶正；杞果粥可以补益肝肾、固本培元。

③劳逸适度　适当活动可以促进人体气血津液运行，增强脏腑功能。但需注意劳逸适度，避免过劳或过逸。《素问·宣明五气》云："久视伤血，久卧伤气，久坐伤肉，久行伤筋。"尤其老年人身体机能减退，常伴有有骨质疏松、肌肉松弛、关节僵硬、四肢屈伸不便、全身行动迟缓、应激能力减退等运动系统问题，因此选择适当的运动尤其重要。中医学在养生保健运动实践中总结了很多有效的运动功法，如：气功、太极拳、五禽戏、八段锦等，非常适合老年人锻炼，可以达到调畅气血、疏通经络、安和脏腑、益寿延年的作用。

④进补得当　《黄帝内经》以十岁为一阶，按年龄将人体划分为十个阶段。10岁时五脏六腑的生理功能基本成熟。20岁时气血旺盛。40岁时身体各项指标达到巅峰，新陈代谢旺盛，但也是曲线下降的起点。50岁时，身体器官开始衰老，肝气不足，目花不明。60岁时，心气衰弱，气血不畅，气机阻滞，喜欢卧着。70岁时，脾气虚弱，脾主肌肉，皮肤松弛，衰老明显。80岁时，肺气衰弱，神志离散，言语不利。90岁时，肾气虚弱，经脉空虚，老态龙钟。100岁时，五脏皆虚，行将就木。《灵枢》云："老年人形气已衰……"可见老年人以虚为本，尤其以气虚、阴阳两虚杂见。"虚"既是引起衰老的原因，又是导致老年病发生的根本。因此老年人扶正当以补虚为主，多补气，滋阴补阳。但应注意补虚要恰到好处，循序渐进，不可峻补太过，否则会引起偏生偏衰的病理现象。补气药味多甘，一般比较腻滞，多服、久服易致胸膈满闷。运用补益调护时可以适当配伍理气的药膳，达到补而不滞，滋而不腻，从而加强补益效果。

（2）祛邪　老年人因正气亏虚，常易感外邪为病，通常表现为微邪即感、反复受邪、易传易变的特点。同时老年人因脏腑功能降低，也易因内伤导致邪实之证，如易伤情抑郁，易伤食生积，易病伤生痰瘀。因此老年人预防疾病，应当慎避外邪。《素问》曰："虚邪贼风，避之有时。"要顺应四时变化，防止六淫邪气的侵害，如春天防风，夏天防暑，秋天防燥，冬天防寒。同时重视疾病缓解期或稳定期的调护，调畅情志，饮食有节，劳逸适度，积极治疗，重视疾病康复，避免内伤病邪危害。

2. 形神合一　《素问·上古天真论》有言："上古之人，其知道者，法于阴阳，和于术数，食饮有节，起居有常，不妄作劳，故能形与神俱而尽终其天年，度百岁乃去"，说明形与神是生命存在不可分割的两个方面，只有形神和谐统一，才能健康长寿，颐养天年。"形"指的是物质、形体。是指人的形体，包括脏腑、经络、气血、津液、精、骨、肉、筋、脉、髓等。"神"就是指精神、功能、作用，是指人的情志精神活动，是整个人体生命活动的外在表现。陶弘景《养性延命录》说："神者精也，保精则神明，神明则长生。"孙思邈说："四十已上，常固精养气而不耗，可以不老。"中医认为形是神的物质基础，是形的生命表现；强调神对人体生命具有主导作用，能协调人体脏腑的生理机能。

七情太过可伤及脏腑，导致疾病。曹廷栋《老老恒言》说："老年肝血渐衰，未免性生急躁。"老年人情志调养"所忌最是怒"。大怒则气逆不顺，伤气亦伤身，身伤则寿折。《养生三字经》曰："过花甲，是老年。欲长寿，养为先。贵知足，常乐观。平心态，少病缠。名不贪，利不沾。甘淡泊，不为钱。无荣辱，无忧患。戒奢侈，重节俭。养万性情，人和善……"因此要想老年人气血平和，情志畅达，身静则心宁，心宁则身安，故宁心养神是老年人预防疾病的重要原则。通过主动颐养精神、调摄情志，增强健康意识，改善生活行为方式等，保护和增强人的身心健康；通过修身、内守、导引、疏泄等措施调神静心并及时排解不良情绪，恢复心理平衡，生活愉悦，达到形神统一、防病治病、健康长寿的目的。正如《素问·上古天真论》所言："恬淡虚无，真气从之，精神内守，病安从来"。

3. 三因制宜　时令气候、地理环境尤其是老年人个体体质因素，对健康的影响很大，因此在疾病预防时需要把这些方面的因素都考虑进去，对老人的具体情况具体分析，区别对待，才能制定出适宜的调护策略。这就是中医的"三因制宜"思想，包含因时制宜、因地制宜和因人制宜，是指治疗、养生要根据季节、地区以及人体的体质、性别、年龄等不同而制定适宜的方法。

（1）因时制宜　因时制宜是指根据不同季节气候特点确定不同的护理原则。四时气候的变化，对人体的生理功能、病理变化均产生一定的影响。中医强调天人合一，人体受天地自然环境的影响，所以养生的方法随着四时的气候变化与寒热温凉，需要做适当的调整。《黄帝内经》言："春夏养阳、秋冬养阴"。春夏两季气候由温渐热，阳气生发，人体腠理疏松开泄，要保养人体的阳气，要夜卧早起，增加户外活动，舒畅人体阳气；秋冬季节气候由凉变寒，阴盛阳衰，人体腠理致密，阳气内敛，要保养体内的阴精，所以早卧晚起，等阳光出来后再活动。早春乍暖还寒，宜春捂秋冻，春风吹过，夹有沙尘，易诱发呼吸道疾病。夏天暑多兼湿，故要解暑化湿。秋天气候干燥，则宜辛凉润燥。冬天寒为阴邪，易伤阳气，故要注意御寒保暖，保养肾阳。此外，昼夜、二十四节气变化都需遵循相应的规律，尤其是老年人，体质比较虚弱更要提高警惕。例如患有慢性支气管炎、冠心病等病的老人在"白露"节气后，病情逐渐加重，所以老年人在冬季更要注意防寒，对症服用药物，身体虚弱的可吃些能补充人体正气的药物，以增强患者抗病能力。

（2）因地制宜　因地制宜是指根据不同地区的地理特点制定不同的调护策略。不同地区由于地势高低、气候条件及生活习惯各异，人的生理活动、病变特点也不尽相同，所以治疗、养生、用药要根据当地环境和生活习惯而有所变化。《儒门事亲》有云："南陲之地多热，宜辛凉之剂解表；朔方之地多寒，宜辛温之剂解之。"我国东南地区，平原沼泽较多，地势低洼，温热多雨，当地老人多为阴血不足，易受风、热、湿等邪气入侵，调养当以滋阴为先，若有外感多以辛凉化湿为重。而西北高原地区，气候寒冷，干燥少雨，当地老人长年处在风寒的环境当中，多阳气虚亏，易受风、寒、燥邪侵袭，所以调养当以温补为主，若受外感多以辛温解表为主。

（3）因人制宜　因人制宜是指需要根据老人的性别、体质、生活习惯、精神状态等特点来确定不同的调护策略。人的体质不同，那么在保健养生和疾病的治疗方面都不可能相同，每一种体质的人群都有其独特的原则和方法，甚至于可以细分到一人一法，这就是中医重要的理论"因人制宜"。如中医体质学中提出体质九分法，将人体按体质分为平和质、气虚质、阳虚质、阴虚质、痰湿质、湿热质、血瘀质、气郁质、特禀质九种基本类型，不同体质对病邪的易感性不同，发病后转变也不同，应该根据具体体质辩证调护。例如气虚质老人常面色白，少气懒言，易汗出，对外环境适应力较弱，易受寒邪、风邪侵袭，导致为表不和而患病，调护当补中益气为主；阳虚体质老人表现为畏寒怕冷，四肢不温，大便溏薄，小便清长，不耐寒邪，发病易从寒化，易病痰饮、泄泻，调护当以温补为主。痰湿质老人常见形体肥胖，喜食肥甘甜腻，身重，胸腹痞满，苔白腻，对梅雨季节和潮湿环境适应力差，易患消渴、中风等证，调护当以祛湿化痰为主；血瘀质老人常见面色晦滞，舌质暗红，有瘀斑，脉细涩，常伴疼痛如刺，易患出血、癥瘕等疾病，调护当以活血祛瘀为主。

三、常用中医适宜技术

老年人由于脏腑虚衰，阴阳失调，对于疾病的易感性高于其他年龄段，易受起居、饮食、情志、环境等综合因素的长期作用，常常正气不足，易受外邪侵袭而致病。除了注意谨慎避忌风、寒、暑、湿、燥等外邪外，适当采用一些中医适宜技术，尤其是一些养生运动功法，对固护正气，提高机体抗病能力很有益处。推荐老年人选用的中医适宜技术有气功、太极拳、五禽戏、八段锦、推拿按摩等。

1. 气功 气功为现代通俗名称，包括古代的"导引""吐纳""坐禅""静坐"等。气功以阴阳、五行、脏腑、经络、气血学说为基础；气功以"气"为动力，按照"治未病"的原则，从扶助正气，改善整体情况入手，以松、静、守、息为主要锻炼内容，通过松弛机体，宁静思想，意守丹田，调整气息，进行自我控制、自我调整、自我修复和自我建设，以达到防治疾病，健身延年的目的。主要包含调身、调心、调息三部分；①调身，即身体的姿势。通常分为站、坐、卧、行四种基本类型，一般以坐式为主。②调心，即意守。是指练功者在练功时通过意念活动的锻炼以调整生理功能的一种方法，也可以说是练功者通过心理活动来改变心理状态的一种方法和手段。其要领是善于排除杂念，达到"入静"。③调息，即调整气息或练气。古称"吐纳之术"，为一种呼吸摄生方法。是在自然呼吸的前提下，鼻吸鼻呼或鼻吸口呼，从自然呼吸开始，逐步地把呼吸锻炼得柔和、细缓、均匀、深长。进行气功锻炼，必须掌握练功要领，方能取得较好的效果。首先要有信心、决心、恒心。练功地点宜安静，空气新鲜。练功前要排除大小便，安下心来，消除杂念，松解衣带，全身放松。具体功法应依个人身体情况而定。练功之初应做准备功，练功之末应当收功，练功过程中，则要求松静自然，每次可练习30～60分钟，每天练1～2次。心情舒畅，不可急于求成。要长期锻炼、持之以恒、循序渐进、刻苦学练，才能逐步掌握，达到预期的目的。

2. 太极拳 太极拳是以中国传统儒、道哲学中的太极、阴阳辩证理论为核心，集颐养性情、强生健体、技击对抗等多种功能为一体，结合阴阳五行、中医经络学说，古代导引术和吐纳术的内外兼修、刚柔并济的传统拳术。传统太极拳门派众多，群众基础广泛，其共同点是强调运动时将意识、呼吸、动作密切结合，"以意领气，以气运作"，用意念指挥身体的活动，用呼吸协调动作，融武术、气功、导引于一体，是"内外合一"的内功掌。由于太极拳将意、气、形结合成一体，使人体的精神、气血、脏腑、筋骨均得到滋养和锻炼，达到"阴平阳秘"的平衡状态，所以能起到有病治病，无病健身的作用，进而保证人体健康长寿。

3. 五禽戏 五禽戏是东汉著名医家华佗在导引术的基础上，将阴阳、五行理论和中医气血经络原理、脏腑机制相结合，通过模仿虎、鹿、熊、猿、鸟五种禽兽的动作神态、生活习性，创编的一套养生功法。要求意守、调息和动形协调配合。意守可使精神宁静；神静则可以培育真气；调息可以行气，通调经脉；动形可以强筋骨、利关节。

⊕ **知识链接**

五禽戏

2001年，国家体育总局健身气功管理中心成立后，委托上海体育学院迅速展开了对五禽戏的挖掘、整理与研究，并编写出版了《健身气功·五禽戏》。"健身气功·五禽戏"其动作编排按照《三国志》的虎、鹿、熊、猿、鸟的顺序，按照陶弘景《养性延命录》的描述，每戏两动作，共十个动作，分别仿效虎之威猛、鹿之安舒、熊之沉稳、猿之灵巧、鸟之轻捷，力求蕴涵"五禽"的神韵。2006年，华佗五禽戏被批准为省级非物质文化遗产项目，2011年又被国务院命名为第三批国家级非物质文化遗产项目。

4. 八段锦 八段锦是由八种不同的动作所组成，故名"八段"；因为这种功法可健身益寿、祛病除疾，有如展示给人们一幅绚丽多彩的锦缎，故称为"锦"。八段锦是一套独立而完整的健身功法。术式简单，运动量适中，不受环境场地的限制，随时可做可收。适于年老体弱及慢性病患者进行养生保健及康复锻炼。具有强筋骨、利关节、益气通脉、调养脏腑等功效。

一式：双手托天理三焦。两手调直，掌心向上托，眼睛看着手，脚跟要离地。调理三焦，按摩脏器，特别是对肠胃虚弱的人效果尤佳。二式：左右开弓似射雕。向前推出的食指向上，拇指斜向上，做法正确会有麻胀的感觉。锻炼肺气，增加肺活量，改善胸椎与颈部的血液循环。三式：调理脾胃须单举。手在上举之时稍用力，胁部稍有拉升的感觉，上举吸气，下落呼气。调理脾胃，促进胃肠蠕动，增强消化功能。四式：五劳七伤向后瞧。上半身可以转动，下半身不动，眼睛尽量向后看。舒缓情志，调节气血，改善头颈部的血液循环，解除中枢神经系统的疲劳，对于防治颈椎病有良效。五式：攒拳怒目增气力。两拳握紧，两脚拇趾用力抓地，瞪眼怒目，手臂要用力，拳头转着出去，其余不用力，收缩全身肌肉，以利于气血运行。补肝肾，壮肾腰，练内气。六式：两手攀足固肾腰。双手尽量往下靠。强腰壮肾，醒脑明目，有效防治腰椎间盘突出。七式：摇头摆尾去心火。动作要柔和，向后看的时候一条腿弯曲，另一条腿伸直。使心肾相交，疏泄心火，安神定志。八式：背后七颠百病消。脚趾抓地，提肛。震动脊柱和督脉，激荡气血，督脉统摄诸阳，循达于体表则可卫外御邪；通达于内，则可温通经脉，温煦脏腑。收势，身体放松，呼吸自然，体态安详。气息归元，肌体肌肉放松，保持心情愉悦轻松。

5. 推拿按摩　推拿按摩是以一些手法作用于人体特定经络穴位上，通过手法渗透作用，达到刺激经络穴位、放松肌肉、解除疲劳、调节人体机能的目的，具有提高人体免疫能力、疏通经络、平衡阴阳、延年益寿之功效。其施术手法颇多，动作轻柔，运用灵活，便于操作，适用范围甚广，不论男女老幼、体质强弱、有无病症，均可采用不同的施术手法，进行保健按摩。可以促进气血运行，激发、调整经气，刺激经络，影响脏腑功能，激发增强抗病能力；改善局部营养，松解粘连，滑利关节。

按摩百会、太阳穴可疏风止痛，清热明目，降血压，宁神清脑。适用于预防和治疗头痛、眩晕、高血压、眼疾、面瘫等。按摩风池穴，有疏风解热、止痛明目的效果，适用于预防和治疗感冒、头痛、头晕、项强颈痛、眼疾、高血压病等病。按摩大椎穴可解表通阳、清热宁神，适用于预防和治疗发热、中暑、疟疾、精神分裂症、呼吸道疾病、颈背部疼痛。按摩膻中穴可调气降逆、宽胸利膈，适用于预防和治疗支气管炎、哮喘、胸痛、肋间神经痛、冠心病。按摩中脘穴可调胃理气、化湿降逆，适用于预防和治疗胃痛、胃溃疡、慢性胃炎、呕吐、呃逆等。按摩天枢穴可疏调肠腑、理气消滞，适用于预防和治疗急慢性胃炎、肠炎、痢疾、便秘等。按摩曲池穴可祛风解表、清热利湿、通经活络，适用于预防和治疗上肢关节痛、瘫痪、麻木、高血压、高热、过敏性疾病、皮肤病等。按摩合骨穴可疏风、解表、镇痛、通络，适用于预防和治疗感冒、五官歪斜、眼科疾病、面神经麻痹、神经科疾病、各种疼痛等。按摩足三里穴，可平肝和胃、降逆和中、通调经络，适用于预防和治疗肝胃不合、恶心呕吐、胃痛、急性胃肠炎，关节炎、下肢麻痹、半身不遂等。

目标检测

答案解析

1. 老年人健康管理的概念和基本过程是什么？
2. 老年人骨质疏松导致骨折的危险因素有哪些？
3. 如何为高危跌倒风险的老年人进行预防跌倒教育？
4. 中医治未病理论主要内涵包括哪些方面？
5. 简述未病先防的概念。

6. 简述老年人治未病扶正祛邪的调护要点。

7. 简述气功调身、调心、调息的内涵。

8. 简述八段锦每一式的名称及作用。

（陈　茹　郑莉萍）

书网融合……

本章小结　　　　　微课1　　　　　微课2　　　　　题库

第十章 老年临终关怀

PPT

学习目标

知识要求：

1. 掌握 临终关怀的概念、临终老年人的心理特征。

2. 熟悉 临终关怀的意义和影响因素。

3. 了解 临终关怀发展现状及影响因素。

技能要求：

基于所学知识，具备对临终老年人进行死亡教育及心理护理的能力。

素质要求：

护理人员要尊重临终患者的人格，掌握其心理活动，并通过自己的语言、表情、行为去影响和改变临终患者对死亡的认识，消除其对死亡的恐惧，做好临终患者的生理护理、心理护理，提高其生存质量，通过宽慰减轻焦虑、牵挂情绪，使其安心面对未来世界。

生老病死是自然规律，死亡是生命的最终结果，是不可抗拒的。随着社会的进步，人们生活水平的提高以及我国人口老龄化速度的加快，社会对临终护理的要求不断提高。老年临终关怀旨在满足老年临终患者生理、心理、社会功能及灵性等各方面的需求，使其在身体上感到舒适、心理上得到欣慰与满足，从而有尊严、安详地走完生命的最后阶段。同时对家属进行安抚，不仅可以使死者得到慰藉，也可以使生者得到照顾。

案例引导

案例：患者，男性，退休大学教师，一个月前被诊断为肝癌晚期。住院治疗后效果不佳，丧失了战胜疾病的信心。表现为惊恐不安、脾气暴躁、对别人的关心表示敌视，经常与家属及护理人员发脾气，以各种理由拒绝治疗，还产生轻生的念头。有一次试图从窗户跳楼，幸好被护理人员及时发现制止。

讨论：作为护理人员，我们该如何对其进行临终关怀与护理？

第一节 概 述

临终，即将死、濒死，是人类生命活动的最后阶段，是指由于疾病或意外事件而造成患者机体重要器官的生理功能趋于衰竭，生命活动即将走向终结。临终患者是指医学上已经判定在当前医学技术水平条件下治愈无望、估计在 6 个月内将要死亡的人。在临终阶段，患者除了生理上的痛苦之外，更重要的是对死亡的恐惧。美国的一位临终关怀专家认为"人在临终前精神上的痛苦大于肉体上的痛苦"。因此，对临终的老年人要给予更多关爱和尊重。切实开展行之有效的临终关怀服务是全社会的责任，更是护理人员的义务。

一、临终关怀的概念

临终关怀（hospice care）一词源于中世纪的欧洲，又称善终服务、安宁照护、终末护理和安息护理等，原意为朝圣者或旅行者中途休息的驿站，现在是指由社会各层次人员（护士、医生、社会工作者、志愿者以及政府和慈善团体人士）组成的团队向无法救治的临终患者及其家属提供一种全面的支持和照顾，包括生活照顾、心理疏导、姑息治疗等，重点是使症状得到控制，生命质量得到提高，家属的身心健康得到维护和增强，让患者无痛苦、安宁、舒适地走完人生的最后阶段。2017 年，我国将临终关怀、舒缓医疗、姑息治疗等统称为安宁疗护，指出安宁疗护的定义是：为疾病终末期或老年患者在临终前提供身体、心理、精神等方面的照料和人文关怀等服务，控制患者痛苦和不适症状，提高其生命质量，帮助患者舒适、安详、有尊严地离世。

二、临终关怀的意义

我国老年临终患者的数量较多，80% 左右的临终患者依靠家属照料，家属负担较重。同时，人们更加意识到，对于临终老年人来说，传统的、机构化的卫生保健形式并不是帮助他们的最佳途径。如何在老年人生命末期帮助其减轻疾病痛苦，并依照其自身意愿使老年人更有尊严地面对死亡，对于提高老年人的死亡质量和家属的生活质量非常重要。

临终关怀是一项符合人类利益的崇高事业，对人类社会的进步具有重要的意义，具体表现在以下几个方面。

1. 对临终老年人的意义 临终关怀为老年人提供持续全面的护理服务，帮助临终老年患者减轻或解除躯体上的痛苦，缓解心理上的恐惧，使疾病症状得到控制，生命质量得到提高，使其在临终时能够无痛苦、平静、安详、舒适、有尊严地走完人生的最后阶段。

2. 对患者家属的意义 临终关怀不仅可以减轻患者临终时的痛苦，还可以减轻患者家属的精神痛苦，并能帮助他们接受亲人死亡的现实，顺利渡过居丧期，尽快适应亲人去世的生活，缩短悲伤过程，完成心理重建，使家属的权利和尊严得到保护，获得情感支持，保持身心健康。

3. 对医学的意义 临终关怀是人道主义在医学领域的升华，体现了人类在关注"优生"的同时，更关注高质量的死亡，即"优死"。临终关怀为临终老年人提供身体上的照顾、心理上的关爱，使其在舒适、和谐的环境中有尊严、安详地离开人世，同时注重对患者家属的心理护理，体现了"以人为本"的精神，更体现了医学的发展与进步。

4. 对社会的意义 临终关怀能够满足人类追求高生存质量的主观需求，通过对临终患者生理、心理变化做全方位的研究，能够使有限的医疗资源得到充分、有效的利用，为临终老年人在生命的最后一程提供安静、舒适的环境，为生命画上完美的句号。同时，临终关怀是非物质文化中的信仰、价值观、伦理道德、审美意识、宗教、风俗习惯、社会风气等的集中表现，反映了人类文明的进步。从政策层面看老年人临终关怀既是人道主义价值观的体现，也是目前我国人口老龄化社会情境下社会政策发展的现实需求。

三、临终关怀的发展

临终关怀是近代医学领域中新兴的一门边缘性交叉学科，是社会的需求和人类文明发展的标志。

（一）国外临终关怀的发展

临终关怀运动始于英国的西塞丽·桑德斯创办的圣克里斯多弗临终关怀院，随着圣克里斯多弗临终关怀院的建立，美国、法国、加拿大等70多个国家和地区相继开展了临终关怀服务。1967年，桑德斯博士在英国创办了第一所临终关怀院，被誉为"点燃了临终关怀运动的灯塔"，标志着现代临终护理的开始。为了增加安宁疗护服务的辐射范围，1980年美国将临终关怀服务纳入联邦医疗保险法案。澳大利亚的临终关怀模式模仿于英国，于1994年颁布了《澳大利亚临终关怀标准》，后又相继颁布了相关的标准与指南以指导临终关怀服务，服务费用基本由政府承担。日本结合传统文化，探索了本土特色的临终关怀模式，颁布了《介护保险法》《长期护理保险法》等，鼓励民众采用居家临终关怀服务的模式，从而降低医疗费用。2001年5月，日本、马来西亚、新加坡等15个国家和地区成立了全球第一个推动临终关怀发展的国际组织——亚太安宁缓和医学学会。近几年，世界各国都把临终关怀事业列入重大民生发展问题来对待，非常重视该项事业的发展，部分国家已经将其纳入法制化管理的轨道，制定和出台了相关的规定、标准和决策程序。作为临终关怀的起源地，英国临终关怀工作始终被世界卫生组织誉为典范，民众对临终关怀的认知度和参与度较高，建立了完善的临终关怀制度，并实行全民公费医疗。经过几十年的发展，国外形成了完善的临终关怀服务体系，具有形式多样的服务模式，比如居家临终关怀、住院临终关怀、门诊临终关怀等。据估计，每年全世界有2000万以上的末期患者接受安宁疗护服务，其中60岁以上的老年人占到了69%，居家照护是大多数患者的选择。

（二）国内临终关怀的发展

中国临终关怀的发展大体经历了三个阶段：①理论引进和研究起步阶段；②宣传普及和专业培训阶段；③学术研究和临床实践全面发展阶段。1988年7月，被誉为"中国临终关怀之父"的崔以泰教授在天津医学院成立第一个临终关怀研究中心，成为我国临终关怀的起点；1988年10月，中国第一所临终关怀医院——南汇护理院在上海成立，标志着我国已跻身世界临终关怀践行者的行列；1993年5月，"中国心理卫生协会临终关怀专业委员会"在山东烟台成立；1996年《临终关怀杂志》的创办为从事临终关怀研究的学者提供了交流学习的平台，也使得临终关怀事业的发展更加科学化和专业化；2006年4月16日，由李家熙教授倡导的中国生命关怀协会正式成立，为我国临终关怀事业的发展提供了新的平台。目前，我国的30多个省、市、自治区先后建立600多所临终关怀机构，为临终关怀的学术研究和临床实践等工作的全面、持续开展奠定了坚实基础。

2016年，中共中央国务院印发《"健康中国2030"规划纲要》，明确提出建设健康中国的根本目的是实现人民的全面健康，实现人民群众从胎儿到生命终点的全程健康服务和健康保障。2017年，国家卫生与计划生育委员会发布推动安宁疗护服务发展的三个文件，包括安宁疗护基本标准、管理规范和实践指南；同年10月国家卫健委正式启动安宁疗护试点工作。2019年10月，国家卫健委发布的《关于深入推进医养结合发展的若干意见》中明确提出加强医养结合信息化支撑，打造覆盖家庭、社区和机构的智慧养老服务网络，推进面向医养结合机构的远程医疗建设，鼓励养老机构与安宁疗护中心对接，为老年人生命末期提供连续性服务。2021年发布的全球死亡质量排名中，中国在全世界参与排名的80个国家和地区中排第53位，较2015年的71位上升了18位，得益于近几年我国大力推动安宁疗护事业的发展。我国临终关怀事业虽然起步较晚，但发展较迅速。

⊕ **知识链接**

我国养老机构的不足

据统计，我国60岁及以上人口达2.67亿（占比18.90%），65岁及以上人口达2.0亿（占比14.20%），80岁以上高龄老人有3580多万，空巢老人占到49%。老年人在日常生活照顾、精神慰藉、临终关怀等方面都有着日益增长的需求。然而我国养老服务设施供不应求，每百名老人拥有床位数仅0.2张，且多数养老机构规模较小，地处交通不便、整体环境欠佳的远郊山区，只能提供一般生活照料，能提供医疗护理服务的不到20%。有课题研究结果显示：即便是大城市，临终关怀资源同样匮乏，京、津、沪等地临终关怀机构型和社区居家型的床位数与实际需要量相差巨大。

四、临终关怀的主要内容

临终关怀是涉及临床医学、护理学、社会学、心理学、伦理学等多学科交叉的综合性护理服务，有其特定的研究对象和内容。

（一）老年人临终关怀的研究对象

老年人临终关怀的研究对象是指处于临终期的老年人，具体指诊断明确且病情不断恶化、现代医学不能治愈、属不可逆转和丧失自理能力、生存时间有限（6个月或更少），或遭到溺水、触电、车祸等意外事故而进入临终阶段的老年患者。

（二）老年人临终关怀的研究内容

老年人临终关怀以探讨和研究临终老年人及其家属的需求以及如何为他们提供全面护理的实践规律为主，包括以下研究内容。

1. 临终老年人的躯体护理

（1）改善循环与呼吸机能 密切观察生命体征变化，病情允许者采取半坐卧位或抬高头与肩，根据缺氧程度给予吸氧。神志不清者采取侧卧位头偏向一侧，以利于呼吸道分泌物引流，必要时吸痰，以保持呼吸道通畅。

（2）控制疼痛 疼痛是老年临终患者较为常见的临床症状，对疼痛进行有效的控制管理可提高老年患者晚期生活质量。应观察疼痛的性质、部位、持续时间及程度，帮助患者选择最有效的止痛方法。控制疼痛要做到及时、有效、正确使用"三阶梯疗法"。药物止痛时应规律、足量应用，此外还可以通过其他方式帮助患者缓解疼痛，如按摩、听音乐、取舒适的体位及敷热水袋等。疼痛也会引起老年患者的焦虑紧张、抑郁等负性心理情绪，还可以采取适当的辅助心理干预治疗模式，如音乐疗法、催眠疗法、正念减压疗法等对老年人控制疼痛有一定疗效。

（3）改善营养状况 应了解老年患者的饮食习惯，在不违背治疗原则的前提下，给予适量食物和水，必要时鼻饲或完全胃肠外营养，以保证老人营养的供给。

（4）做好口腔及皮肤护理 协助老年患者每日做好晨晚间口腔护理、洗脸、梳头；保持衣物、被褥干净整洁，为患者提供舒适卫生的环境，从而保证老年临终患者有较好的情绪和生活质量；协助患者采取舒适体位，按时翻身，经常按摩受压部位皮肤，预防压疮的发生；大小便失禁者保持会阴部皮肤清洁、干燥，避免分泌物刺激皮肤。

（5）减轻感知觉的影响 保证病室环境安静，光照适宜，以增加安全感。如患者眼睑不能闭合者，应定时涂眼药膏，并用湿纱布覆盖。当老人视力丧失时，应用语言和触觉与其保持联系。听力往往最后消失，所以讲话应清晰、语气柔和，不要在床旁讨论老人病情或失声痛哭，避免不良刺激，如有条件尽量为老人提供单独病室。　e微课

2. 临终老人的心理护理　终末期疾病（癌症、无根治手段疾病）给患者造成的心理、精神损伤要远远大于身体上的损伤，并易使患者产生焦虑、恐惧及遗憾等负面情绪。临终老人的心理过程大致会经历否认期、愤怒期、协议期、忧郁期及接受期等五个阶段。充分重视临终老年患者的心理状况，才能更好地服务于老年临终患者进而提高老年临终患者及家属的生活质量。

（1）否认期　否认是一种消极的心理防卫机制，可以帮助患者暂时逃离刺激源所带来的伤害。此时护士不要轻易揭露老人的防卫机制，应根据老人对其病情的认知程度与老人进行坦诚沟通，与其他医务人员及家属保持口径一致，耐心倾听老人的诉说，维持老人适当的希望，并经常陪伴老人，使其安心并感受到护士的关怀。

（2）愤怒期　此时患者的愤怒是发自内心的恐惧与绝望，不宜回避，要尽量鼓励患者表达其愤怒，以宣泄内心的不快，充分理解患者的痛苦，加以安抚和疏导，并注重保护其自尊心。

（3）协议期　此期的心理反应对患者是有利的，因为其能配合治疗并试图延长生命。护士应主动关心老人，鼓励其说出内心的感受，尽可能满足他们提出的要求，创造条件使其多与家人在一起，实现老人的愿望。

（4）抑郁期　护士应多给予同情和照顾，允许家人陪伴，鼓励老人表达其失落、悲哀的情绪，尽量满足患者需要，帮助其完成未竟事宜，并加强安全防护。

（5）接受期　护士应提供安静、舒适的环境，不要勉强患者进行交谈，尊重患者选择，并继续陪伴患者，不断地给予适当的支持。护理人员可以应用非语言行为安抚患者，如握住患者的手、眼神凝注、镇定，使患者增加面对死亡的勇气和信心，使其在生命最终依然处于被关怀、体贴、慰藉之中，从而减轻对死亡的恐惧，维护患者的尊严。

3. 临终老年人家属的照护　家属是老年患者的亲人，也是老年患者的精神支柱。家属的精神痛苦会影响老年患者的情绪变化，使老年患者症状加重，因此要做好老年患者家属的工作，帮助家属进行心理适应，进行针对性的心理家庭疗法干预，降低家属发生哀伤延长的概率，为其提供情感支持，使其顺利渡过居丧期，尽快适应亲人去世的生活，缩短悲伤过程。

4. 死亡教育　是以死亡学为理论指导，帮助人们了解死亡的本质，获得有关死亡的知识，引导人们认识死亡的意义，理解生与死是人类生命历程的必经过程，从而树立科学、合理、健康的生死观，正确地面对自己及他人的死亡。死亡教育可以消除人们面对死亡时的恐惧、焦虑等心理问题，指导人们坦然面对死亡，使人们思索各种死亡问题，学习和探讨死亡的心理过程以及死亡对人们的心理影响，为处理自我之死、亲人之死做好心理准备。

临终老年人及其家属是进行死亡教育的特殊对象，要根据老年人不同的年龄、性格、职业、家庭背景等因素对其进行因人而异的死亡教育，培养其成熟、健康的心理品质。老年死亡教育旨在帮助老年人树立生命质量与生命尊严的意识，通过死亡教育这一种形式帮助老年人更好地理解生命的意义，引导人生走向美好与完善。通过对老年人进行死亡教育，帮助他们树立从"善生"到"善终"的观念，有利于消除其面对死亡时的焦虑和恐惧。健康教育学专家黄敬亨教授认为对老年人进行死亡教育的内容主要有：①克服怯懦思想；②正确对待疾病；③树立正确的生命观；④心理上对死亡做好充分准备。人的死亡观念和心态取决于不同的人生经历和价值态度，开展老年生命教育的意义就是要让老年人树立积极的死亡态度，解决生死困惑，减少死亡过程中的精神痛苦，提高生活质量。

5. 促进临终决策　临终决策是指为生命末期患者制定和实施治疗护理方案，主要涉及不再复苏

（do not resuscitation，DNR）、预立医疗照护计划（advance care planning，ACP）、预立指示（advance directives，ADs）、死亡态度（death attitude）、临终地点（place of death）的选择等问题。临终决策与患者后期的生活质量密不可分，患者在临终前选择心肺复苏、气管插管和不断的抽血化验等决策无疑对患者本身是一种痛苦。临终患者的临终决策关乎患者的临终死亡质量，也直接影响家属对医院医疗护理质量的满意度，对家庭、社会、医疗系统有重要影响。建议我国医护对老年临终患者健康宣教，有助于促进老年临终患者自主决策，避免患者和家属理解偏倚，在患者做出心中真实决定的同时也减少了不必要的痛苦和医疗消耗。

6. 临终关怀的模式　传统的死亡观念决定了我国的临终关怀必须具有中国特色，因此需要探讨适合中国国情的临终关怀模式。目前，我国的临终关怀模式有：跨专业合作运作模式和宁养医疗模式、社区家庭病床模式、社区医院模式、综合模式及其他模式。

（1）跨专业合作运作模式和宁养医疗模式　跨专业合作运作模式是指通过构建一个完善的临终关怀服务团队进行跨专业合作的运作模式，根据实际情况对患者实施服务方案。该团队由内科医师、护士、社会工作者、宗教人士、心理医师、营养医师、生活护理人员、义工和慈善人士、其他相关科室人员以及患者的亲友等人士多方共同参与。如香港白普理宁养服务团队就是一支由专科医生、护士、医院社工、临床心理学家、物理治疗师、职业治疗师、义工、宗教人士等多方人士组成的多元性跨学科、跨专业队伍，共同制订对患者及其家属的临终关怀服务计划。

宁养医疗服务是指根据患者的需求提供多元化的宁养服务，包括：①为病情较严重的住院患者提供住院服务；②为居家养病的晚期癌症患者提供家居宁养服务；③向患者提供医护、康复治疗、康乐及社交活动服务的日间宁养服务；④由专科医生提供专业诊断及舒缓治疗的专科门诊；⑤为丧亲者提供情绪安抚的哀伤辅导等。1998 年，在汕头大学医学院第一附属医院建立的宁养院是国内宁养医疗服务的开端，但是由于经济及传统文化的影响，宁养院机构所需资金来源及人员配置受到一定限制，因此该模式未被大规模推广，受益人数也比较有限。

（2）社区家庭病床临终关怀　社区家庭病床临终关怀是指社区医护人员以社区居民为服务对象，在建立家庭病床的基础上，为生命即将结束的患者及其家属提供全面的身心治疗、护理与支持，使临终患者平静、安然地度过人生的最后历程，也使家属得到心理舒缓与抚慰。家庭病床是目前临终关怀模式中很受欢迎的模式。但随着空巢家庭数目的上升，以及家庭医生、护士的缺乏，家庭临终照护正面临着严峻的考验。目前具有代表性的家庭临终照护模式是由施榕创建的施氏模式，其主要着眼点在乡村。

（3）社区医院模式　社区医院模式是在社区医院或社区服务站开设临终关怀病房或临终关怀服务中心，如广州市番禺区市桥医院的康宁病区。

（4）综合模式　公认的综合模式有李义庭的 PDS（one point three direction nine subject，PDS）模式：全面构建了 1 个中心，3 个方位，9 个结合体系；即以解除患者的病痛为中心；在服务层面上，坚持临终关怀医院、社区临终关怀服务与家庭临终关怀相结合；在服务主体上，坚持国家、集体、民营相结合；在费用上，坚持国家、集体、社会相结合。该模式的核心是将家庭临终照护与社区临终关怀相结合。其他的有家庭—社区—医护人员相结合的临终关怀模式、三级网络姑息照顾模式等。综合模式的发展需要多人群参与，也需要有更多资金投入及健全的医疗体系做保障，鉴于我国的现状，还需要一定的发展时间。

（5）其他模式　其他如人文护理模式、满足模式、本土化临终关怀模式等主要从对患者的护理角度论述临终关怀模式的内容。在护理临终患者的过程中关注患者的感受，使其身体舒适、清洁，心理满足，有尊严地走过人生的最后一程。

第二节　老年人临终护理

临终是人生旅程的最后一站，与人生的其他阶段相比，临终留给人们的是痛苦；其原因在于临终患者要经历难以承受的躯体折磨和精神恐慌。临终护理是临终关怀的重要组成部分，是一项利国利民的社会工程，对临终老年人、临终老年家属以及医学的发展和社会的进步都有着重要意义。

一、临终老年人的心理特征

临终患者由于受躯体疾病的折磨，对生的渴望和死亡的恐惧会产生一系列复杂的心理变化。美国精神病学家伊丽莎白·库勒·罗斯（Elisabeth Kubler Ross）将临终患者的心理反应分为 5 期，即否认期、愤怒期、协议期、忧郁期、接受期。这 5 个心理反应期因人而异，有的可以重合，有的可以提前，有的可以推后，有的可以始终停留在某个期。临终老年人除有以上各种反应外，还具有以下心理特征。

1. 心理老化加重心理障碍　临终老年人常会出现脾气暴躁、性格孤僻、依赖性增强、自我调节和控制能力差等问题。当他们心情好时愿意与人交谈，心情不好时便会沉默寡言。常会因为小事而大发脾气，事后又觉得很后悔。有些老年人情绪低落不能很好地配合治疗与护理，甚至拒绝治疗。

2. 思虑后事，留恋配偶，担心儿女　很多老年人在临终阶段会思考死亡问题，比较关心死亡后遗体的处理方式，如埋葬方式选择土葬还是火葬，是否会被用于尸解和器官捐献移植。有些还会考虑死亡后的家庭安排，如财产如何分配，配偶今后如何生活，担心子女、儿孙的工作、学业等。

二、老年人临终前常见的症状

老年患者临终的情况各不相同，有的是突然死亡，有的是器官逐渐衰竭以至死亡；后者可能有较长时间在生和死的边缘挣扎。不同患者出现的濒死症状也会不同。对临终老年患者的护理，除了做好环境和各种基础护理之外，还应及时进行对症护理，以使患者无痛苦地度过人生最后时刻。

1. 疼痛　疼痛是老年临终患者较为常见的临床症状，也是使临终患者备受折磨的最严重症状，尤其是晚期癌症患者。在生命的最后几天，多数老年患者会有新的疼痛产生。控制癌痛应及时、有效，应正确使用"三阶梯疗法"。止痛药应规律、足量应用。对无法口服止痛药者，可使用如皮肤贴片、舌下含服、静脉或肌内注射等其他方式给予止痛药。除了药物止痛，还可采用其他方法缓解疼痛，如松弛术、催眠术、针灸疗法、神经外科手术疗法等。此时，如果患者因疼痛没有食欲拒绝进食，不可勉强患者，以免增加患者的负担与痛苦。疼痛也会引起老年患者的焦虑紧张、抑郁等负性心理情绪，疼痛不只是使用单一的药物来控制，还要采取适当的辅助心理干预治疗模式，如音乐疗法、催眠疗法、正念减压疗法等。

2. 呼吸困难　呼吸困难是临终患者的常见症状，多因痰液堵塞而引起。应提前在床旁备好负压吸引器，当患者出现痰液浓稠、不易咳出时，及时帮助患者吸出痰液和口腔分泌物，从而保持呼吸道通畅；当出现呼吸表浅、急促、呼吸困难或有潮式呼吸等异常呼吸时，应立即及时给予吸氧，同时在病情允许时可协助其采取半卧位或中凹卧位改善通气，以患者自觉舒适为原则；如因焦虑使患者呼吸加快而引起喘息，则应遵医嘱给予抗焦虑剂，必要时使用吗啡降低呼吸频率，同时开窗通风，为患者营造安静、舒适、洁净、温湿度适宜的环境；如患者出现痰鸣音，可使用湿冷的气雾进行雾化，促使分泌物变稀，易于咳出；对张口呼吸者，用湿巾或棉签湿润口腔，或用护唇膏湿润嘴唇，患者睡着时用湿纱布遮盖口部。此外，护理人员要保持平静的仪态，进行护理操作及与患者沟通时要轻柔细语，帮助患者恢复和保持平静。护理人员在护理呼吸困难患者时应注意：呼吸困难通常会引发患者及照护者的烦躁、焦虑、紧张，要注意安抚和鼓励；呼吸困难时口服给药方式可能会加重患者的症状或呛咳，可考虑其他途径的给药方式。

3. 神志变化　有些老年患者临终前会出现谵妄等神志变化，症状在下午或晚上较重，需考虑癌症脑转移、代谢性脑病变、电解质紊乱、营养异常或败血症等因素。此时需密切观察患者病情变化，评估患者意识水平、注意力、思维、认知、记忆、精神行为、情感和觉醒规律的改变。评估患者谵妄发生的药物及环境因素。尽量找出可治疗原因，如疼痛、脑缺氧、气喘、膀胱或直肠胀满等，并及时给予对症处理。此外，要保持环境安静，避免刺激。尽可能提供单独的房间，降低说话的声音，降低照明，应用夜视灯，使用日历和熟悉的物品，较少地改变房间摆设，以免引起不必要的注意力转移。还要注意安抚患者，对患者的诉说作出反应，帮助患者适应环境，减少恐惧。

4. 大出血　一次出血量超过 800ml 即有可能出现休克现象，从而直接导致患者死亡，因此必须迅速给予控制。严重的急性呕血、便血、阴道出血等，应准备好镇静剂、止血药及吗啡等，并积极配合医生进行其他止血处理。胃肠道出血一般应禁食 24～48 小时，同时给予胃部冷敷。呕血患者采取易呕出的体位，防止误吸；使用深色的毛巾擦拭血迹以免加重患者紧张情绪；如便血频繁，可在患者肛周垫上纸垫，患者每次排便后应嘱其擦拭干净，保持臀部清洁。

综上所述，护理人员要加强巡视，密切观察临终患者病情变化，做好评估及抢救准备，同时让家属做好思想和物质准备，安排善后事宜。

三、临终关怀与姑息照护

姑息照护开始于临终关怀，但是不完全等同于临终关怀；临终关怀只是姑息照护的一部分。从照护的连续统一体讲，患者从诊断为不可治愈疾病那一刻起，就不同程度地接受以根治为目的及以舒缓症状为目的的干预；随着疾病的进展，以根治为目的的措施越来越少，以舒缓症状为主的干预性照护越来越多；到临终阶段，姑息照护的干预措施最多。患者生命结束后，根治性干预终止，而姑息照护依然为患者家属提供丧亲者照护。因此，姑息照护是由前期的姑息照护、患者临终阶段的姑息照护（临终关怀）及患者死后对丧亲者的照护等三部分形成连续的统一体，贯穿于全程。另外，姑息照护与临终关怀虽然在服务提供者、服务内容、服务模式等方面是类似的，但姑息照护不能取代临终关怀。

四、临终患者家属及丧亲者关怀

在临终关怀中，患者家属不仅承担着照顾者的角色，同时也是医护人员的服务对象。医护人员要做好对临终患者家属的关怀照顾工作。

（一）临终患者家属的心理反应

临终患者家属要承受的心理痛苦往往比患者本身要更大，此时一方面他们要一如既往地照顾患者，另一方面还要承受即将失去亲人的极大打击和心理压力。从宣布患者濒危到死亡，临终患者家属一般要经过以下五个心理过程。

（1）震惊、冲击　当得知自己的亲人患癌症或不治之症后，家属往往表现得十分惊讶，难以接受事实。回想以往美满幸福的家庭生活即将毁灭，心潮起伏，悲痛万分，甚至痛不欲生。

（2）否认　患者经过一段时间的治疗，病情暂时有些好转，家属这时往往会幻想病可以治好，甚至怀疑当初是医生诊断错了，开始抱有希望而四处求医问药。这段时间患者家属抱有很大希望，求医的信心很足，暂时缓解了患者及家属的部分压力。

（3）愤怒、接受　当家属及患者经过四处求医问药，劳苦奔波，患者病情不见好转，反而日见加重，家属确认医治无望时，就会产生愤怒、怨恨情绪，认为命运不公平，为什么让自己的亲属得了不治之症。同时开始接受患者不能治愈，即将逝去的事实，表现出求生无望的悲痛心理。

（4）悲伤、忧郁　从得知患者不能治愈到患者死亡后一年甚至两年时间，家属往往有负罪感，觉得在患者生前没有给予其好好照顾，甚至认为如果我做得更好一些，患者或许还有一线生机，或者会认为是自己的原因而让亲人患病。同时，有失落和孤独感，空的床位、死者留下的照片及衣物等都会令人悲伤不已。

（5）接受、解脱、重组　随着时间的推移，渐渐接受逝者已逝，一切已成过去的事实，开始逐步解脱，重新寻找新的生活方式，准备新的生活。

（二）对丧偶老年人的关怀

1. 安慰与支持　在刚刚得知老伴去世的消息后，老年人可出现情感休克。在安慰与关心的同时，应陪伴在老人身旁，如轻轻握住他（她）的手，不断给予安慰，使老人感到并非独自面对不幸，增强战胜孤独的信心。此外，还应及时帮助老人料理家务、处理后事，提醒老人的饮食起居，保证充分的休息。

2. 鼓励　对不愿说话、抑郁的居丧老年人，应引导、鼓励其表达自己的感受，允许其痛哭、诉说与回忆。哭泣有减轻躯体疼痛与舒缓情志抑郁或紧张的效果。同时，在交谈中不刻意回避老人丧偶事件，诱导老人诉说内心的悲哀与思念之情，并帮助他们分析疏导。

3. 学会自我安慰　失去了与其朝夕相处、患难与共的配偶是一件令人心碎、悲痛欲绝的事情，但这又是无法挽回的事实，要坦然面对。要理智地提醒老人生老病死是谁也逃脱不了的自然法则，应该保重身体，坚强面对生活。

4. 避免自责心理　面对亲人去世，很多老年人出现内疚、自责的心理。弥补这种内疚心理最好的办法是帮助逝者完成生前未了的心愿，悉心照料身边的亲人。

5. 转移注意力　老年人易睹物思人，看到老伴的遗物会不断强化思念之情，这对丧偶老年人的正常生活并无好处。因此可让老人把老伴的遗物收藏起来，以减轻精神上的痛苦。鼓励老人多参与外界交往，培养老人的业余爱好，如书法、绘画、垂钓等，或鼓励老人做一些有利于他人的力所能及的事来转移老人注意力。

6. 追求积极的生活方式　老伴去世后，原有的生活方式发生了很大的变化，空虚感和孤独感充满心头。因此要帮助老人调整或寻求新的、积极的生活方式，如投身于学习和家务，或者全身心地照顾后代，在这些方面寻求精神的寄托。同时鼓励子女与亲友给予老人多一些关心，使老人感受到虽然失去一个亲人，但家庭成员间的温暖与关怀依旧，有安全感，使其尽快走出丧偶阴影，投入新的生活。

7. 建立新的依恋关系　心理学的研究表明，老年人最怕的就是孤独。此时，除了要帮助老人与子女、亲友重新建立和谐的依恋关系外，还需要寻找一种新的依恋关系，这种依恋关系可补偿丧偶后的心理失落感。在条件具备时，老人再寻求一个伴侣，是建立新的依恋关系的一条重要途径。作为子女和晚辈应破除陈旧的观念，支持老人正当的需求，积极主动地为其物色新的伴侣，真正地关心老人的生活。

了解丧偶老人的心理状态，进行有效的心理干预，使他们尽快摆脱和缩短丧偶后因过度悲伤而引起的心理失衡，这对维护丧偶老人的身心健康十分重要。

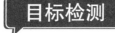

目标检测

答案解析

1. 发展老年人临终关怀事业有什么重要意义？

2. 简述对临终老年人家属的支持内容。

3. 简述老年人临终前常见的生理变化。

4. 简述临终老年人的心理变化。

5. 简述对丧偶老年人的护理。

（刘梦婕）

书网融合……

本章小结　　　　　微课　　　　　题库

附　录

附录1　老年人跌倒风险评估表

项目	权重	得分	项目	权重	得分
运动			睡眠状况		
步态异常/假肢	3		多醒	1	
行走需要辅助设施	3		失眠	1	
行走需要旁人帮助	3		夜游症	1	
跌倒史			用药史		
有跌倒史	2		新药	1	
因跌倒住院	3		心血管药物	1	
精神不稳定状态			降压药	1	
谵妄	3		镇静、催眠药	1	
痴呆	3		戒断治疗	1	
兴奋/行为异常	2		糖尿病用药	1	
意识恍惚	3		抗癫痫药	1	
自控能力			麻醉药	1	
大便/小便失禁	1		其他	1	
频率增加	1		相关病史		
保留导尿	1		神经科疾病	1	
感觉障碍			骨质疏松症	1	
视觉受损	1		骨折史	1	
听觉受损	1		低血压	1	
感觉性失语	1		药物/乙醇戒断	1	
其他情况	1		缺氧症	1	
			年龄80岁及以上	3	

结果评定：

最终得分：

低危：1~2分；中危：3~9分；高危：10分以上。

附录2 老年人平衡能力测试表

老年人平衡能力测试表用来评估老年人的平衡能力和跌倒的风险。测定后将各个测试项目的得分相加得到总分，根据总分来判断平衡能力和跌倒的风险大小。

一、静态平衡能力

（说明：原地站立，按描述内容做动作，尽可能保持姿势，根据保持姿势的时间长短评分，将得分填写在得分栏内）

评分标准：

0分，≥10秒；

1分，5~9秒；

2分，0~4秒。

测试项目	描述	得分
双脚并拢站立	双脚同一水平并列靠拢站立，双手自然下垂，保持姿势尽可能超过10秒	
双脚前后位站立	双脚成直线一前一后站立，前脚的后跟紧贴后脚的脚尖，双手自然下垂，保持姿势尽可能超过10秒	
闭眼双脚并拢站立	闭上双眼，双脚同一水平并列靠拢站立，双手自然下垂，保持姿势尽可能超过10秒	
不闭眼单腿站立	双手叉腰，单腿站立，抬起脚离地5cm以上，保持姿势尽可能超过10秒	

小提示：在做闭眼练习时应确保周围环境的安全，最好旁边有人保护，以免不慎跌倒。

二、姿势控制能力

（说明：选择一把带扶手的椅子，站在椅子前，坐下后起立，按动作完成质量和难度评分，将得分填写在得分栏内）

评分标准：

0分，能够轻松坐下起立而不需要扶手；

1分，能够自己坐下起立，但略感吃力，需尝试数次或扶住扶手才能完成；

2分，不能独立完成动作。

测试项目	描述	得分
由站立位坐下	站在椅子前面，弯曲膝盖和大腿，轻轻坐下	
由坐姿到站立	坐在椅子上，靠腿部力量站起	

（说明：找一处空地，完成下蹲和起立的动作，将得分填写在得分栏内）

评分标准：

0分，能够轻松坐下、蹲下、起立而不需要扶手；

1分，能够自己蹲下起立，但略感吃力，需尝试数次或扶住旁边的固定物体才能完成；

2分，不能独立完成动作。

测试项目	描述	得分
由站立位蹲下	双脚分开站立与肩同宽，弯曲膝盖下蹲	
由下蹲姿势到站立	由下蹲姿势靠腿部力量站起	

三、动态平衡能力

（说明：设定一个起点。往前直线行走 10 步左右转身再走回到起点，根据动作完成的质量评分，将得分填写在得分栏内）

测试项目	描述	评分	得分
起步	①能立即迈步出发不犹豫 ②需要想一想或尝试几次才能迈步	0 1	
步高	①脚抬离地面，干净利落 ②脚拖着地面走路	0 1	
步长	①每步跨度长于脚长 ②不敢大步走，走小碎步	0 1	
脚步的匀称性	①步子均匀，每步的长度和高度一致 ②步子不匀称，时长时短，一脚深一脚浅	0 1	
步行的连续性	①连续迈步，中间没有停顿 ②步子不连贯，有时需要停顿	0 1	
步行的直线性	①能沿直线行走 ②不能走直线，偏向一边	0 1	
走动时躯干平稳性	①躯干平稳不左右摇晃 ②摇晃或手需向两边伸开来保持平衡	0 1	
走动时转身	①躯干平稳，转身连续，转身时步行连续 ②摇晃，转身前需停步或转身时脚步有停顿	0 1	

评分标准：

0 分，平衡能力很好，建议做稍微复杂的全身练习并增加一些力量性练习，增强体力，提高身体综合素质。

1~4 分，平衡能力尚可，但已经开始有跌倒风险增大。建议在日常锻炼的基础上增加一些提高平衡能力的练习，如单腿跳跃、倒走、太极拳和太极剑等。

5~16 分，平衡能力受到较大削弱，跌倒风险较大，高于一般老年人群。建议开始针对平衡能力做一些专门的练习，如单足站立练习、"不倒翁"练习、沿直线行走、侧身行走等，适当增加一些力量性练习。

17~24 分，平衡能力较差，很容易跌倒造成伤害。建议不要因为平衡能力的降低就刻意限制自己的活动。刻意做一些力所能及的简单运动如走楼梯、散步、坐立练习、沿直线行走等，有意识地提高自己的平衡能力，也可以在医生的指导下做一些康复锻炼。运动时最好有家人在旁边监护以确保安全。同时还应该补充钙质，选择合适的拐杖。

注：运动应从简单的开始，循序渐进，持之以恒。综合锻炼的效果（如太极拳）往往好于单一练习。

参考文献

[1] 化前珍，胡秀英．老年护理学［M］.4 版．北京：人民卫生出版社，2017.

[2] 曾慧，张静．老年护理学［M］．武汉：华中科技大学出版社，2017.

[3] 北京公众健康饮用水研究所．中国居民饮水指南［M］．北京：中国医药科技出版社，2019.

[4] 杨术兰，田秀丽．老年护理与保健［M］．北京：中国医药科技出版社，2019.

[5] 徐红，张悦，包辉英．用药护理［M］.2 版．北京：高等教育出版社，2019.

[6] 吴补领．老年口腔医学［M］．西安：西安交通大学出版社，2019.

[7] 高静，葛莉．中医健康管理［M］．北京：中国中医药出版社，2020.

[8] 杨一帆，张雪永，陈杰，等．中国大中城市健康老龄化指数报告（2019—2020）（选摘）［J］．质量与认证，2020（11）：32 - 39.

[9] 奚兴，郭桂芳．我国老年护理学科发展展望［J］．中华现代护理杂志，2016，22（29）：4145 - 4150.

[10] 孙丹丹，王艳梅，吉珍颖．老年护理专业人员核心能力研究进展［J］．护理学杂志，2015，30（08）：96 - 99.

[11] 晋聪聪，商临萍．老年人运动认知功能减退综合征的研究进展［J］．护理研究，2021，35（06）：1046 - 1051.

[12] 范卉，徐中芹，马春霞．老年临终病人死亡质量研究现状及护理进展［J］．护理研究，2018，32（08）：1184 - 1186.

[13] 朱凯仪，陶红．国内外老年综合健康评估工具及应用［J］．中国全科医学，2018，21（22）：2760 - 2767.

[14] 伍小兰，刘吉．中国老年人生活自理能力发展轨迹研究［J］．人口学刊，2018，40（4）：59 - 71.

[15] 赵方蕾，房红芸，赵丽云，等．2015 年中国 65 岁及以上老年人膳食能量及宏量营养素摄入现状［J］．卫生研究，2021，50（01）：37 - 45.

[16] 中华医学会外科学分会结直肠外科学组．中国成人慢性便秘评估与外科处理临床实践指南［J］．中华胃肠外科杂志，2022，25（1）：1 - 9.

[17] 罗尔丹，王遥，卞鹰．我国老年人慢性疼痛特点及近年变化趋势——基于中国健康与养老追踪调查数据［J］．实用老年医学，2021，35（07）：684 - 687.

[18] 林玉．老年病人尿失禁的护理进展［J］．实用临床护理学电子杂志，2018，3（49）：76 + 83.

[19] 陈荔萍，王健．老年人跌倒风险评估工具研究进展［J］．中华全科医师杂志，2020，19（10）：953 - 956.